髄内釘による骨接合術

―全テクニック公開，初心者からエキスパートまで―

編集

AIM14

渡部　欣忍
白濵　正博
野々宮廣章
井上　尚美
最上　敦彦

全日本病院出版会

序　文

『壮観である』

本書のゲラ刷りをみた私の率直な感想です．

長管骨骨折の治療法として，髄内釘固定とプレート固定とは2つの主流です．外傷カンファレンス等の症例検討会では，プレートより髄内釘を好む外科医のことをネイラー，その逆をプレーターと呼んでそれぞれの立場から討論することがよくあります．軟部組織損傷を含めて，各骨折に対して治療法の最適解があるのだから，ネイルやプレートに固執するのは良くないという考え方もありますが，最適解を模索するなかで好きな固定材料にこだわってみるのも悪くはないと私は思っています．

プレート固定法は，歴史的にその固定原理や固定方法がそれらしく体系的に解説・説明されてきました．それ故，しっかり勉強しなければプレートを上手には使いこなせないと考えている若い先生は多いと思います．一方で，髄内釘固定法というのは，長管骨の端っこに孔を開けて，そこから骨髄腔に金属の棒を通すだけなので，大して勉強する必要はないと思っている整形外科医がけっこういます．本書を精読してもらえば，その考えが見当違いであることがわかるはずです．

髄内釘固定法にこだわった研修会をやりたいと，最上，渡部，井上，野々宮，白濱の5人が発起人となって，"AIM 14"という研修会を行ってきました．"IM"はもちろん intramedullary nail の IM です．2014年から研修会を始めたことに加えて，髄内釘の魅力を示す14の"A"Advanced, Aggressive, Amazing, Astonished, Aiming…を託して，研修会の名称を"AIM 14"にしました（これはこじつけで，実は AKB48 をもじって"AIM 14"という名称にしだけなのですが，全くウケませんでした）．会を発足した当初から，髄内釘固定法の基本手技から裏技までを解説した実践的な教科書を作りたいという思いが5人にはありました．全日本病院出版会の協力を得て，2015年の秋に教科書の草案を作りました．選んだ著者は気心の知れた髄内釘固定の猛者ばかりです．文章を書いてもらうだけでなく，草案そのものをみんなで修正してもらうことにしました．「こんな方法は，あまり聞いたことがありません」と，出版社からは驚かれました．前例がないことはやってみるに限ります．「ここが抜けている」，「そこは俺にも書かせろ」，「彼にあれを書いてもらったら」等々，本当にありがたい意見をたくさんいただきました．共著になっているところがあるのは，その影響です．

以上のような経緯で完成したのが本書です．そして，本書に対する私の率直な感想が「壮観」なのです．このあと，他の4人の編者にもリレー形式で序文（もどき？）の続きを書いてもらうことにします．これも空前絶後かもしれません．

帝京大学医学部整形外科学講座　渡部欣忍

『裏本』

これが，本書の"別名"です．編者の間ではそう呼んでいます．淫靡な響き（！）になりますが，一言で言えばそういった内容です．「巷にあふれるありきたりの教科書的じゃ面白くない！」「通常は書かれないような筆者（術者）の本音（奥義）や裏技（秘義）を満載にした本にしよう‼」…そんな思いが実を結びました．髄内釘固定法を成功に導く"秘伝の書"をとくとご覧あれ…

順天堂大学静岡病院整形外科　最上敦彦

『髄内釘骨接合術を極める！』

　"AIM 14"を立ち上げた我々5人のネイラーが，本書に込める熱い思いです．そのために，髄内釘骨接合術の手術手技にこだわる先生方に執筆をご依頼して協力して頂きました．本書が，ネイラーを目指す若い先生方の道標となることを願っています．

　髄内釘整復固定の理論（バイオメカニクス）を知り，技術を駆使して整復位を獲得し，至適挿入点からの髄内釘を挿入する，この髄内釘骨接合術の基本的過程を確実に自分のものにすること，加えて多くの経験豊富な先生方の知見を聴く（読む）ことで，先生方の明日からの髄内釘骨接合術のレベルアップに役立つことを期待しています．

東北労災病院関節外科　井上尚美

『髄内釘骨接合術を極める！ part 2』

　リレー形式なので，井上先生のバトンを受け取り『極めるための極意』を書きたいと思います．髄内釘は直視できない骨折を，透視画像を見て行う手技です．したがって，2Dの透視画像を見て，目の中・頭の中では患側骨の3D画像を見ながら手術を行う必要があります．さらに，整復操作等では，骨膜を含めた軟部組織も見ながら手術を行わなければなりません．そのためには，正常骨の形態を含めた解剖が頭の中になければ手術はできません．そして，手術を行うにあたっては，透視画像を見ながら行うのではなく，指先の目・手に持った器具の先の目で見ながら手術をすることが大切です．

　「レントゲンを見たら骨膜を想像する．手術は指先・手にした器具の先の目で見て行う．適応外は理論と工夫で適応になる．」行間に込めて，私が皆様に伝えたいことです．

静岡赤十字病院第二整形外科　野々宮廣章

『髄内釘こそ真のMIS，匠の技がなせる極』

　ロッキングプレートが普及して，長管骨骨折や脆弱性骨折に対して小侵襲で固定可能だという風潮がある．しかし，骨の外に大きなインプラントを挿入して何が小侵襲といえる，軟部組織に刺激がないわけはない，脆弱な骨の一部のみを固定して安心できるはずはない．わずかな切開から骨の中にしっかりした心棒を入れてこそ，本当の小侵襲・強固な固定である．関節内骨折は除き，骨幹端だからとあきらめるのは早い．ほとんどの部位の長管骨は髄内釘で固定可能であり，それを可能にする技を習得することである．目で見て，耳で聞いて，手で感じて，脳で想像し工夫することが重要である．こういう風に書くと髄内釘は難しいと思われるかもしれないが，教科書どおりではダメで，常に新しい発想と工夫，鍛錬が必要である．この書を参考に自分の技を磨いて欲しい．

久留米大学医学部整形外科学教室　白濵正博

2017年3月

髄内釘による骨接合術
—全テクニック公開，初心者からエキスパートまで—

CONTENTS

編 集
〈AIM 14〉
渡部　欣忍（帝京大学）
白濱　正博（久留米大学）
野々宮廣章（静岡赤十字病院）
井上　尚美（東北労災病院）
最上　敦彦（順天堂大学静岡病院）

〈対象別項目説明〉

Basic ……………………… 初心者へ向けた項目

Advance ……………… 経験者・エキスパートへ向けた項目

Basic & Advance ………… 初心者，経験者・エキスパートへ向けた項目

Ⅰ　総　論

1. 髄内釘固定法とは
1）髄内釘固定の歴史 …………………………………………………………… 櫻井　敦志　1
2）髄内釘固定のバイオメカニクス ……………………………………………… 渡部　欣忍　7
3）髄内釘固定法の基本手技
　　整復（ブロッカーピン，モノコルティカルプレート，創外固定を含む）・
　　ガイドワイヤー挿入・リーミング，横止めスクリュー固定のコツ　**Basic** ………… 寺田　忠司　17
4）髄内釘固定法の合併症　**Basic** ……………………………………………… 寺田　忠司　24

Ⅱ　新鮮骨折に対する髄内釘の実践テクニック

1. 大腿骨骨折に対する髄内釘固定
1）大腿骨転子部骨折 ……………………………………………… 福田　文雄，井上　尚美　31
　　① ヒップネイルの基本手技　**Basic** ………… 31
　　② 正確な整復位を獲得するためのコツ　**Advance** ………… 36
　　③ 粉砕骨折に対するヒップネイルのコツ　**Advance** ………… 39
2）大腿骨転子下骨折　**Basic** ……………………………………………… 松村　福広　56
　　① 体位，整復法 ………… 56
　　② ピットフォールとその対策 ………… 62
3）大腿骨骨幹部骨折　**Basic & Advance** ……………………………………… 白濱　正博　64
4）Infra-isthmal fracture に対する髄内釘固定 ………………………………… 野田　知之　73
　　① Infra-isthmal fracture のピットフォール　**Advance** ………… 73
　　② Infra-isthmal fracture を上手に固定するコツ　**Basic** ………… 77
5）大腿骨顆部・顆上骨折に対する髄内釘固定 ………………………………… 安原　良典　80
　　① 何に注意してどんなインプラントを用いるか？　**Advance** ………… 80
　　② どこまで治せるか？　**Advance** ………… 85
　　③ 代表的逆行性髄内釘の特徴と今後の可能性　**Basic & Advance** ………… 87
6）大腿骨頸基部骨折に対する cephalomedullary nail の応用　**Advance** …………… 徳永　真巳　89

2. 脛骨骨折に対する髄内釘固定

1) 脛骨骨幹部骨折 .... 正田　悦朗　101
　① 単純な骨折に対する基本手技：体位，エントリーポイント　**Basic** 101
　② 応用編：分節骨折・粉砕骨折に対する髄内釘固定　**Advance** 109
2) 脛骨近位部骨折：関節内および関節近位 1/3　**Advance** .... 野々宮廣章　114
　① 何に注意してどんなインプラントを用いるか？ 114
　② どこまで治せるか？ 116
3) 脛骨遠位部骨折（ピロン骨折を含む）　**Advance** .... 最上　敦彦　120
　① 何に注意してどんなインプラントを用いるか？ 120
　② どこまで治せるか？ 125

3. 上腕骨骨折に対する髄内釘固定

1) 上腕骨近位端骨折 .... 井上　尚美　132
　① 髄内釘の適応となる骨折型　**Basic & Advance** 132
　② 2-part 骨折に対する髄内釘骨接合術の基本手技　**Basic** 134
　③ 3-part 骨折，4-part 骨折に対する髄内釘骨接合術の基本手技　**Advance** 143
2) 上腕骨骨幹部骨折 .... 櫻井　敦志，最上　敦彦　150
　① 順行性髄内釘の基本手技：体位，整復法　**Basic** 150
　② 分節型骨折，粉砕骨折に対する髄内釘固定　**Advance** 158
　③ 腱板疎部（RI：rotator interval）アプローチによる
　　順行性髄内釘固定法　**Advance** 160
3) 上腕骨遠位部骨折 .... 寺田　忠司，野々宮廣章　165
　① 何故，ネイルを使うか？　**Advance** 165
　② どうすれば固定できるかの理論と実践　**Advance** 168
　③ 経肘頭アプローチ　**Advance** 171

4. 前腕骨骨折に対する髄内釘固定

1) 橈骨骨折（遠位端・近位端）に対する髄内釘固定 .... 岩部　昌平　178
　① 橈骨遠位端骨折に対する髄内釘固定　**Basic** 178
　② 橈骨近位端骨折に対する髄内釘固定　**Basic** 180
2) 前腕骨骨幹部骨折に対する髄内釘法　**Basic** .... 岩部　昌平，高畑　智嗣　181

5. 鎖骨骨折に対する髄内釘固定

1) 経皮ピンニングの手技　**Basic** .... 野々宮廣章　189

6. 小児下肢骨折に対する elastic nail 固定
―小児大腿骨骨幹部骨折に対する Ender nail 法―　**Basic** .... 中澤　明尋　195

7. 特殊症例に対する困ったときの Ender 法　*Advance* 　　　　　　中澤　明尋，高畑　智嗣　199

8. 手・足部の骨折に対する髄内ピン，髄内整復法　*Basic & Advance* 　　　　　野々宮廣章　207

9. 開放骨折に対する髄内釘固定：治療戦略　*Advance* 　　　　　　　　　　松村　福広　213

10. 番外編 猟奇的髄内釘の数々　　　　　　　　　　　　　　　　　　　　二村謙太郎　219

III 癒合不全・感染の治療：実践テクニック

1. 遷延癒合・癒合不全(偽関節)に対する治療　*Advance* 　　　　　　　渡部　欣忍　228

2. 深部感染・骨髄炎に対する治療　*Advance* 　　　　　　　　　　　　松村　福広　237

索引　243

執筆者一覧

編　集

〈*AIM 14*〉

渡部　欣忍	帝京大学整形外科，教授
白濵　正博	久留米大学整形外科，骨折外傷担当教授
野々宮廣章	静岡赤十字病院第二整形外科，部長
井上　尚美	東北労災病院関節外科，部長
最上　敦彦	順天堂大学静岡病院整形外科，准教授

執筆者 (執筆順)

櫻井　敦志	兵庫県立淡路医療センター整形外科，部長
渡部　欣忍	帝京大学整形外科，教授
寺田　忠司	福山市民病院整形外科，科長
福田　文雄	北九州総合病院整形外科，主任部長
井上　尚美	東北労災病院関節外科，部長
松村　福広	東京西徳洲会病院，副院長／外傷センター長
白濵　正博	久留米大学整形外科，骨折外傷担当教授
野田　知之	岡山大学大学院運動器外傷学講座，准教授
安原　良典	大阪府済生会千里病院整形外科，主任部長／リハビリテーション科，部長
徳永　真巳	福岡整形外科病院，診療部長
正田　悦朗	兵庫県立西宮病院整形外科／四肢外傷センター，部長
野々宮廣章	静岡赤十字病院第二整形外科，部長
最上　敦彦	順天堂大学静岡病院整形外科，准教授
岩部　昌平	済生会宇都宮病院，主任診療科長／人工関節センター長
高畑　智嗣	上都賀総合病院，副院長／整形外科，部長
中澤　明尋	横浜市立市民病院，副院長
二村謙太郎	順天堂大学静岡病院整形外科，助教

2017 年 2 月現在

I 総　論

1. 髄内釘固定法とは

I. 総論

1 髄内釘固定法とは

1) 髄内釘固定の歴史

　髄内釘固定法は，骨折の観血的治療法のなかでも長管骨骨折に対する有用な治療法である．髄内釘固定法はどのように発展してきたのであろうか．

　骨折部を固定して治すことは古くから行われており，古代エジプトのミイラが骨折部位に添え木を当てた状態で発見されている[1]．骨折の保存的療法としての牽引療法も古くから行われている．また，19世紀中頃にはThomasによるsplintや，Mathijsenによるギプス包帯が開発されている[2]．

　骨折を髄内から固定した記録は，16世紀の修道士であるBernardino de Sahagúnのアステカの文化についての著述のなかにみられる．コルテスらがアステカを征服したときにメキシコに渡っているが，「アステカの医師が癒合しない骨折部位を開けて，髄内に木製の棒を挿入し固定している」と書いている[3]．

　ヨーロッパにおいては19世紀になって，偽関節に対する治療として髄内から固定する方法が試みられた．象牙のピンなどを偽関節部の髄内に挿入したが，長さも短いため固定力そのものには乏しく，挿入された象牙は吸収されていったようである[4,5]．1886年Bircherは新鮮骨折に対しても象牙のピンの使用を述べている[6]（図1）．

　もちろん，これら手術による治療方法には感染の問題が常にあった．1867年にListerにより石炭酸による殺菌法がLancetに発表され，少しずつ改善されていった．1895年にはX線が発見され，骨折や骨癒合の状態もわかるようになった．

　金属による髄内固定では，1913年Schoneによる銀製のピンを尺骨の髄内に入れて固定した報告がある[7]．その後も様々な金属が試みられたが，金属を用いた手術には感染の問題だけでなく，金属自体の錆びの問題があった．錆びることで，緩みや瘻孔形成が起

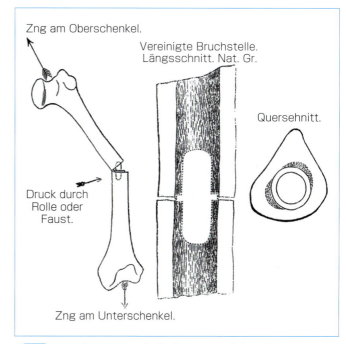

図1　Bircherによる象牙ピンによる髄内固定（文献6より）

こりなかなか成功しなかった．髄内から骨折を固定する他の方法として，1917年にHoglundは大腿骨骨幹部を短冊状に切り骨折部の髄内に挿入する方法を発表している[8]（図2）．

　金属による髄内釘以外のスクリュー，プレート，創外固定などの先駆者として，William Albuthnot LaneやAlbin Lambotteが挙げられる．1892年Laneはプレートスクリューによる骨接合の成績を発表した．開発された石炭酸による消毒を行い，できるだけ摂子などを使用して創部に触れることなく手術を行った．錆びに関しては，鉄に金メッキを施したプレートを使用し対処している．なおLaneはosteosynthesisという言葉を作ったといわれる．Lambotteは1888年頃より骨折の手術的治療を行い，創外固定法やスクリュー，

1. 髄内釘固定法とは　1) 髄内釘固定の歴史　1

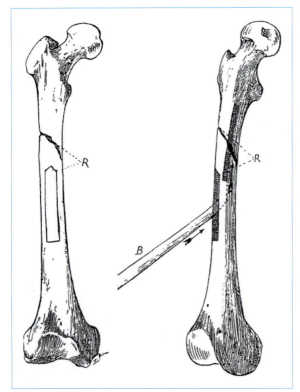

図2　Hoglund による固定法（文献8より）

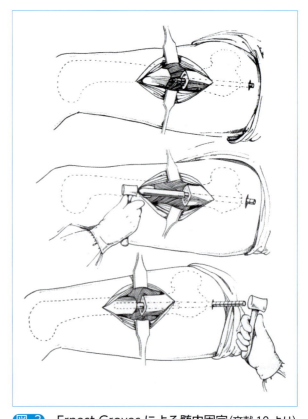

図3　Ernest Groves による髄内固定（文献10より）
Courtesy of HathiTrust
（http://babel.hathitrust.org/cgi/pt?id=mdp.39015076989451;view=1up;seq=20）

プレートを試みているが，金属に関しては最終的にはやはり金メッキしたものを使用していた．

第一次大戦（1914～18年）中，英国の Ernest William Hey Groves は負傷した兵士の骨折に対し，初期には象牙，後には金属で髄内からの固定を試みたが，やはり感染が大きな問題であった．しかしその方法は，まず骨折部から髄腔内に金属で孔を開けたうえで象牙のピンなどを挿入しており，現在の髄内釘に近い考え方であった[9)10)]（図3）．

戦争において特に海軍では錆びない兵器の開発が必要であり，金属の開発が進んでいった．1913年，鉄にクロムを混ぜることで最初のステンレススチールが英国で開発された．その後，クロムの他にニッケルを混ぜた金属がドイツの Krupp 社で作られた．これは V2A の名で整形外科の固定材料としても広く使われるようになった[11)]．1933年には Müller-Meernach がステンレススチールの金属を長管骨髄内に入れる治療を発表している．

大腿骨頚部骨折は治療が困難な骨折であり，金属による固定も試みられていたが，感染や金属の問題もありなかなか成功しなかった．一方，保存的療法について は Whitman（1902年）や Leadbetter（1933年）によるギプス固定法が考案されていたが，その癒合率は60～70％程度であった．

Smith-Petersen はこの大腿骨頚部骨折に対して，ステンレススチールの三翼釘による固定法を開発し，1925年より治療を始め1931年にその結果を発表している[12)]．当初は骨折部を展開し，直視下に整復したうえで固定していた．その後，友人である Sven Johanson が改良し，三翼釘の中心に Kirschner 鋼線を通す孔を開けた．まず Kirschner 鋼線を何本か刺入し，X線撮影後適切な位置にある鋼線だけを残し，他は抜去する．この残した鋼線を通して釘を挿入するため閉鎖性に行えるようになった．Smith-Petersen の三翼釘により大腿骨頚部骨折治療の成績が向上することとなる．

Gerhard Küntscher は1900年12月，ドイツに生まれた[13)]（図4）．医学校を卒業しインターンシップののち，1930年より Kiel の University Hospital に勤務している[14)]．

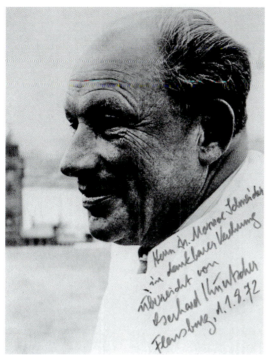

図4 Gerhard Küntscher（文献13より）

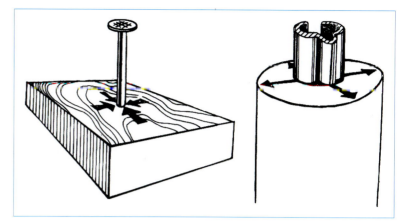

図5 Küntscherによる発条性の説明（文献20より）

大腿骨頚部骨折に対するSmith Petersonの三翼釘の成功に影響され，1939年には大腿骨頚部骨折に対する金属釘による固定法を発表している．そして，大腿骨骨幹部の骨髄内にも金属釘を挿入できると考え研究を進めた．Küntscherによる髄内釘最初の手術は，1939年11月9日に，Kiel造船所で転落して受傷した35歳エンジニアの大腿骨転子下骨折に対して行われた．1940年にKüntscherはドイツ外科学会にて大腿骨11例，上腕骨1例，前腕1例の合計13例の髄内釘症例をまとめて発表した．この学会では猛烈に批判されたが，当時の彼の上司であるFisher教授は「Küntscherの方法はブレークスルーである」と述べている．ドイツの周辺では比較的早期に受け入れられ，オーストリアのLorenz Böhlerは1940年にKüntscherをオーストリアに招いている[15]．Böhlerは，その後1940〜49年に700例の髄内釘手術を行い，大腿骨に対する髄内釘の有用性を認めている．ただ，下腿や前腕に関しては髄内釘よりも保存療法が有用と述べていた[16]．

第二次大戦中はKüntscherはフィンランドのGerman military hospitalなどで勤務している．戦後，ドイツに戻った際にナチスへの関与を疑われ逮捕されたが，米英で釈放運動が起こり釈放されたということである[17]．

アメリカでは，1939年Rush兄弟により尺骨や大腿骨の髄内に金属を挿入した報告があったが，その手術法はいわゆるピンニングといえるものであった[18]．第二次大戦中にドイツの捕虜となった米兵の大腿骨骨折は髄内釘により治療されていたので，帰国後に診察したアメリカの医師は大変驚いたようである．当時のタイムマガジンに，その様子が「Amazing Thighbone」として紹介されている[19]．

戦後すぐに，アメリカの海軍はKüntscherと連絡を取り，「Bone Marrow Nailing Method」として執筆された．この原稿は，2006年ストライカー社の記念行事の際に米国国立図書館にあるのを偶然発見され書籍の形にされている．

Küntscherの髄内釘の形は初期のV字釘からクローバー釘に変わっていった．それまでの鋼線をただ入れるだけの固定ではなく，骨髄内をリーミングすることで釘と骨幹部が接触し，発条性により固定されるというものである[20]（図5）．髄腔を広げるためのリーマーは，初期には錐状のリーマー（1942年）であり，1950年前後には現在のようなフレキシブルリーマーが開発された．

またKüntscherは，髄内釘の挿入においては骨折部を展開することなく閉鎖性に行うことを重要視した．骨折部の骨膜を温存することで血行が保たれ，良好な仮骨形成が起こると考えた（図6）．また，偽関節部の組織は切除せずとも，強固に固定することで骨癒合が得られると述べている．そのため骨折部を開けて髄内釘を挿入したり，骨折部を展開してプレートで固定し

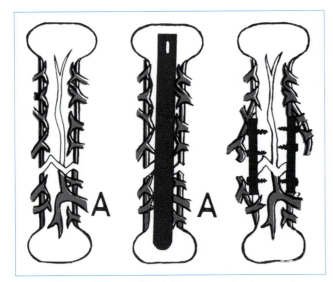

図6 髄内，骨膜の血行について（文献20より）

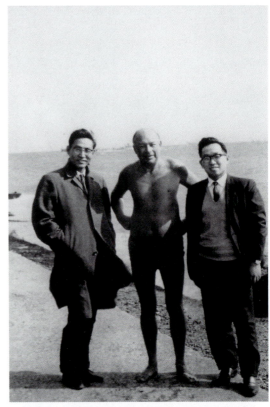

図7 神戸の舞子の浜で泳ぐKüntscher（中央）（筆者の父，櫻井 修（左）より）

たりすることには否定的であった．

　手術台についても閉鎖性に整復できるように専用の牽引台が開発された．またイメージインテンシファイヤーが開発され，透視装置による放射線被曝も減少するようになった．

　Küntscherは数多くの論文を書いているが，最初の著書は1945年，同僚のMaartsと共著の「Die Technik der Marknagelung」であり，その後1950年に「Die Marknagelung」を著している．また，1962年の「Praxis der Marknagelung」，1970年の「Das Kallus-Problem」は九州大学の天児教授によって「髄内釘の実際」「骨折治癒の機序」として邦訳され，その考え方が日本にも広まることとなった．Küntscher自身も1958年に最初に日本を訪れ，その後を含め計3度日本を訪れている．彼の趣味の1つには水泳があり，来日時には神戸の舞子や九州の唐津の浜でも泳いだそうである（図7）．

　日本においても，Küntscherの考え方が十分伝わる以前は，髄内ピンニングのような方法を行っていた．神戸大学の柏木教授は，髄内をリーミングして打ち込むKüntscher釘をドリルやリーマーとともに購入し手術法を広めていった[21]．

　1960年代に入るとAOグループ（1955年設立）によるプレート固定の考えが広まった．しかし，長管骨骨折の治療においてはプレート固定の問題点も理解されるようになり，髄内釘が再び見直されることとなった．

　Küntscherはその後スペイン，ドイツで勤務し1972年に他界した．彼は「Praxis Der Marknagelung」の改訂作業中に机に向かったまま亡くなったが，タイプライターの最後の言葉は「骨折」だったという[22]．

　Küntscher髄内釘の限界として，長管骨の近位端や遠位端骨折では固定力が悪く，粉砕骨折などでは短縮，回旋が防げないことがあった．この点に関しては，Küntscher自身も1968年に横止め髄内釘であるDetensor nailを発表しているが，臨床では使われなかった．

　米国においては1953年にMondyにより十字型の釘が発表されている．この釘にはスクリューを挿入できるように多くの孔が開けてあったが，目的は近位・遠位の固定ではなく，釘の髄内での移動を防ぐためのものであった[23]．

　1972年にKüntscherの弟子であるKlemmとSchellmannは横止め髄内釘（interlocking nail）を開発した[24]（図8）．それに続いて1974年フランスでもGrossとKempが同様に横止め髄内釘を開発し製品化した．同時期に日本においても北里大学の山本 真教授により，横止め髄内釘の開発がなされている[25]．

　横止め髄内釘により，それまでの問題であった骨折

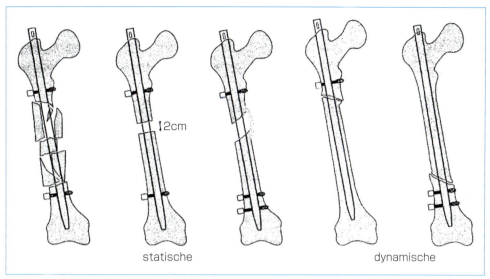

図 8　Klemm, Schellmann の interlocking nail（文献 24 より）

部の粉砕や回旋変形にも対応できるようになり，適応部位も広がった．固定力を上げるための髄内リーミングの必要性も減少していった．また，山本はクローバー型髄内釘では発条性による固定力がほとんどないことを実験で証明しており，形状もクローバー型からより強度のある円筒型髄内釘へと変化していくこととなった．

1990 年代に入ると，犬の長管骨においてリーミングにより血流低下がみられることが報告された[26]．また，リーミングによる肺塞栓症，脂肪塞栓症の問題も危惧されており，リーミングを行わない unreamed nail の使用が広まった．しかし，一度低下した血流は早期に改善することや，unreamed nail での癒合率が悪いこと，細い釘を使うことによるインプラント破損の問題もあり，unreamed nail の使用は肺合併症例などに限られるようになっている．材質については，ステンレススチール製の他にチタン製のインプラントが作られるようになった．デザインも改良され，各部位専用の髄内釘が開発されていく．

大腿骨用髄内釘としては，骨頭に向けてスクリューを打てるリコンネイルなど，近位や遠位のスクリューによる固定方法が改良されていった．大腿骨逆行性髄内釘も 1990 年に Seligson らが supracondylar nail を開発した[27]．

大腿骨転子部に関しては 1940 年頃に，Küntscher が Y ネイルやダブルネイルといわれる髄内釘の使用を述べている．1988 年から開発されたガンマネイルは，改良を重ね現在ではガンマ 3 ネイルになり，その他数多くの同様の髄内釘が作られている．また大腿骨転子下骨折用としては，1967 年に Zickel が専用の髄内釘を作っている[28]．

転子部骨折に対する髄内釘として，1950 年 Lezius と Herzer は round nail といわれる curved nail を作り，Küntscher も 1964 年 trochanter nail といわれる curved nail を開発していた．1969 年には Ender と Simon-Weidner が丸い弾性のある釘を大腿骨から 3，4 本挿入し固定する方法を発表した[29]．この Ender nail は，転子部骨折以外の部位でも有用であり広く使用されたが，短縮や回旋変形の問題，挿入部の逸脱や痛みなどの問題から，現在では使用頻度は限られてきている．しかし，小児の骨折に対しては有用な方法であり，海外ではチタン製の elastic nail がよく使用されている．

下腿骨についても近位・遠位にて横止めなどを含め，改良されてきた．近年では脛骨近位部骨折に対して，膝蓋骨近位からのアプローチも考案されている．

上腕骨骨幹部骨折用の髄内釘としては，近位はスクリューで，遠位は先端が開くことで固定できる seidel nail（1989 年）や，近位遠位を横止めする髄内釘が開発された[30]．その後も改良され，現在では骨折部に圧迫をかける機構を有する髄内釘もある．

上腕骨近位端骨折用としては，上腕骨骨幹部骨折用のネイルから発展し，現在では近位部専用の髄内釘が開発されている．髄内釘の形状も近位に角度のついた

もの，ストレートなものなどがある．近位横止めスクリューのバックアウト防止の機構も様々に工夫され改善されている．

髄内釘固定法は Küntscher によって確立された後，今も改良され発展を続けている．

（櫻井敦志）

文　献

1) Smith G：The most ancient splints. Br Med J. **28**：732-734, 1908.

2) 天児民和, 岩淵　亮：骨折治療の歴史. 骨折. **7**：106-127, 1985.

3) Farill J：Orthopaedics in Mexico. J Bone Joint Surg Am. **24**：506-512, 1952.

4) Knothe U, et al.：300 years of intramedullary fixation—from Aztec practice to standard treatment modality. Trauma. **26(5)**：217-225, 2000.

5) Bong MR, et al.：The history of intramedullary nailing. Bull NYU Hosp Jt Dis. **64(3-4)**：94-97, 2006.

6) Bircher H：Eine neue Methode unmittelbarer Retention bei Frakturen der Roehrenknochen. Arch Klin Chir. **34**：410-422, 1886.

7) Schone G：Zur Behandling von Vorderarmfrakturen mit Bolzung. Munchener medicinische Wochenschrift. **60**：2327-2328, 1913.

8) Hoglund EJ：New method of applying autogenous intramedullary bone transplants and of making autogenous bone-screws. Surg Gynecol Obstet. **24**：243-246, 1917.

9) Ratliff AH：Ernest William Hey Groves and his contributions to orthopaedic surgery. Ann R Coll Surg Engl. **65(3)**：203-206, 1983.

10) Hey Groves EW：On modern methods of treating fractures. John Wright & Sons Ltd：p.360, 1921.

11) 天児民和：骨折用金属について. 久留米医学会雑誌. **40(12)**：1853-1856, 1977.

12) Smith-Petersen MN：Intracapsular fractures of the neck of the femur. Arch Surg. **23**：715-759, 1931.

13) Fisher S：Gerhard Küntscher 1900-1972. J Bone Joint Surg Am. **56(1)**：208-209, 1974.

14) Shoroeder L, Wolfers W：The life and work of Gerhard Küntscher. RH Gahr, et al. p.14-21, The Gamma locking nail. Einhorn-Press Verlag, 1999.

15) Lorenz Böhler, Jörg Böhler：Küntscher's medullary nailing. J Bone Joint Surg Am. **31(2)**：295-305, 1949.

16) Vécsei V, et al.：Intramedullary nailing in fracture treatment：history, science and Küntscher's revolutionary influence in Vienna, Austria. Injury. **42 Suppl 4**：S1-5, 2011.

17) 天児民和：Küntscher 教授の思い出. 臨整外. **8(3)**：253-254, 1973.

18) Rush LV, Rush HL：A technique for longitudinal pin fixation of certain fractures of the ulna and of the femur. J Bone Joint Surg Am. **21(3)**：619-626, 1939.

19) Time March **12**：68, 1945.

20) Küntscher G：Praxis der Marknagelung. Schattauer, 天児民和訳. 髄内釘の実際, 永井書店, 1964.

21) 桜井　修：キュンチャー髄内釘固定法のやり方. 手術. **24(1)**：65-71, 1970.

22) 天児民和：整形外科を育てた人たち. p.296-299, 医学書院, 1999.

23) Modny MT, Bambara J：The perforated cruciate intramedullary nail：preliminary report of its use in geriatric patients. J Am Geriat Soc. **1**：579-588, 1953.

24) Klemm K, Schellmann WD：Dynamische und statische Verriegelung des Marknagelung, Monatsschr Unfallheilkd. **75(12)**：568-575, 1972.

25) 山本　真ほか：髄内釘による骨折手術 理論と実際. 南江堂, 1989.

26) Klein MP, et al.：Reaming versus non-reaming in medullary nailing：interference with cortical circulation of the canine tibia. Arch Orthop Trauma Surg. **32**：314-316, 1990.

27) Lucas SE, et al.：Intramedullary supracondylar nailing of femoral fractures. A preliminary report of the GSH supracondylar nail. Clin Orthop Relat Res. **296**：200-206, 1993.

28) Zickel RE：A new fixation device for subtrochanteric fractures of the femur：A preliminary report. Clin Orthop Relat Res. **54**：115-123, 1967.

29) Ender J, Simon-Weidner R：Die Fixierung der trochanteren Brüche mit runden, elastischen Kondylennägel. Acta Chir. Austr. **1**：40, 1970.

30) Blum J, Rommens PM：Humeral Shaft. Rommens PM et al. 135-145, Intramedullary nailing, Springer-Verlag, 2015.

I. 総　論

1 髄内釘固定法とは

2）髄内釘固定のバイオメカニクス

初等材料力学の基礎知識

骨折治療のバイオメカニクスを理解するためには，材料力学の初歩について理解しておく必要がある．

まずは，高校の物理の復習から．物体の運動状態を変化させたり，物体の形を変化させる作用を（外）力（F）と定義する．ニュートンの運動法則により，

外力（F）＝質量（m）×加速度（a）

の関係が成立する（外力が働かないと物体は動かないか等速度運動する）．質量 $1\,kg$ の物体に $1\,m/sec^2$ の加速度を生じさせる外力を $1\,N$（ニュートン，SI 単位）と定義する．

物体が外力（F）を受けるときに，内部に生じる抵抗力を内力（F'）という．断面積 A の初期長 L の棒を力 F で引っ張ると，力に応じて棒が ΔL だけ伸びるとする．このとき，単位面積当たりの内力（$F'/A＝F/A$）が応力 σ で，単位長さ当たりの伸び（$\Delta L/L$）をひずみ ε という．式で表すと，

$\sigma＝F/A, \quad \varepsilon＝\Delta L/L$

SI 単位では，応力 σ の単位は Pa（パスカル，$Pa＝N/m^2≒0.1×kg/m^2$）で表現される．ひずみ ε は定義から単位はないのだが，ひずみであることがわかるように○○μST（マイクロ・ストレイン）と表現することもある．ひずみは値が小さいので μ（マイクロ，$1×10^{-6}$）がつく．

さて，この棒を引っ張り続けたときの，F と ΔL の関係を示したのが図 1-a である．伸び（ΔL）と F とはある範囲内では線型（比例）関係にある（原点から●までの範囲）．同じ材質で断面積だけ半分の $A'＝A/2$ になった棒を同じように引っ張り続けたときの F と ΔL の関係を示したのが図 1-b である．同じ材質でも，形状が異なると F と ΔL の関係は異なる．このような荷重-変位曲線（load-displacement curve）で示される物体の力学的な特徴のことを，構造特性（structural property）という．一方，この断面積の異なる 2 本の棒について，それぞれの応力-ひずみ関係を図にすると，材質が同じならば全く同じ曲線となる（図 1-c）．この応力-ひずみ曲線（stress-strain curve）で示される材料の力学的な特徴のことを，材料特性（material property）という．

図 1-c をみると一定の範囲内では，応力 σ とひずみ ε は線型（比例）関係を示すので，

$\sigma＝E\,\varepsilon$

と書ける．この比例定数 E のことを縦弾性率あるいはヤング率と呼ぶ．応力とひずみが線型関係を示す領域のことを弾性域（elastic region）という．弾性域内では，加えた力を 0 にするとひずみも 0 に戻る．弾性域を超えた力を負荷すると，応力とひずみの線型関係が崩れるだけでなく，力を 0 に戻しても材料は元の形状には戻らず残留ひずみが発生する．この領域を塑性域（plastic region）と呼び，弾性域と塑性域との境界を弾性限界点または降伏点と定義する．我々がプレートをベンダーで曲げてコントゥールしているのは塑性変形をプレートに与えていることにほかならない．

応力には垂直応力（normal stress）σ と剪断応力（shearing stress）τ がある（図 2）．材料の仮想断面に垂直に作用する応力を垂直応力と呼び，引っ張り応力（tensile stress）と圧縮応力（compressive stress）の 2 つがある．引っ張りは＋で，圧縮は－で表示することになっている．仮想断面に平行に作用する応力を剪断応力という．垂直応力に対するひずみを垂直ひずみ ε，剪断応力に対するひずみを剪断ひずみ γ という．引っ張りと同様に剪断でも剪断応力と剪断ひずみの間に，

$\tau＝G\,\gamma$

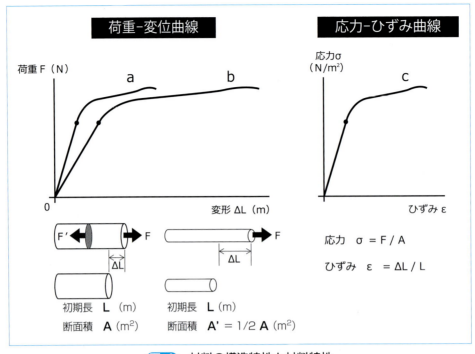

図 1 材料の構造特性と材料特性

部材全体の力学的な性質のことを構造特性という．部材の大きさや形状が異なれば，同じ材料でできていても力学的な性質は異なる．部材を構成する材料そのものの力学的な性質のことを材料特性という．長さが同じで，断面積のみ異なる円柱棒を例に説明した図．

の関係が成立し，この比例定数 G を横弾性係数または剪断弾性係数と呼ぶ．

材料の断面 2 次モーメント

骨折を固定した金属材料には，曲げやねじりという外力が加わる．曲げ負荷では，金属の内部に圧縮応力と引っ張り応力が発生する（図3）．曲げ負荷に対しての剛性（変形のしにくさ）と強度の大きさには，材料の断面形状が影響する．断面形状の力学的パラメータとして断面2次モーメント（moment of inertia）と断面係数（section modulus）が重要である[1]．詳細は専門書にゆずるが，主要な断面形状とその断面2次モーメント，断面係数の関係を図4に示す．断面2次モーメントの値が大きいということは，それだけ材料が変形しにくい（剛性が高い＝曲がりにくい）ことを意味する．骨折の初期固定力は，使用した金属材料の剛性に依存するので断面形状は重要である．

以上の基礎知識をもとにして，髄内釘固定のバイオメカニクスを考えていくことにする．

骨折部の安定性とは何を意味するか？

我々は，不安定な骨折だとか，安定な骨折だという表現をすることがある．では，骨折部の安定性とは何を意味するのであろうか？　転位のある長管骨骨折を髄内釘やプレートで固定した場合を想定する．

骨折部に加わる外力の大きさを F（N）とし，そのときの骨折部の動きの大きさを ΔL（m）と表現してみる（国際単位を使用するとこうなるが，わかりづらかったら F（kg）と L（mm）と読み替えてもよい）．骨折部を ΔL（m）だけ動かす（転位させる）のに要する力の大きさを F（N）とすれば，ΔF/ΔL（N/m）の大きさが安定性を意味する（ΔL/ΔF でもよいのだが，材料力学の決まり事で横軸に変位，縦軸に荷重をとることになっている）．ΔF/ΔL は，単位変形当たりの荷重量で，簡単にいうと骨折部を 1 mm 動かすのに何 kg の力を要するのかを意味する．ΔF/ΔL が大きいほどより安定，小さいほど不安定といえる．

内固定材料と骨とのインターフェイスが破綻しない限り，F と ΔL の関係は図5のようになる．金属の剛

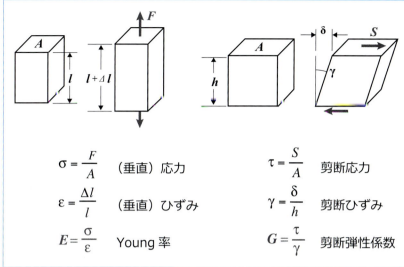

図2 （垂直）応力と剪断応力のまとめ

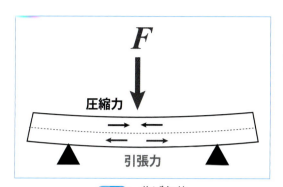

図3 曲げ負荷
曲げ負荷では，圧縮力と引っ張り力が働く．

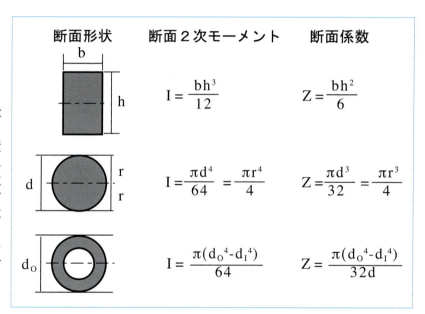

図4
断面2次モーメントと断面係数
断面2次モーメントIは，「ある断面を無数の微小面積dSに分割して，1つの軸Xからの距離をYとするとき，微小断面積と距離の2乗との積を，断面全部について積分したもの」と定義される．材質に関係なく断面形状によってのみ決定される．一般に断面2次モーメントが大きいほど曲げに対するたわみが少なくなる．断面係数Zは，「梁の断面の中立軸に関する断面2次モーメントの値を，中立軸から外表面までの長さで割った値」で，一般に断面係数が大きいほど曲げに対する強さが増加する．

性により骨折部を安定化しているので原則として図1と同じような関係になると考えてよい．

ただし，骨折の固定では主骨片同士が接触すると，骨にも荷重が分担されるので厳密には異なる．ギャップを残した粉砕骨折とヘアーラインに整復された単純骨折とでは，同じ内固定材料を設置しても，FとΔLの関係はかなり異なる．ここでは，粉砕骨折をclosed nailingで固定したり，bridge platingしたような状況を想定している．

ΔF/ΔL（N/m）は，このグラフの傾きだが，金属材料としてのインプラントが塑性変形を起こして曲がってしまうか（図5-b），インプラントと骨とのインターフェイス（ネイルの横止めスクリューやプレートを固定しているスクリュー）が破綻（スクリューが折れるか緩む）（図5-c）しない限り，FとΔLの線型関係（比例関係）が維持される（図5-a）．負荷される荷重量が小さい間は，インプラントの塑性変形もインターフェイスの破綻も生じないので，変形量と荷重量の線型関係（比例関係）が成立する．原点から●印までの関係が線型関係である．例えば，固定された骨折部に10 kgの荷重がかかったときに1 mm骨折部がずれるとすれば，20 kgなら2 mmずれるという関係である．金属

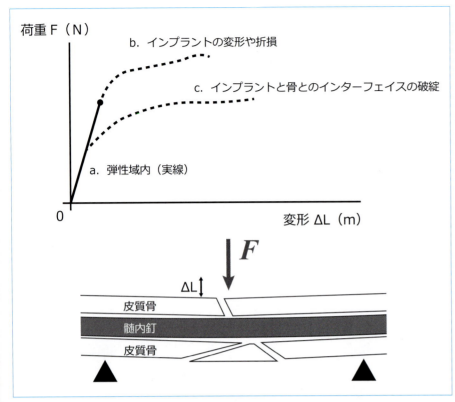

図 5
髄内釘固定時における曲げ負荷
ネイルとインターフェイスが健全な状態では，原点から●印まではネイルの弾性により骨折部が固定される(a)．そのため，荷重(F)と変形(ΔL)は線型関係を保つ．弾性域を超えるような外力が加わるとネイルの塑性変形が起こったり折損したりする(b)．
一方，ネイルの弾性域内であっても，横止めスクリューが破綻してしまうと髄内固定そのものが失敗に終わる(c)．

材料が弾性変形するから当然である．

　歩行や上肢の動きに伴う生理的範囲内の荷重量で骨折部がほとんど変形しない固定をAO法では絶対的安定性固定と呼び，生理的な範囲の荷重で線型関係が崩れてしまうような固定を不安定性固定と呼んでいる．どの程度の荷重量が生理的なのかは規定されていない．患者の体格や骨折した骨の種類・部位によっても異なるため，生理的範囲内なのかは主観的である．

骨折部の初期安定性は何により規定されるのか？

　骨折の治癒に伴い，骨折部の安定性は刻々と変化していくのだが，外科医がコントロールできるのは主に手術直後の骨折部の初期安定性である．では，骨折部の初期安定性は何により規定されるのだろうか？

　骨折部の初期安定性は，①インプラントの剛性，②インプラントと骨とのインターフェイスの強度，③骨折型とその整復状態，により規定される．①②につき以下に，③は別項にて詳述する．

1. インプラントの剛性

　インプラントと骨との間のインターフェイスが破綻していない状況下では，骨折部の安定性はインプラントの金属としての剛性（＝変形のしにくさ）に依存する．インプラントの剛性は，金属の材料特性と断面2次モーメントにより決まる(図4)．

　前述のように，材料特性というのは，部材を構成する材料そのものの変形のしにくさを意味する．例えば，同じ形状の細長い円柱棒でも，材料がゴムの場合とステンレスの場合とでは曲がりにくさが異なる．医療材料としては，ステンレス鋼とチタン合金が使用されることが多いが，通常はステンレス鋼のほうがチタン合金より2倍くらい変形しにくいといわれている．

　同じ材料からできているインプラントでも，断面形状の違いにより変形のしにくさは異なる．同じ長さの円柱棒なら直径が太いほうが変形しにくいのは容易に理解できるだろう．この断面形状による曲がりにくさの指標となるのが断面2次モーメントであることはすでに説明した(図4)．

2. インプラントと骨とのインターフェイスの強度

　インプラントと骨との間のインターフェイスが破綻してしまえば，骨折部の安定性が損なわれてしまう

（図 5-c）．プレートではスクリュー，髄内釘では横止めスクリューと骨とのインターフェイスと考えればよい．コンベンショナル・プレートでは，プレートが骨に圧迫されることでプレートの金属材料としての剛性が骨折部の安定性に寄与する．骨癒合が遷延するとスクリューが折れたり，引き抜けて固定が失敗に終わる．プレートを固定するスクリューの破綻には，pull out，slide，toggle，failure の 4 つのパターンがある．ロッキング・プレートは，スクリューとプレートが一体化することで，これらの破壊が生じにくいのが特徴の1つである．髄内釘の横止めスクリューに関しても，同様の破壊パターンがある．

固定の破綻とは？

以上の検討から，硬性髄内釘やプレート固定では，F と ΔL との線型関係が保てなくなることが固定の破綻と定義できる（図 5）．

どんなにしっかりとした固定ができたとしても，大きな荷重が骨折部に負荷されると，F と ΔL との線型関係が保てなくなる．F と ΔL との線型関係が一旦壊れてしまうと，荷重を取り去っても変形（正確には骨折部のズレ）は，元に戻らない．したがって，臨床の現場ではこの線型関係が崩れるような荷重を許可してはいけないし，骨折部の安定性に不安を残すような固定しかできなかった場合には，ギプスなどの外固定を追加したり，荷重制限をしたりせざるを得ないわけである．

術後に1回の外力でこのような固定の破綻が生じることは，よほど不適切な手術をしたような場合を除けばまず起こらない．固定の破綻は，1回の大きな外力で発生するよりも，むしろ繰り返し外力により発生するのが普通である．

繰り返し負荷を受ける場合には，固定が破綻するまでの荷重量は静的負荷のときと比べて小さくなるので，それを考慮して許容荷重量を決める必要がある．また，繰り返し負荷による固定の疲労破綻は少しずつ生じるので，破綻し始めても当初は X 線写真でハッキリと同定できないことが多い．

弾性域内の F と ΔL の関係（図 5）は，骨癒合が進行すると徐々に変化してくる．骨を含めたシステム全体の剛性が変化するので，図 5 の線型部分の傾きがより急峻となってくる．長管骨骨折に対する髄内釘固定で

は，髄内釘は load-sharing device の役割を持ち，internal splint として機能する．Simple fracture に圧迫をかけて髄内釘固定できたという状況（要するに骨性コンタクトが得られた場合）を除けば，髄内釘固定では固定初期には荷重のほとんどを髄内釘が分担する．骨癒合の進行とともに骨そのものに少しずつ荷重分担が移行していく．髄内釘固定では固定初期には，骨折部にかかるほとんどの荷重をネイルと横止めスクリューが受け持つが，骨癒合の進行とともに骨も荷重を分担するようになり，骨の分担量が徐々に増加していく．そのため，骨癒合の進行とともに同じ荷重量を負荷されてもインプラントにかかる負荷は軽減されるようになる．ただし，骨癒合までには時間がかかるので，その間にインプラントには金属疲労が蓄積されるため，許可する荷重量を増やしたわけではないのに横止めスクリューが折損するようなこともある．

骨癒合の程度を定量的に評価して，骨とインプラントの荷重分担を最適化することで，理想的な骨癒合経過が得られるはずだが，そのようなことは未だ達成できていない．各種画像検査を行いながら臨床医の経験と勘でリハビリテーションメニューを考えていくことになる．

ここまで骨折部の安定性とその破綻について概説してきた．繰り返しになるが，骨折部の初期固定性は，① インプラントの剛性，② インプラントと骨とのインターフェイスの強度，③ 骨折型とその整復状態により規定される．ここから，髄内釘固定についてもう少し詳しく検討していくことにする．

髄内釘固定のバイオメカニクス

長管骨には種々の外力（ねじり，圧迫，引っ張り，曲げなど）が加わる．生体ではこれらの外力が複合外力として働くが，髄内釘固定では曲げ負荷と剪断負荷が重要である．曲げ負荷というのは，長管骨に対する内外反と屈曲・伸展方向への負荷を意味する．また，剪断負荷は骨折面に平行な方向への負荷を意味する（図 2，3）．

1. 曲げモーメントに対する髄内釘固定

長管骨は細長いので，純粋な圧迫力や純粋な引っ張り力が骨折部に加わることは少なく，普通は曲げ負荷が加わる．曲げ負荷を想定して，プレート固定と髄内

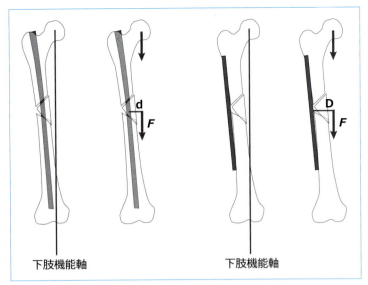

図 6 プレートと髄内釘の曲げモーメントの違い

釘固定とを比較してみる．荷重軸からインプラントまでの距離（レバーアーム）は，（極めて特殊な状況を除けば）髄内釘の方ほうがプレートより短い（図6）．曲げモーメントは荷重量×レバーアームであるので，荷重量が同じならレバーアームが短いほうがインプラントにかかる曲げモーメントは小さくなる．例えば，大腿骨の骨幹部骨折を髄内釘とプレートでそれぞれ固定した場合を想定すると，立位荷重は骨頭から膝関節面に向けて大腿骨に働く．このときに骨折部には曲げモーメントが加わるが，荷重軸とインプラントとの距離はプレートと比べて髄内釘のほうが短くなり，曲げモーメントは髄内釘のほうがプレートより小さくなる（図6）．同じ荷重が負荷されたときにインプラントにかかる負荷が小さくなるのだから，同じ剛性を持つインプラントなら，初期固定力は髄内釘のほうが有利になることがわかる．

また，プレートの断面はほぼ矩形と考えてよいので，断面2次モーメントは厚さと幅に影響を受ける．断面2次モーメントの式から考えれば，矢状面の曲げ負荷（屈曲・伸展方向）ではプレートの幅，前額面の曲げ負荷（内反・外反方向）ではプレートの厚さが，剛性の大きさに影響をより与える．また，プレートにはスクリュー・ホールがあり，この部位で断面2次モーメントは著しく低下する．材料は形状変化が著しい部分に応力集中が生じるので，剛性だけでなく，プレートの強度もスクリュー・ホールでは著しく弱くなる．し

たがって，スクリュー・ホール部が骨折部に一致するような固定はできるだけ避けなければならない．

これに対して，髄内釘では近位と遠位の横止めスクリュー挿入部位を除いて，材料形状としてのウイークポイントがない．インプラントまでのレバーアームが短いことと，材料形状として力学的なウイークポイントがないことは，長管骨骨折の固定材料として髄内釘がプレートを凌駕することを意味する．髄内釘固定が長管骨骨折に対するゴールドスタンダードといわれる所以である．

2. 剪断負荷に対する髄内釘固定

一方で，骨折面に平行な力（剪断力）に対しては状況がかなり異なる．骨折部に剪断力が働くと骨癒合が著しく遅延するので[2]，剪断力を制動することは骨折の固定においてはとても重要である．

長管骨を髄内釘で固定した場合には，骨軸に対して垂直な方向の剪断力と骨軸周りにねじり力が働いた結果生じる剪断力の2つがある．前者の剪断力も問題にはなるのだが，髄内釘でより考慮すべきは，ねじりに伴う剪断力である．髄内釘固定した長管骨にねじり力が働くと，骨折面に平行な力が惹起され剪断力が働いてしまう．

横止めスクリューを使用しない髄内釘固定では，ねじり力を制動するのは髄内釘と髄腔との間の摩擦力のみである．アモントン-クーロンの法則により，摩擦力は見かけ上の接触面積に依存せず，垂直抗力に比例する．長管骨の髄腔に髄内釘を挿入する場合，髄内釘と骨との間の垂直抗力は，髄内釘から骨への圧迫力の反作用である．アンリームドネイルでは，ネイルから骨への圧迫力はほとんど加わらないので，髄内釘と髄腔との間の摩擦力による剪断力の制御はほとんど期待できない．

髄内釘が髄腔内で骨としっかり密着して動かなければ，ねじり負荷に対する骨折部の初期固定性（安定性）は，曲げ負荷と同様に髄内釘の剛性に依存する．髄内釘が導入された初期には，クローバー釘の発条力により，骨から髄内釘への垂直抗力によるねじり負荷に対する制動力が期待されていた．しかし，今日このメカニズムによる剪断力の制動は否定されている[3]．さらに，しっかりリーミングして太い髄内釘で固定したとしても，かなり早い段階でねじり力により髄内釘の周

りに骨が回旋してしまう．したがって，髄内釘の剛性がどんなに大きくても，固定方法の構造的な問題として，ねじり負荷に対して髄内釘固定は不利なインプラントであるといえる．

これらの点から，髄内釘固定でねじり負荷による剪断力を制御するためには，横止めスクリュー固定が非常に重要な役割を果たすわけである．

3. 髄内釘固定による骨折部の安定性のバイオメカニクス

髄内釘固定による骨折部の安定性は，
(1) 骨折型と整復状況
(2) 髄内釘の材料特性と断面形状（特にネイルの太さ）
(3) 髄内釘の弯曲率
(4) 髄内釘のワーキングレングス
(5) ロッキングスクリューの数と方向
(6) 骨折部からロッキングスクリューまでの距離
(7) 骨質
などの影響を受ける．

(1) 骨折型と整復状況

Simple fractureに対して，主骨片同士の骨性コンタクトが得られた場合は，固定初期から骨軸方向の荷重は主骨片同士が担い，髄内釘には大きな力は負荷されない．また，骨折部の剪断負荷に対しても有利に働く．一方で，主骨片同士の骨性コンタクトが得られない場合には，固定初期には骨軸方向の荷重は横止めスクリューが担うことになる．このとき，横止めスクリューには4点曲げ負荷が加わる．

(2) 材料特性と断面形状（ネイルの太さ）

チタン合金はステンレス鋼より強く，剛性は約半分である．断面形状は曲げおよびねじり強度と剛性に影響を与える．中実円柱型のネイルでは，曲げ強度は直径の約3乗，曲げ剛性は約4乗に比例する．髄内釘の断面は，肉厚の丸パイプであり外径をD，内径をdとすれば，その断面2次モーメントIは，$I = \pi(D^4 - d^4)/64$となる（図4）．D>dなので，髄内釘の断面2次モーメントは直径の4乗におおむね比例すると覚えておけばよい．直径10 mmの髄内釘の曲げ剛性を基準にすれば，曲げ剛性は直径11 mmで約1.5（=1.1^4）倍，直径12 mmで約2（=1.2^4）倍，直径13 mmで約3（=1.3^4）倍に増加する[1]．直径9 mmでは約0.7倍（=0.9^4）となる．

加えて，ネイルの太さは髄腔内での骨片の遊びにも

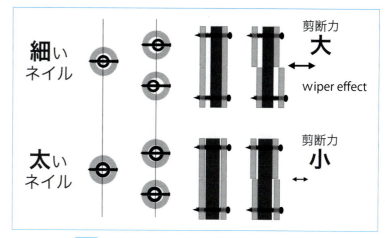

図7 ネイル径と wind shield wiper effect

影響する．細いネイルを用いると，骨折部の横揺れ（wind shield wiper effect）を生じる．その結果，骨折部にはより大きな剪断力が発生してしまう[4]．太いネイルを用いることで，wiper effectを軽減できる（図7）．

(3) 弯曲率

ネイルの弯曲率は，挿入のしやすさとともに骨とネイルの適合にも影響する．これはワーキングレングスに影響を与えるため，骨折の固定性にも影響する．髄腔形状とネイル形状が完全に一致すれば，ネイルと骨の間の垂直応力は最小となり摩擦力が小さくなる．要するに挿入しやすくなる．ネイル形状と髄腔形状のミスマッチが大きいと摩擦力が大きくなり，挿入しづらく骨折部の転位が生じやすい．大腿骨では弯曲にミスマッチがあると髄内釘遠位端が前方皮質を割ってしまうリスクがある．ネイルを挿入するときには髄腔形状に合うようにネイルが曲がる．このときに，骨にはフープストレスが加わり，骨の強度を超えると医原性の骨折を生じてしまう．これを避けるために通常は0.5～1 mmのオーバーリーミングを行ってから髄内釘を挿入する．フープストレスを軽減するために順行性のネイルでは骨軸より少し後方にエントリーポイントを作製するのがよいといわれている．

(4) ワーキングレングス

ワーキングレングスは，近位骨片とネイルの固定部位（P）と遠位骨片とネイルの固定部位（D）との距離を意味する（図8）．骨折部の安定性は，ネイルのワーキングレングスに反比例する．割り箸を両手指で持って

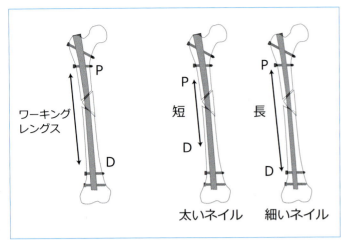

図8 髄内釘固定のワーキングレングス

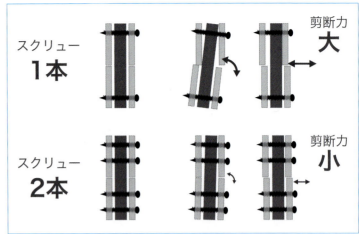

図9 横止めスクリューの本数と剪断力

リーミング後に太いネイルを挿入している場合には，曲げ負荷に対してネイルと骨との間の接触が生じるので，ワーキングレングスは短くなる．細いネイルを挿入している場合には，ネイルと骨との間の接触は生じないので，ワーキングレングスは横止めスクリュー間の距離で決まる．ねじり負荷では，ネイルと骨との接触による制動は極めて限定的なので，ワーキングレングスは横止めスクリュー間の距離となる．

曲げるときに，両手指の距離が短いほうが曲げにくいのと同じ意味である．

髄内釘の固定力に影響するワーキングレングスは，骨折部から一番近い位置にある横止めスクリュー間の距離を最大とする．ただし，固定部位PとDは曲げ負荷とねじり負荷で異なり，骨折型，横止めスクリューの位置，リーミングにより主に規定される．

曲げ負荷では，骨折部からネイルと主骨片が接触するまでの距離によりワーキングレングスが決まる．ワーキングレングスが小さいほど，制動力は大きくなる．Isthmusのsimple fractureではワーキングレングスは小さいが，infra-isthmal fractureや転子下骨折では，それぞれ遠位および近位の横止めスクリューの位置までネイルと骨片は固定されないのでワーキングレングスは大きくなり，安定した固定を達成するのはそれだけ難しくなる．また，simple fractureに比べて，multi-fragmentary fractureではワーキングレングスが大きくなるので制動力が落ちる．リーミングを行うと，ネイルと髄腔のフィッティングが改善されるので，曲げ負荷に対するワーキングレングスは短くなり固定力が向上する．

一方，ねじり負荷では，前述のように，剪断力の制御は近位と遠位の横止めスクリューに依存する．したがって，ねじり負荷においては骨折部から横止めスクリューまでの距離がワーキングレングスとなる．曲げ負荷と同様にワーキングレングスが短いほど，剪断力に対する制動力は高い．

(5) ロッキングスクリューの数と方向

ねじり負荷による骨折面に対する剪断力を制御することと，骨長を維持することの2つの目的で，ほとんどのケースで横止めスクリューを使用すべきである．近位と遠位に何本のスクリューが入れられるか，また挿入方向のバリエーションは使用するネイルの機種により異なる．何本のスクリューを使用すべきかについては，一定のコンセンサスはない．同じような骨折型でも，位置，整復状況，使用するネイルの太さや長さが異なるので，コンセンサスを得るのが難しいのかもしれない．

設置するスクリューの本数と刺入方向は，髄内釘の固定力を考えるうえで非常に大切である．主骨片に設置されるスクリューの本数が多いほど，主骨片とネイルとの制動力が向上するので，骨折部への剪断力もより制動される[4]（図9）．ネイルと横止めスクリューとの間を機械的にロックできる機種も開発され，使用できるようになった．ロッキングプレートと同様に横止めスクリューをしっかり効かす意味で有用であると考える．

大腿骨でisthmusより遠位まで骨折線が及ぶinfra-isthmal fractureでは，ねじり負荷だけでなく骨軸に垂直な方向への剪断力もネイルそのもので制動されな

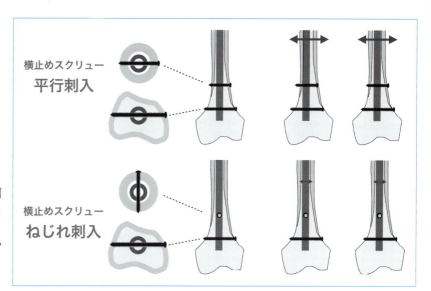

図 10 横止めスクリューの配置と剪断力
骨幹端部の横止めスクリュー固定では特に空間的ねじり位置に横止めスクリューを配置することが重要である．Infra-isthmal fracture では 90°に開いた角度で横止めスクリューを設置しないとしっかりと遠位骨片を固定できない．

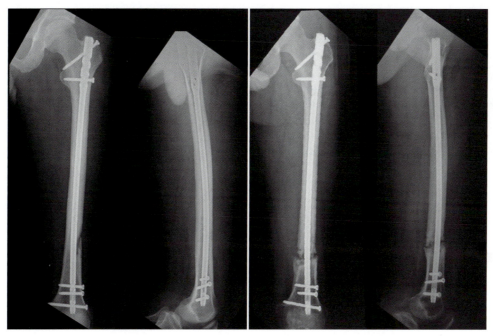

a．術直後　　　　　　　　　b．術後 1 年

図 11 横止めスクリューの配置が悪い機種による偽関節
大腿骨の典型的な infra-isthmal fracture である．術後の整復状態は非常によいのに偽関節となっている．この機種では，遠位の横止めスクリューの配置は平行ではないのだが，角度が浅いために十分に遠位骨片が固定できない．

い．骨幹部がネイルと硬い皮質で固定されるのに対して，骨幹端部はネイルと柔らかい海綿骨での固定となるために，ネイルの太さでの制動効果は極めて限定的となるからである．そのため，infra-isthmal fracture では大腿骨遠位の横止めスクリューの数と設置方向は極めて重要となる．空間的ねじれの位置に多くのスクリューを配置して微小な動きを制動するような固定が必要であると考える[4]（図 10）．遠位部に平行あるいは浅い角度でしかスクリューを設置できない機種では，infra-isthmal fracture を十分に固定するのは難しい場合が多い（図 11）．90°方向に横止めスクリューを刺入できる機種を選択すべきであろう．

(6) 骨　質

脆弱性骨折の固定には，impaction，wide buttress,

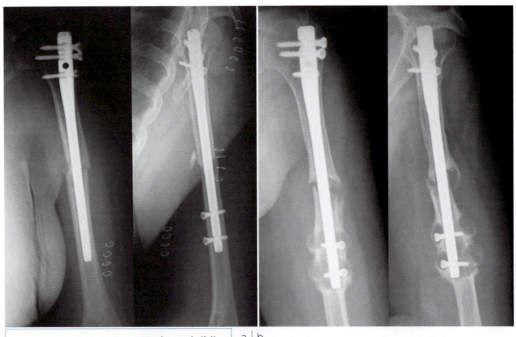

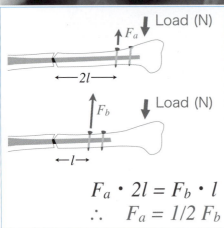

図 12
脆弱骨を短いネイルで固定したことによる偽関節
70歳代，女性．上腕骨骨幹部骨折．短いネイルであるために，横止めスクリューにより大きな力が負荷された結果，ネイルと骨のインターフェイスが破綻して受傷から約1年で偽関節になっている．
- a：術後
- b：術後1年
- c：骨折部からネイル先端までの距離が2倍あるネイルと比較する．長いネイルを使用することで遠位横止めスクリューにかかる力は半分になることがわかる．

long splintage，augmentation の4つが重要となる．髄内釘固定は，long internal splintage として機能するので，脆弱性骨折の固定材料として有用である．ただし，骨幹部骨折に短いネイルを用いて固定してしまうと，横止めスクリューへ過負荷が生じて，インターフェイスから骨折の固定が破綻してしまう（図12）．

（渡部欣忍）

文 献

1) 渡部欣忍ほか：骨折のバイオメカニクス必須知識．関節外科．増刊号：24-33, 2002.
2) Epari DR, et al.：Timely fracture-healing requires optimization of axial fixation stability. J Bone Joint Surg Am. **89**：1575-1585, 2007.
3) 山本 真ほか：髄内釘による骨折手術—理論と実際．南江堂，1989.
4) 渡部欣忍：I．骨折総論．2．骨折固定のバイオメカニクス：プレート，横止め髄内釘，創外固定法．岩本幸英監，松下 隆編．7-13，骨折治療の要点と盲点（整形外科 Knack and Pitfalls），文光堂，2009.

I. 総論

1 髄内釘固定法とは

3）髄内釘固定法の基本手技
整復（ブロッカーピン，モノコルティカルプレート，創外固定を含む）・ガイドワイヤー挿入・リーミング，横止めスクリュー固定のコツ

Basic

テクニックのコツ―ポイント

・正確なエントリーポイントにこだわり，なるべく太くて長い髄内釘を選択する．
・アライメント不良に対しては，積極的にブロッカーピン，ブロッキングスクリューなどを使う．
・小さい骨片に対しては，横止めスクリューの本数を増やす．

はじめに

　骨折部が徒手整復できるかどうかを，術前に確認しておくことが重要である．助手が整復位を保持し，術者が髄内釘を挿入し終わった時点で，満足な整復が得られていれば問題ないが，骨折型，骨膜や軟部組織の陥入，腫脹などにより，徒手整復が困難な場合がある．簡便な手技として，経皮的な骨鉗子の使用や，小切開からフック，プッシャーなどを用いて整復する場合もある．特に，脛骨骨幹部らせん骨折や斜骨折の場合は，経皮的に骨鉗子を用いての整復が容易である（図1）．髄内釘手術においては，術中透視画像で長管骨全長を描出することは困難であるため，部分的な確認を複数か所行わざるを得ない．そのため，短縮，角状変形，回旋変形の遺残に術者が気が付かないことが問題となる．本稿では習得すべき術中テクニックにつき述べる．

整復

1. Self centering effect

　長管骨骨幹部骨折において，髄腔径にフィットしたサイズの髄内釘を挿入するに伴い，主骨片同士が自然整復される現象（self centering effect）は，髄内釘手術の醍醐味である．骨幹部のみならず，骨幹端部骨折においてもエントリーポイントが正確に作製された場合

には，self centering effect が期待できる．上腕骨近位端骨折は，受傷時の転位形態が内反型の場合，単純な2-part 骨折の場合にも内反再転位の頻度が高いことが知られている[1]．至適エントリーポイントは，正面像および側面像において，ほぼ骨頭頂点[2]であるが，微調整を加えることにより，近位骨片を外反位へ整復することも可能である（図2）．

　大腿骨転子下骨折は付着する筋群の収縮により，近位骨片が屈曲外転外旋という特徴的な転位形態を呈する．髄内釘で治療する場合，reconstruction nail あるいは，long gamma nail type が選択される．近年，主流となっているのはいずれも大転子頂部刺入であるが，観血的に整復してもなお内反変形と前方凸変形が残存する場合がある[3)4)]．健側の単純X線像を用いた術前計画において，至適エントリーポイントが大転子頂部と計画された場合，2～3 mm 内側へシフトさせることで内反変形の遺残を回避することができる（図3）．このように，エントリーポイントは髄内釘手術のなかで最重要ともいえるため，術前の綿密な計画と，最大限の配慮が必要である．

2. ブロッカーピン

　主骨片間の閉鎖的整復は，髄内釘と皮質骨が接触している場合に得られやすいため，細い径の髄内釘を使

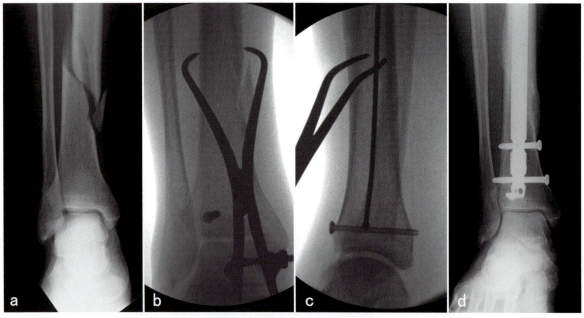

図1 64歳，男性．交通事故
a：受傷時（AO42-A1.2），足関節後果骨折を合併していた．
b，c：経皮的に骨鉗子で整復し，髄内釘固定（DePuy Synthes 社 Expert tibial nail 径 12 mm，長さ 315 mm）
d：術後1年

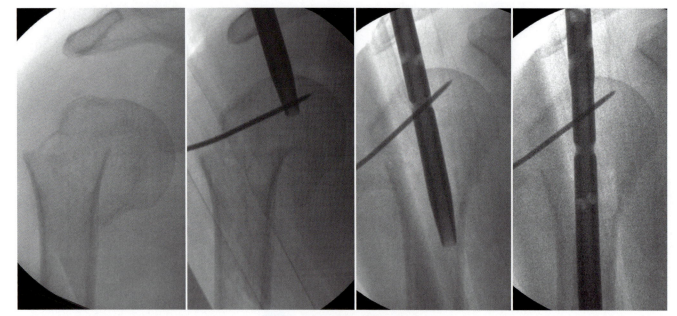

図2 Self centering effect
上腕骨近位端骨折（内反型）の閉鎖的整復．エントリーポイントが正確に作製されれば，髄内釘挿入に伴い，整復位が得られる．本症例では近位骨片を軽度外反位とするために，エントリーポイントを骨頭頂点の 2 mm 内側に作製した．

用した場合や，髄腔が極端に広い症例，狭部（isthmus）よりも近位あるいは遠位（infra-isthmal）などの髄腔が拡大した部位では，髄内釘挿入後も整復位が得られない場合がある．ブロッカーピンは，その状況を打破するテクニックである．Krettek ら[5]は，スクリューによって髄腔幅を狭くしたあとに，髄内釘とスクリューを物理的に干渉（ブロッキングスクリュー）させることにより，骨折部を閉鎖するテクニックを

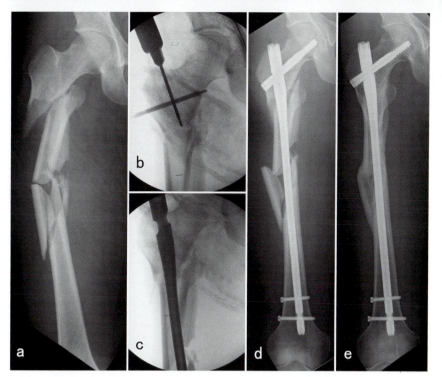

図3
22歳，男性．交通事故
a：受傷時（AO32-C3.3.2）
b, c：ガイドワイヤーのエントリーポイントを，大転子頂部の3 mm内側に作製することにより近位骨片の内反変形遺残を回避した．
d：術直後（Stryker社 Gamma 3 long nail 120°径11 mm，長さ360 mm）
e：術後2年

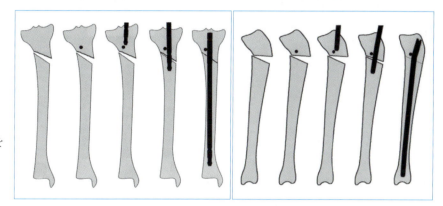

図4
Blocking screwによる脛骨近位部骨折の整復
原則として，骨折部の凹側にスクリューを挿入する．
（文献6から転用）

「Poller screw」と称した．Pollerとは，「Poller is derived from small metal devices placed in roads to block or guide traffic.」のことであり，ブロッキングスクリュー，ブロッカーピンと同義語である．一旦髄内釘を抜去し，ブロッカーピンと髄内釘を接触させながら再挿入し，整復位を得る．骨折部近傍の凹側に挿入することが原則である[6]（図4, 5）．髄内釘挿入後に追加挿入しても，安定性の向上が期待できる．低侵襲ではあるが，打ち直しが困難であることと，二次的骨折が発生する危険性もあり，手技に熟練を要する．

3．モノコルティカルプレート

骨幹端部骨折あるいは，分節骨折の場合に有用である（図6, 7）．特に脛骨骨幹近位部骨折に対する髄内釘固定時の整復ツールとしての報告が多い．脛骨骨幹近位部骨折は，髄内釘固定後のアライメント不良が

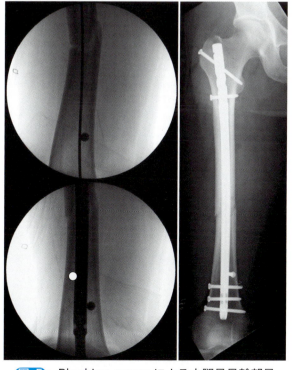

図5
Blocking screwによる大腿骨骨幹部骨折の閉鎖的整復
整復は得られたものの，本来は凹側の○印の部位が至適挿入部位であった．

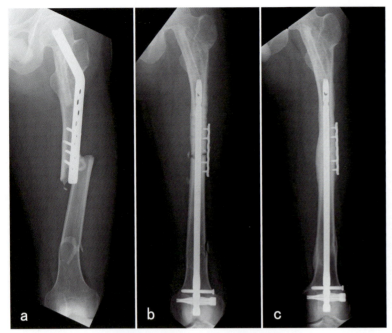

図6 24歳，男性．交通事故
a：受傷時（AO32-C2.1.1），線維性骨異形成に対する術後（blade plate 周囲骨折）
b：術直後．分節骨折に対して，モノコルティカルプレートと髄内釘（DePuy Synthes社 Distal femoral nail径10 mm，長さ340 mm）を併用した．
c：術後8か月

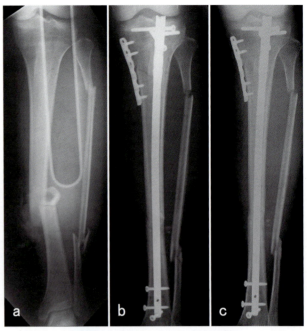

図7 38歳，男性．交通事故
脛骨骨幹部分節骨折の近位と中間骨片をモノコルティカルプレート固定後（MIPO法）に，髄内釘を挿入した．
a：受傷時（AO42-C2）　b：術直後　c：術後13週
（文献8から転用）

58%と高率に発生したと報告されている[7]．アライメント不良の原因として，膝蓋腱による牽引力，髄内釘のエントリーポイント，髄内釘形状そのものによるwedge effect が挙げられる[8]．その解決策として，ブロッキングスクリュー[5)6)]とモノコルティカルプレート[9]が挙げられる．野田ら[8]は脛骨分節骨折に対して，locking plate を MIPO 法によるモノコルティカルプレート固定を行うことで，低侵襲な内固定法を報告している（図7）．近年は，膝伸展位で髄内釘が挿入可能であるsuprapatellar approach[10]やminimum parapatellar approach[11]などにより，骨幹部高度粉砕骨折，分節骨折，骨幹近位部に対するアライメント不良の頻度減少も報告されているが，膝関節内軟骨損傷，リーミングダストの関節内残留や感染の問題は解決に至っておらず，関節外テクニックであるブロッキングスクリューやモノコルティカルプレートへの手技の習熟も必須である．

4．創外固定

重度四肢外傷を扱う施設では，初期固定として創外固定を使用する頻度が高い．初期治療の段階で，二期的手術としてプレート固定が予想される場合には，創外固定ピンとプレートが干渉しない部位にピンを挿入するため，創外固定器を装着したまま，二期的プレート固定を行うことが容易に可能である．しかし，髄内釘の場合は創外固定ピンとの干渉により，創外固定器を抜去せざるを得ない場合が多く，工夫を要する．脛骨骨幹部骨折の場合には，近位外側はGerdy結節から内側後方へ向けて，内側からは脛骨後縁に平行に挿入し，遠位は踵骨に刺入した貫通ピンと，それぞれモジュラー型創外固定器と連結することにより，二期的手術の際に，創外固定と干渉せずに内固定が可能[12]である（図8）．また，術中にアライメント保持のために一時的に使用する場合は，ブロッカーピンとしての機能を併用したり，ピンの刺入をモノコルティカルにするなどの工夫を要する（図9）．

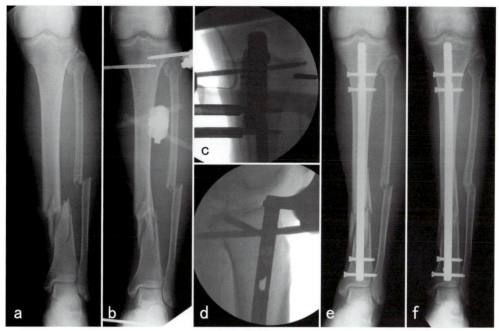

図8 64歳，男性．交通事故
a：受傷時（AO42-C3.3），Gustilo typeⅢA
b：緊急手術．髄内釘と干渉しない部位に創外固定ピンを刺入した．
c，d：受傷7日後，術中透視画像．創外固定ピンと干渉なく髄内釘が挿入されている．
e：術直後（Zimmer Biomet社 Natural nail tibial 径11 mm，長さ300 mm）
f：術後1年6か月

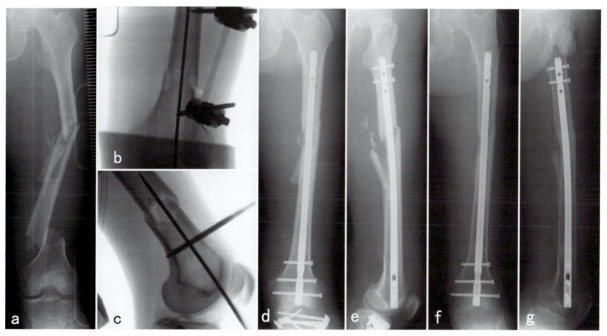

図9 59歳，男性．交通事故
a：受傷時（AO32-C2.2）
b，c：創外固定により中間と遠位骨片のアライメントを整復し，髄内釘を挿入した．
　　　近位の創外固定ピンはモノコルティカル，遠位の創外固定ピンはブロッカーピンとしても機能している．
d，e：術直後（Stryker社 T2 Femoral nail 径11 mm，長さ360 mm）
f，g：術後2年

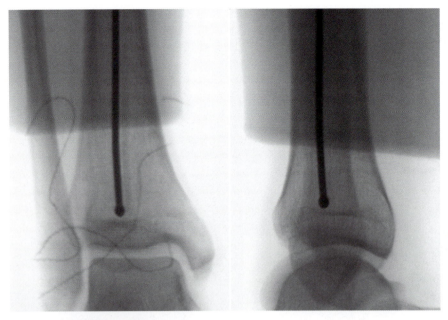

図10 ガイドワイヤーは遠位骨片の中央で，十分な深度に挿入する．

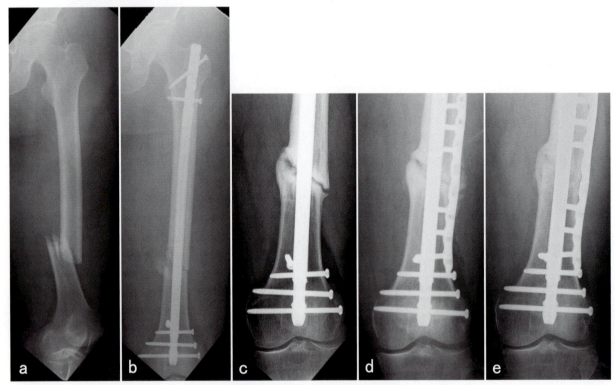

図11 66歳，男性．交通事故

a：受傷時（AO32-B2.2）
b：受傷同日，髄内釘固定（DePuy Synthes社 AFN-J 径13 mm，長さ380 mm）
c：術後1年，hypertrophic nonunion
d：偽関節手術（augmentation plating＋bone graft）
e：偽関節後5か月，骨癒合

ガイドワイヤー挿入・リーミング，横止めスクリュー固定

髄内釘手術におけるガイドワイヤーは，遠位骨片の中央で十分な深度に挿入することが重要である（図10）．ガイドワイヤーの挿入位置が不適切な場合は，それに伴う角状変形が残存する場合があるため，リダクションツールやブロッキングスクリューを併用することが望ましい．

発条性を有するキュンチャー釘において，リーミングは髄内釘と皮質骨との接触面積を大きくすることにより，安定性を増加する目的で行われた．かつては，リーミングによって髄内血行が阻害されると指摘されたが，比較的早期に改善し，骨癒合率にも有意差がないといわれている[13]．骨折部を整復しながら低速，高トルクで行い，抵抗があれば一旦バックし，決して無理をしない愛護的な操作が望まれる．

近年使用されている髄内釘は，原則として横止めスクリューを用いる．回旋のコントロールだけでなく，粉砕骨折においては長さを維持し，デバイスによっては，横止めスクリューを用いて骨折部に圧迫を加えることも可能である．単純骨折に対しては，近位および遠位に2本ずつの挿入で十分であるが，骨幹端骨折では，小さな骨片に対して横止めスクリューの本数を増やす必要がある．特に大腿骨 infra-isthmal 骨折では，3本でも遠位骨片の安定性が不十分なため，偽関節となった症例の報告もあり（図11）[14]，3本以上かつ，ねじれの位置での横止めスクリューの挿入が勧められる[15]．

（寺田忠司）

文　献

1) Konrad G, et al.：Comparison of two different locking plates for two-, three- and four-part proximal humeral fractures-results of an international multicenter study. Int Orthop. **36**：1051-1058, 2012.

2) 寺田忠司：上腕骨近位端骨折：プレートとネイル，本当の使い分けとは？　Bone Joint Nerve. **5(3)**：469-478, 2015.

3) Streubel PN, et al.：Is there a standard trochanteric entry site for nailing of subtrochanteric femur fractures？　J Orthop Trauma. **25(4)**：202-207, 2011.

4) 鈴木　卓ほか：大腿骨転子下骨折髄内釘固定後の遺残変形に関する検討．骨折．**37**：410-413，2015.

5) Krettek C, et al.：The use of Poller screws as blocking screws in stabilizing tibial fractures treated with small diameter intramedullaryails. J Bone Joint Surg. **81(6)-B**：963-968, 1999.

6) Ricci WM, et al.：Fractures of the proximal third of the tibial shaft treated with intramedullary nails and blocking screws. J Orthop Trauma. **15(4)**：264-270, 2001.

7) Freedman EL, et al.：Radiographic analysis of tibial fracture malalignment following intramedullary nailing. Clin Orthop. **315**：25-33, 1995.

8) 野田知之ほか：髄内釘と unicortical plate を併用した下腿分節骨折の治療経験．中部整災誌．**50(2)**：293-294，2007.

9) Matthews DE, et al.：Anterior unicortical buttress plating in conjunction with an unreamed interlocking intramedullary nail for treatment of very proximal tibial diaphyseal fractures. Orthopedics. **20(7)**：647-648, 1997.

10) Sanders RW, et al.：Semiextended intramedullary nailing of the tibia using a suprapatellar approach：Radiographic results and clinical outcome at a minimum of 12 months follow-up. J Orthop Trauma. **24(11)**：245-255, 2014.

11) 安田知弘ほか：Semiextended position を用いた脛骨髄内釘の新しい approach（minimum parapatellar approach）．骨折．**37**：157-160，2015.

12) 岡崎良紀ほか：創外固定を活用した脛骨髄内釘手術―2期的手術での工夫―．中部整災誌．**58**：325-326，2015.

13) Matsemakers WJ, et al.：Risk factors for nonunion after intramedullary nailing of femoral shaft fractures：Remaining controversis. Injury. **46**：1601-1607, 2015.

14) 寺田忠司ほか：大腿骨 infra-isthmal fracture に対する順行性髄内釘の治療成績と問題点．骨折．**35**：138-141，2013.

15) 渡部欣忍ほか：大腿骨骨幹部骨折に対する髄内釘固定後偽関節：Case-control study による発生因子の検討．骨折．**32**：782-785，2010.

I. 総論

1 髄内釘固定法とは

4)髄内釘固定法の合併症

Basic

テクニックのコツ―ポイント

・リーミングは愛護的に行う.
・髄内釘挿入に伴う医原性骨折が発生し得ることを認識する.
・髄内釘の挿入が困難な,骨形態(外弯,前弯など)には工夫が必要.

髄腔リーミングの影響

古典的キュンチャー釘(1939)は,縦方向にスリットが入った,断面がクローバー形状で,発条性を有する髄内釘と骨の接触により安定性を得る原理である.さらに,髄腔リーミングにより太い径の髄内釘が挿入可能となり,髄内釘と骨の接触面積の増大により安定性の増加が得られるが,原則として適応は比較的単純な骨幹部骨折に限定された.Grosse と Kempf により横止め式髄内釘が紹介され,骨幹部粉砕骨折に対しても適応が拡大したが,細い径の髄内釘の選択や,骨幹端部に対しては,横止めスクリューへの負担が増大した.髄内釘の材質がステンレススチールからチタン合金へ変更することにより剛性が向上し,結果として横止めスクリュー径を太くすることが可能となった.

過度のリーミングの問題点は,髄腔内圧の上昇と髄腔内温度の上昇による骨壊死および皮質骨の血行阻害である.髄腔内圧の上昇は,髄腔が骨髄で満たされている場合には,最初のリーミング時に最も上昇し[1],リーマーヘッド形状により軽減することが可能で,ドリルスピードに伴って増加する[2][3].リーミング群は非リーミング群と比較して髄腔内圧の上昇が大きく,それに伴い急性肺障害や肺塞栓の発生が報告されてい

る.術中の経食道的心エコーでは,リーミング群においてのみ,固形の塞栓子が認められたとの報告[4]もあるが,非リーミング髄内釘を用いても同程度に発生していたとの報告[5][6]もあり,非リーミングによって骨髄成分による肺塞栓を完全に予防できるものではないことを示している.動物実験において,リーミングは皮質骨領域の 2/3 の血流を阻害するが[7],約 11〜12 週で改善することが示されている[8][9].そのため,局所の血流低下というよりも,むしろ開放骨折などの軟部組織損傷に対する感染リスクの増加に寄与していると考えられる.

リーミング群と非リーミング群の比較研究は多数あり,リーミング群においては骨癒合が早く得られ,遷延癒合率が低く,非リーミング群では偽関節の発生率が高いとの報告[10]もあるがコンセンサスは得られておらず,重度多発外傷患者に対するリーミングの是非も未解決の問題である.

術中骨折

不適切なエントリーポイント作製や,患肢の骨形態とのミスマッチにより,術中に医原性の骨折を生じることがある.大腿骨骨幹部骨折に対する大転子頂部挿入型の髄内釘は,近位部で外反を有するデザインのた

め，術中に転子下骨折[11]や，転子下の内側部での骨折が発生することが知られている(図1)．また，大腿骨骨幹部骨折には，1～9％に頚部骨折を合併するため，ルーチンでのCT撮影が望まれる．しかしながら，術前にCTを十分に検討し，頚部骨折の合併がないと判断したものの，術後の単純X線像で明らかとなる場合もある(図2)．術前CT画像でも確認できない骨折線が，受傷時にすでに存在していたのか，あるいは術中に発生した医原性骨折かの判別は困難であるが，術中の透視画像[12]および術直後の単純X線像を入念にチェックする必要がある．

釘挿入困難

近年，高齢者の大腿骨骨折において，高度の前弯や外弯を有する症例を多く経験するようになった．大腿骨転子部骨折に対するshort femoral nailは，ほぼゴールドスタンダードとなっているが，大腿骨の前弯や外弯により，十分な深度まで髄内釘が挿入できない症例がある(図3)．このような症例に対しては，梨状窩挿入型をあえて大転子頂部，あるいはさらに軽度外側から挿入し，外弯に対応させるために，少し髄内釘を外

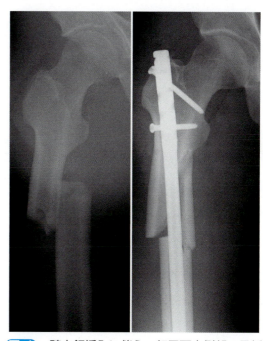

図1　髄内釘挿入に伴う，転子下内側部の骨折

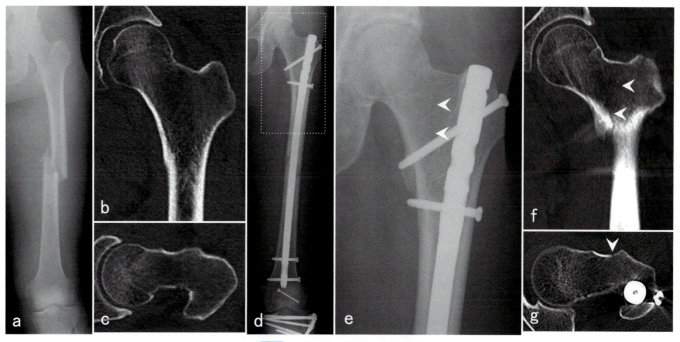

図2　53歳，男性．交通事故
　　　a：受傷時（AO32-A1.2）
　　　b，c：術前に入念にCTを観察したが，頚部骨折の合併は認めず．
　　　d：受傷同日緊急手術後（DePuy Synthes社 J-AFN 径11 mm，長さ360 mm）
　　　e：頚部に垂直剪断型骨折を認める．
　　　f，g：CTでは前方皮質骨のみの不全骨折であった．

1．髄内釘固定法とは　4）髄内釘固定法の合併症

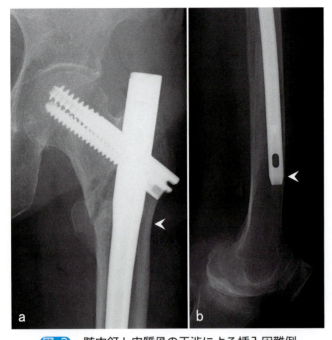

図3 髄内釘と皮質骨の干渉による挿入困難例
a：外側皮質骨と short femoral nail の干渉（矢印）
b：ロングネイル先端と，大腿骨遠位骨幹部前方皮質骨との干渉（矢印）

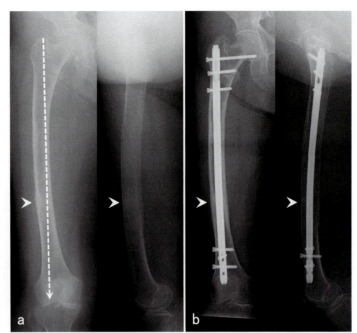

図4 80歳，女性．ビスフォスフォネートによる非定型不全骨折（予防的髄内釘固定）
a：術前．大腿骨の外弯が高度
b：術後1年（Stryker社 T2 femoral nail 径11 mm，長さ340 mm）
（矢印：不全骨折，破線矢印：直線型髄内釘の予定挿入位置）

旋させて挿入するとよい．外旋させることで近位横止めスクリューを骨頭内に挿入することが可能で，術後発生し得る頸部骨折のリスクを減少させることができる（図4）[13]．近年，使用頻度が激減している梨状窩挿入型も，いまだ利用価値があり，さらなる高齢化社会へ向けて再び使用頻度が増えるかもしれない．

遺残変形，遷延癒合，偽関節

角状変形，回旋変形などのアライメント不良，また遷延癒合，偽関節などの術後合併症については，各論に譲る．

（寺田忠司）

文献

1) Smith PN, et al.：Monitoring and controlling intramedullary pressure increase in long bone instrumentation：a study on sheep. J Orthop Res. **26**：1327-1333, 2008.
2) Müller CA, et al.：Technical innovations in medullary reaming：reamer design and intramedullary pressure increase. J Trauma. **49**(3)：440-445, 2000.
3) Müller C, et al.：Intramedullary pressure, strain on the diaphysis and increase in cortical temperature when reaming the femoral medullary cavity—a comparison of blunt and sharp reamers. Injury. **24**(Suppl 3)：S22-30, 1993.
4) Wenda K, et al.：Pathogenesis and clinical relevance of bone marrow embolism in medullary nailing--demonstrated by intraoperative echocardiography. Injury. **24**(Suppl 3)：S73-81, 1993.
5) Coles RE, et al.：Transesophageal echocardiography in quantification of emboli during femoral nailing：reamed versus undreamed techniques. J South Orthop Assoc. **9**(2)：98-104, 2000.
6) Heim D, et al.：Intramedullary nailing and pulmonary embolism：does undreamed nailing prevent embolization? An in vivo study in rabbits. J Trauma. **38**(6)：899-906, 1995.
7) Klein MP, et al.：Reaming versus non-reaming in medullary nailing：interference with cortical circulation of the canine tibia. Arch Orthop Trauma Surg. **109**(6)：314-316, 1990.
8) Schemitsch EH, et al.：Cortical bone blood flow in reamed and unreamed locked intramedullary nailing：a fractured tibia model in sheep. J Orthop Trauma. **8**：373-382, 1994.
9) Hupel TM, et al.：Effect of limited and standard

reaming on cortical bone blood flow and early strength of union following segmental fracture. J Orthop Trauma. **12** : 400-406, 1998.

10) Canadian Orthopaedic Trauma Society : Nonunion following intramedullary nailing of the femur with and without reaming. Results of a multicenter randomized clinical trial. J Bone Joint Surg Am. **85** (**11**) : 2093-2096, 2003.

11) Yun HH, et al. : Subtrochanteric femoral fracture during trochanteric nailing for the treatment of femoral shaft fracture. Clin Orthop Surg. **5**(**3**) : 230-234, 2013.

12) Yang KH, et al. : False femoral neck fracture detected during shaft nailing : a Mach band effect. Yonsei Med J. **54**(**3**) : 803-805, 2013.

13) 小川健一ほか：大腿骨骨幹部骨折：曲がった骨はこうやってとめろ．Bone Joint Nerve. **5**(**3**)：567-572, 2015.

II 新鮮骨折に対する髄内釘の実践テクニック

1. 大腿骨骨折に対する髄内釘固定
2. 脛骨骨折に対する髄内釘固定
3. 上腕骨骨折に対する髄内釘固定
4. 前腕骨骨折に対する髄内釘固定
5. 鎖骨骨折に対する髄内釘固定
6. 小児下肢骨折に対する elastic nail 固定
　　—小児大腿骨骨幹部骨折に対する Ender nail 法—
7. 特殊症例に対する困ったときの Ender 法
8. 手・足部の骨折に対する髄内ピン，髄内整復法
9. 開放骨折に対する髄内釘固定：治療戦略
10. 番外編　猟奇的髄内釘の数々

II. 新鮮骨折に対する髄内釘の実践テクニック

1 | 大腿骨骨折に対する髄内釘固定

1) 大腿骨転子部骨折

① ヒップネイルの基本手技

Basic

テクニックのコツ―ポイント

・牽引だけで整復されるか否かは受傷時の側面像で判断する.
・側面像 subtype N（解剖型）は牽引だけで整復できる.
・Subtype A（髄外型）は大腿前方からボールスパイクを用い，subtype P（髄内型）は曲げた Kirschner 鋼線を用いて整復する.

術後転位を予測できる AP3×ML3 分類（図 1，2）

この分類は，AO 分類や 3D-CT 分類のような受傷時の骨折部位による形態学的分類でなく，「術後の前内側皮質骨の整復位による分類」である．受傷時の形態学的分類は治療戦略には有用であるが，手術を行った後の術後転位の予測に用いるには無理がある．なぜなら，術前不安定型骨折を手術介入によって術後転位が少ない安定型に変えることができるからである．正面像は越智ら[1]の分類を，側面像は宇都宮ら[2]の分類に改良を加え，それぞれ正面像と側面像を 3 タイプに分類した．Short femoral nail タイプを用いた手術であれば，後外側構成体に破綻，すなわち大転子や小転子がいかに転位していても，整復で最も重要な骨頭骨片と骨幹部骨片の「前内側皮質骨」をいかに整復するかでその成否が決まる．誰もが簡単に判別できるよう，皮質骨分以上転位したか否か，半定量法的に評価した．正面像で骨頭骨片と骨幹部骨片の内側皮質骨同士がわずかでも接触していれば「解剖型」，骨頭骨片が骨幹部骨片より内側にある場合「内方型」，外側にある場合「外方型」と定義した（図 1）．同様に側面像で，骨頭骨片と骨幹部骨片の前方皮質骨同士がわずかでも接触し

ていれば「解剖型」，骨頭骨片が後方に落ち込み骨幹部骨片の髄腔に入り込んでいる場合「髄内型」，前方に転位し髄腔外に出ている場合「髄外型」と定義した（図2）．AP 3 type×ML 3 type による 9 type の組み合わせとなる．正面像で「外方型」，側面像で「髄内型」が術後二次転位を起こしやすい整復位である[3]．

転位方向と整復法

骨折を整復するためには「なぜ転位するのか？」を知る必要がある．生田[4]や佐藤[5]らは腸骨大腿靱帯の付着部と骨折部の位置関係によって転位方向が決定されると報告している．腸骨大腿靱帯が近位骨片に付着していれば骨頭骨片は腸骨大腿靱帯によって前方に牽引され subtype A（髄外型）となり，骨折部周辺に付着していればほとんど転位がなく subtype N（解剖型），遠位骨片に付着していれば骨頭骨片は後方に落ち込み subtype P（髄内型）となる（図 3）．我々の 300 例近いデータから subtype A（髄外型）：17%，subtype N（解剖型）：50%，subtype P（髄内型）：33% の割合であった．

牽引で整復される骨折・されない骨折

2 part 骨折，いわゆる安定型骨折とされているタイプが牽引で整復され，3, 4 part の不安定型骨折は牽引

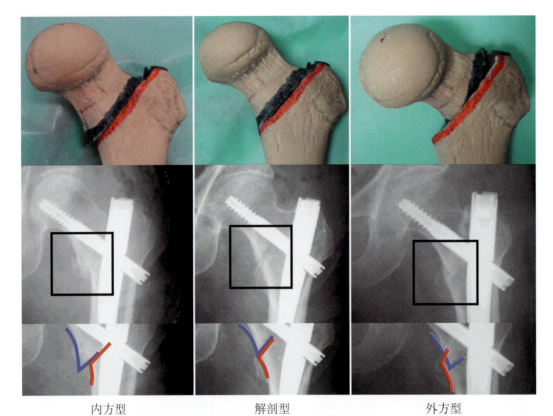

内方型　　　　　　　解剖型　　　　　　　外方型

図1 AP3×ML3分類　正面像

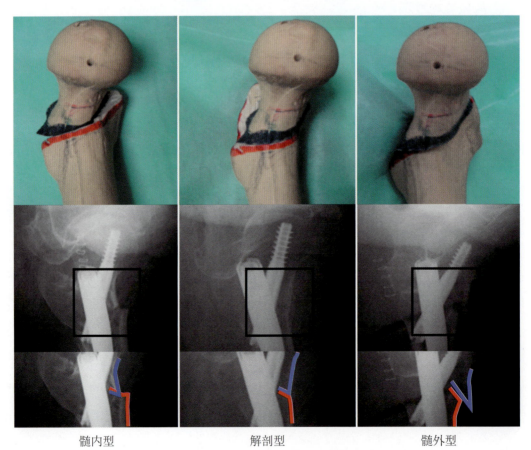

髄内型　　　　　　　解剖型　　　　　　　髄外型

図2 AP3×ML3分類　側面像

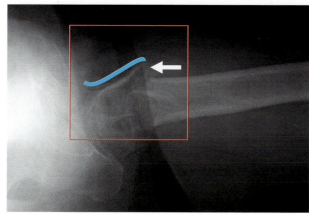
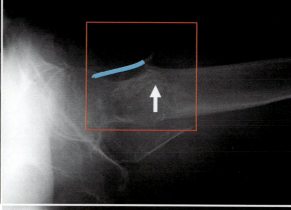
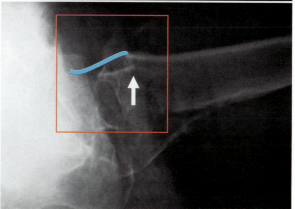

図3
靱帯付着部と転位
a：近位骨片に付着 subtype A 17%
（髄外型）
b：骨折部に付着 subtype N 50%
（解剖型）
c：遠位骨片に付着 subtype P 33%
（髄内型）

では整復できないのだろうか．実際，4 part骨折が牽引で整復でき，2 part骨折は牽引だけでは側面像は完全に整復できず「髄内型」となることがある．牽引で整復される骨折・されない骨折，その判断根拠はいったい何か．その答えは受傷時側面像の前方皮質骨の転位で判断できる．受傷時側面像 subtype N（解剖型）は前捻（前屈転位）や後捻（後屈転位）はあるものの，近位骨片と遠位骨片の前方皮質骨部分は転位がなく，単純に牽引するだけで側面像が解剖型となり正面像でも解剖型となる．この割合はおよそ50%であり，大腿骨転子部骨折は牽引だけで簡単に整復できると感じる所以である．

牽引で整復されない骨折

側面像で近位骨片が前方転位している subtype A（髄外型）は牽引だけでは整復できず，何らかの直接的整復が必要となる．筆者は正面像で近位骨片の前内側部分の大腿前方に 1 cm の皮切を加え，そこからボールスパイクを用いて近位骨片の前内側部分を押さえて整復している．大腿神経・動静脈は大腿骨頭中心の内側1横指に位置しており，内側に行き過ぎず大腿骨前面上で操作する限り安全である．ネイルやラグスクリューの邪魔にならないよう後下方を Kirschner 鋼線（以下，K-wire）で仮固定するか，助手がボールスパイ

ク鉗子を把持し整復位を維持したまま通常の手技でネイル，ラグスクリューの挿入を行う．その他，ネイル挿入部やラグスクリュー挿入部から spatula やエレバトリウムを用いて近位骨片を側方から押さえる方法もある（図4）．また，前方転位は戻せたものの近位骨片の外旋転位を戻せない場合があり，その場合牽引している下肢を外旋して整復する，いわゆる「外旋位整復」が有効である．ラグスクリュー挿入部を 3 cm 程度切開し，大腿骨前面の骨折部を指で「直指下」に転位方向を確認する．近位骨片の外旋転位に対し，下肢を外旋させ整復する．常日頃からラグスクリュー挿入部から大腿骨前面の骨折部を指で「直指下」に確認する習慣を身につけておくとよい．

最後に subtype P（髄内型）について述べる．牽引によってある程度整復できるが，完全には整復できず，そのままでは後方転位が残ったまま「髄内型」で終わる．筆者は 2.4 mm K-wire の先端を 15 mm 程度 45°に曲げ，どちらに回転したかわかるように反対側も同方向に曲げておき，Kapandji 法の要領で整復する（図5）．まず，通常の手技通りでネイル挿入のためにリーミ

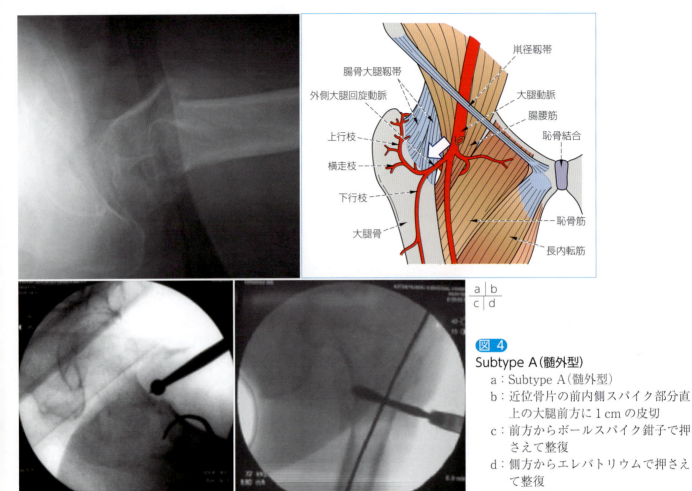

図4
Subtype A（髄外型）
a：Subtype A（髄外型）
b：近位骨片の前内側スパイク部分直上の大腿前方に1cmの皮切
c：前方からボールスパイク鉗子で押さえて整復
d：側方からエレバトリウムで押さえて整復

グを行い，ガイドワイヤーを入れるところまでは同じである．ここで曲げておいたK-wireを用い，正面像で大腿骨外側皮質骨と頸部内側縁の延長線の交点を刺入点としK-wireを挿入する．大腿骨に突き当て，そこから大腿骨前面を沿うように大腿骨前面を触知しながら骨折部にK-wireを進めていくと，K-wireが骨折部に挿入される感触がわかる．わかりにくい場合，透視を側面像に切り替え，牽引している下肢を外旋させ骨折部が開くことによって，より簡単にK-wireが骨折部に挿入することができる．K-wireが骨折部に挿入されたら近位骨片を前方に持ち上げるために，患肢が右側であれば「反時計回り」に，左側であれば「時計回り」にK-wireを回転させ，「髄内型」から「解剖型からやや髄外型」へ整復する．外旋していた下肢を中間位に戻し，側面像で「解剖型からやや髄外型」をキープしておく．この操作によって，正面像はほとんど「内方型」になっている（図6）．あとは通常通りネイル，ラグスクリューを挿入するまでK-wireは助手に把持してもらう．曲げたK-wireだけの整復では近位骨片が後捻（後屈転位）してしまうことがある．別の直のK-wireを先程挿入したK-wireより外側に大腿前方から骨折部へblocker pinとして骨頭側に挿入し，前捻を維持したまま「解剖型からやや髄外型」に整復する．

True lateral viewはラグスクリュー位置を確認するviewであり，大転子を前方皮質骨と勘違いしてしまうため，側面整復位の確認は通常のlateral viewで行う（図7）．

ラグスクリューによる整復位の調整

患肢が右側の場合，ラグスクリューは右ねじ（時計回り）で進むため，せっかく整復した近位骨片が回転によって再び後方に転位し髄内型になろうとするため，最後までK-wireを把持しておくか，blocker pinを挿入しておく必要がある．左側の場合はその心配が

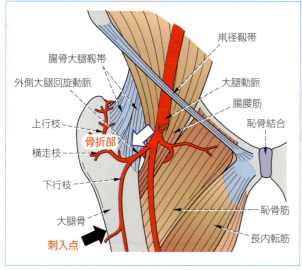
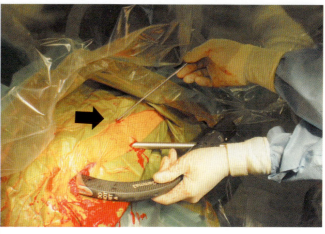

図 5
先端を曲げた K-wire

刺入点（黒矢印：頚部軸と大腿外側の交点）から calcar femo-lae に沿って進め，骨折部（白矢印）に挿入．
大腿動脈神経は大腿骨頭中心の内側1横指にあり，K-wire 先端で大腿骨前面を触知しながら進めば安全である．

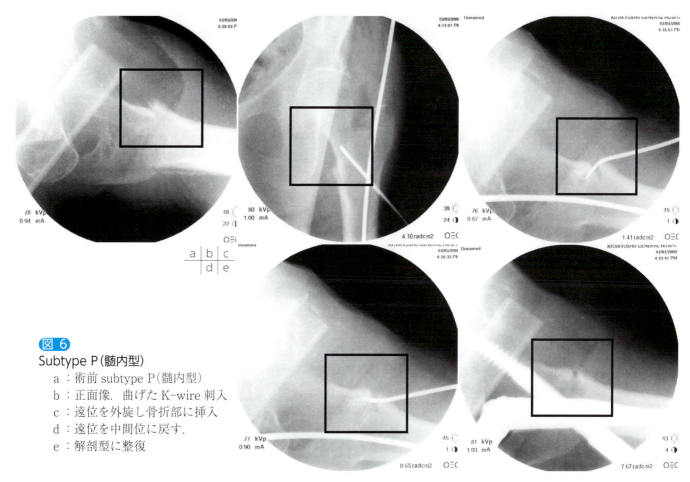

図 6
Subtype P（髄内型）
- a：術前 subtype P（髄内型）
- b：正面像．曲げた K-wire 刺入
- c：遠位を外旋し骨折部に挿入
- d：遠位を中間位に戻す．
- e：解剖型に整復

1. 大腿骨骨折に対する髄内釘固定　1）大腿骨転子部骨折　35

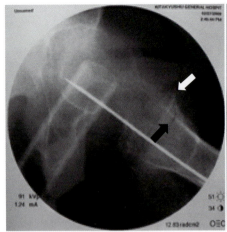
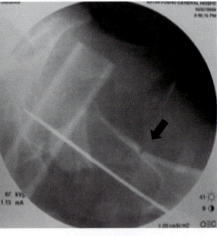

True lateral view　　　　Lateral view

図 7
側面像での整復位確認
白矢印：大転子陰影
黒矢印：前方皮質骨陰影
整復位は通常の lateral view
で確認する．

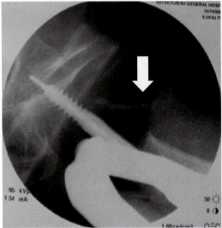
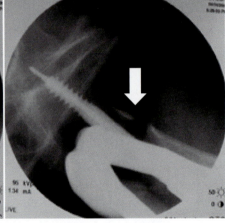

a | b

図 8
患肢が左側の場合
　a：一旦「過度の髄外型」とする．
　b：ラグスクリューを反時計回りに回し「解剖型」に調整可能

なく，ラグスクリューによる骨頭把持力が強いため，一旦「過度の髄外型」まで回し過ぎたあと，ラグスクリューのハンドルを反時計回りに戻すことによって，「やや髄外型」に整復位を調整することができる（図8）．術後，自然な sliding を待つのではなく，術中に骨折部に compression をかけ，最後に挿入していた K-wire を抜去し骨性安定性を獲得する．側面像において前方皮質骨を「解剖型」から「やや髄外型」に整復することによって bone to bone で接触し，骨折部は安定化し術翌日から荷重制限することなく歩行訓練が行える．

（福田文雄）

② 正確な整復位を獲得するためのコツ

Advance

テクニックのコツ―ポイント

・Kirschner 鋼線で subtype P（髄内型）を整復できない場合，腸骨大腿靱帯の剥離が必要となる．
・「側面 overlap 型」では spike 部分の骨切除が必要なことがある．

術直後「解剖型」に整復していたにもかかわらず，術後2週で元の「髄内型」に戻っている症例が 215 例中 31 例（14％）あるため，できれば「やや髄外型」まで整復することが望ましい．その手応えは K-wire の反

発力で判断している．K-wire を回転させ整復を行ったとき，元に戻されそうなくらい K-wire の反発が強い場合，腸骨大腿靱帯の剥離が必要である[6]．ラグスクリュー挿入部を 3 cm 程切開を広げ，そこから大腿骨前面の骨折部を指で「直指下」に確認すると，腸骨大腿靱帯が連続しており骨折部のギャップは触知できない．大腿深動脈損傷を防ぐため牽引している下肢を外旋させ，近位骨片の前方遠位部に付着している腸骨大腿靱帯を 2〜3 cm 程度ラスパトリウムで剥離する（図 9）．十分に剥離できたら指で再度確認すると，今度は骨折部のギャップを触知できる．外旋していた遠位を中間位に戻し，K-wire による Kapandji 法か，側方からエレバトリウムを骨折部に挿入し「やや髄外型」まで整復する．

しかしそれでも整復できない症例がある．筆者はこれを「側面 overlap 型」と呼んでいる．遠位骨片に spike 状の骨突出があり，腸骨大腿靱帯を剥離しても骨突出が邪魔をして整復できない（図 10）．牽引している下肢を外旋しラグスクリュー挿入部から指で spike 状の骨突出を触知し，引っ掛かりがなくなるようリュウエルでその先端を 5〜7 mm 程度切除する（図 11, 12）．ノミやエレバトリウムを用いたこともあるが，遠位骨片が粉砕するためリュウエルでの切除が望

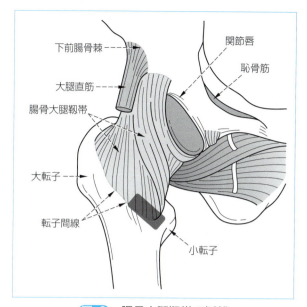

図 9　腸骨大腿靱帯の剥離
ラグスクリュー挿入部から指で「直指下」に触知し，遠位付着部を 2〜3 cm 剥離（■部）する．

ましい．大腿骨転子部骨折 248 例のうち側面像 subtype P（髄内型）の 84 症例であった．そのうち K-wire および腸骨大腿靱帯を剥離して整復できたのは 80 例であり，整復できず spike 部分の骨切除を要したものは 4 例であった[7]．

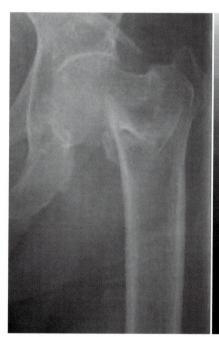
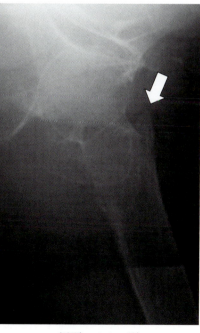
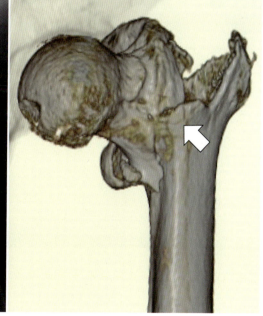

AO 分類：31-A2.1　　側面 overlap 型　　Spike 状の骨突出

図 10　側面 overlap 型

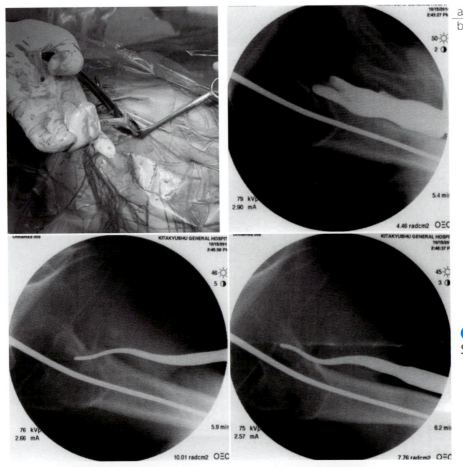

図 11 Spike 部分の骨切除
a：ラグスクリュー挿入部からリュウエルで spike 部分を切除
b：エレバトリウムを反転し髄内型を髄外型へ．

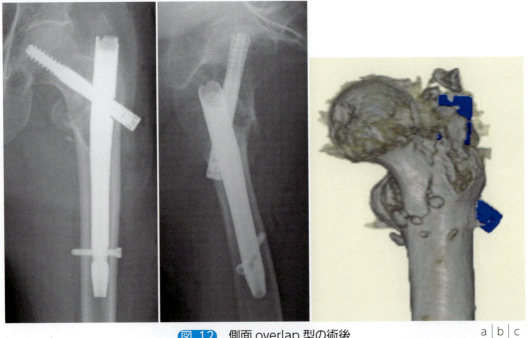

図 12 側面 overlap 型の術後
a：正面：解剖型
b：側面：髄外型
c：Spike 部分が切除されている．

まとめ

(1) 大腿骨転子部骨折の分類として AP3×ML3 分類を紹介した．従来の受傷時の形態学的骨折分類でなく，術後の「前内側皮質骨の整復位による分類」であり術後安定性を予測できる．正面像で外方型，側面像で髄内型が sliding を生じやすく避けるべき整復位である

(2) 牽引だけで整復されるか否かは受傷時の側面像によって決定される．側面像で subtype N（解剖型）は牽引だけで整復できる

(3) Subtype A（髄外型）では大腿前方からボールスパイクを用い，subtype P（髄内型）の場合は曲げた K-wire を用いて整復する．ときに腸骨大腿靱帯の剥離や spike 状に骨片切除が必要なことがある．「解剖型」から「やや髄外型」に整復することによって，前方皮質骨が bone to bone で接触し骨折部は安定化する

（福田文雄）

③ 粉砕骨折に対するヒップネイルのコツ

Advance

テクニックのコツ—ポイント

- 術前整復操作は，側面像で回旋転位を整復し，正面像で過牽引を加えて外反位とする．
- Lag screw は，頸部軸の中心に挿入する．
- Postero-lateral support の破断した症例では，他の骨折型以上に前方の整復が重要である．
- Reversed oblique type では，近位骨片の内反転位を遺残させない（外反位）．

はじめに

大腿骨転子部骨折に対する髄内釘骨接合術として，筆者は，Gamma AP nail および日本人向けに改良した Gamma APJ nail を使用し，その臨床成績を報告してきた[8)~16)]．2001年7月よりチタン製の Dyax Asiatic nail を使用し，2003年9月より Gamma 3 trochanteric nail（G3）が導入され，以後現在まで大腿骨転子部骨折に対して本インプラントを使用してきた（図 13）．G3 に代表される髄内釘骨接合術は，手術器械の改良により手術手技が簡便であること，低侵襲であること，G3 では U-ラグスクリューなどラグスクリューの大腿骨頭把持力を増すためのオプションがあることが利点であり，安定型だけでなく不安定型骨折において早期荷重が可能である．今回，臨床経験をもとに，本法の手術手技の要点と盲点について述べる．

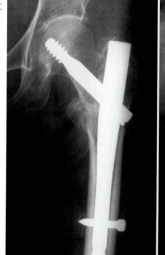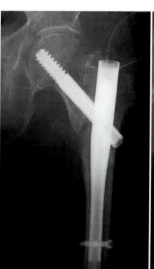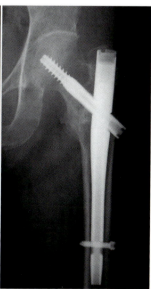

図 13 Gamma nail
a：Gamma APJ nail（1996.7～）
b：Dyax Asiatic nail（2001.7～）
c：Gamma 3 trochanteric nail（2003.9～）

表1 骨折型別によるラグスクリューのスライディング量

骨折型	症例数	平均スライディング量 (mm)
Jensen Ⅰ, Ⅱ	168	4.4 (0〜22.4)
Jensen Ⅲ	75	3.6 (0〜14.3)
Jensen Ⅳ	54	5.0 (0〜22.2)
Jensen Ⅴ	96	4.8 (0〜16.9)
Reversed oblique type	30	4.3 (0〜16.5)
	423	4.4 (0〜22.4)

表2 合併症

Postoperative Fracture related complication	自験例 (n=423)	Bojan, et al. (2010) (n=3,066)
Cut out	3例 (0.71%)	57例 (1.86%)
Infection	0例 (0%)	46例 (1.50%)
Femoral shaft fracture	2例 (0.47%)	19例 (0.62%)
Avascular head necrosis	2例 (0.47%)	17例 (0.55%)
Delayed healing/nonunion	6例 (1.42%)	41例 (1.34%)
Distal locking screw problems	1例 (0.24%)	9例 (0.29%)

※自験例のdelayed healing/nonunion症例数は,cut out症例3例を含む.

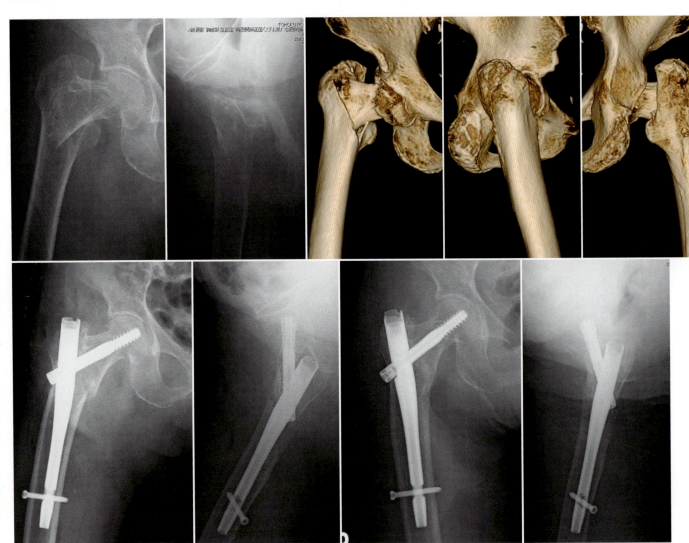

図14 症例1:受傷時年齢92歳,女性.Jensen Ⅱ型,中野分類3-part 安定型
a, b:受傷時単純X線像　　c〜e:3D-CT画像
f, g:術直後単純X線像　　h, i:術後4か月時単純X線像

臨床成績

1. 対象および方法

2003年9月〜2016年5月の間にG3を用いて骨接合術を行った大腿骨転子部骨折555例中,3か月以上追跡調査が可能であった423骨折(follow-up rate 76.2%)を対象に臨床成績を検討した.手術時年齢35〜103歳(平均82歳),男性78骨折,女性345骨折であった.受傷から手術までの期間は,0〜22日(平均8.3日),追跡調査期間は3〜12か月(平均7.1か月)であった.なお,現在は麻酔科との協力のもと,原則として当院初診時に手術を行っており,受傷から手術ま

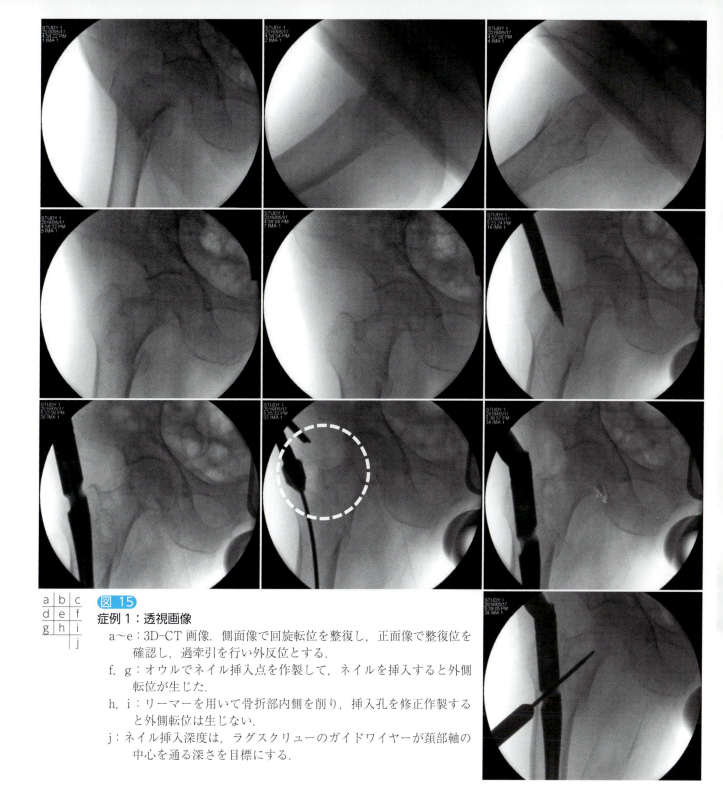

a	b	c
d	e	f
g	h	i
	j	

図 15

症例1：透視画像

a～e：3D-CT画像．側面像で回旋転位を整復し，正面像で整復位を確認し，過牽引を行い外反位とする．

f, g：オウルでネイル挿入点を作製して，ネイルを挿入すると外側転位が生じた．

h, i：リーマーを用いて骨折部内側を削り，挿入孔を修正作製すると外側転位は生じない．

j：ネイル挿入深度は，ラグスクリューのガイドワイヤーが頚部軸の中心を通る深さを目標にする．

ではほとんどの症例で3日以内に行っている．

骨折型分類は，Jensen分類[17]にreversed oblique type（以下，reversed type）を加えて行った．Jensen I・II型は168骨折，Jensen III型は75骨折，Jensen IV型は54骨折，Jensen V型は96骨折，reversed typeは30骨折であった．Reversed typeは，AO分類A3.1が6骨折，A3.2が6骨折，A3.3が18骨折であった．

検討項目は，X線評価として骨折型別のラグスクリューのスライディング量[9]を計測した．また，術後の合併症を調べCT画像評価を行い，検討した．

2. 結　果

ラグスクリューのスライディング量は，0〜22.4 mm，平均4.4 mmであった（表1）．

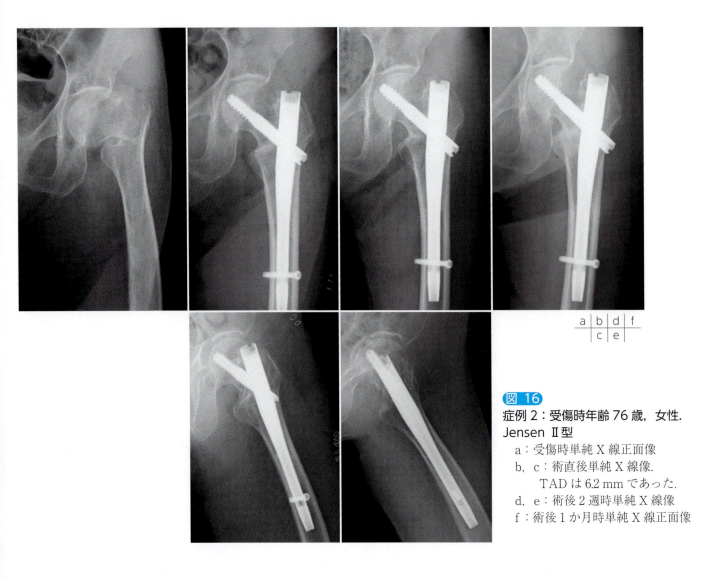

図 16
症例 2：受傷時年齢 76 歳，女性．
Jensen Ⅱ型
 a：受傷時単純 X 線正面像
 b, c：術直後単純 X 線像．
   TAD は 6.2 mm であった．
 d, e：術後 2 週時単純 X 線像
 f：術後 1 か月時単純 X 線正面像

術後合併症を表 2 に示す．Bojan ら[18]の 3,066 症例の報告と比較しても良好な成績であった．今回 cut out 症例と delayed healing/nonunion 症例，reversed type に対して考察する．

基本的手術手技

筆者は，側面像での整復位を重視し，髄外型，解剖型の整復を目標とする．以下，症例を提示して手術手技を示す．

症例 1：受傷時年齢 92 歳，女性．Jensen Ⅱ型，中野分類[19] 3-part 安定型骨折（図 14-a〜e）
受傷前，シルバーカー歩行で，施設内で転倒して受傷した（術中透視画像，図 15）．
整復操作は，まず側面像で回旋転位を整復し，正面像で整復位を確認し，過牽引を行い外反位とする．オウルでネイル挿入点を作製する．ネイル挿入時に外側転位が生じた場合は，リーマーを用いて骨折部内側を削り，挿入孔を修正作製する．ネイル挿入深度は，術後の回旋転位を予防するために，ラグスクリューのガイドワイヤーが頸部軸の中心を通る深さを目標にする．
受傷後 4 日目に G3 を用いて骨接合術を行った．術後単純 X 線像で，整復位，ラグスクリューの位置も良好である（図 14-f, g）．術翌日より，全荷重を許可した．術後 4 か月時単純 X 線像で骨癒合を認め，ラグスクリューのスライディング量は 2.5 mm であった．

合併症例の検討

1．ラグスクリューの cut out

ラグスクリューの cut out は，423 骨折中 3 骨折（0.71％）であった．全例小柄な女性で，患側は左側，大腿骨頸部基部に近い部分に骨折線がある安定型で，骨頭が回旋する骨折型であった．3 例ともに骨癒合が

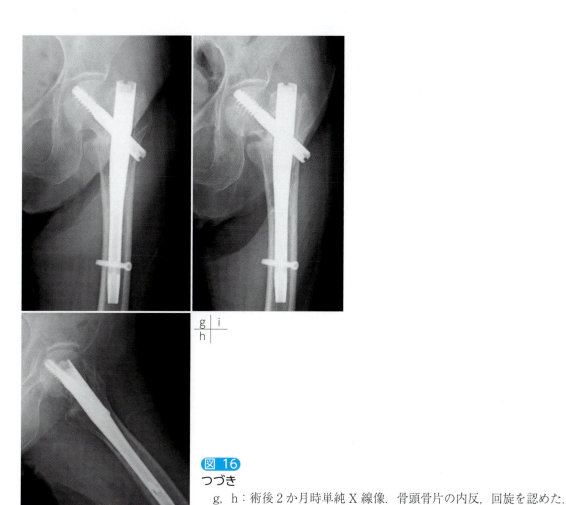

図 16 つづき
g, h：術後2か月時単純X線像．骨頭骨片の内反，回旋を認めた．
i：術後4か月時単純X線正面像．ラグスクリューのカットアウトを認めた．

遷延し，骨頭骨片の回旋が生じ，cut out に至った．この骨折型では，骨頭骨片の骨折面がネイルに接触し，骨片間の接触面積が小さいことも骨癒合遷延の原因の1つである[9]．

症例2：受傷時年齢76歳，女性．Jensen II 型（図16）

受傷前より認知症があり，屋内杖依存歩行であった．受傷後6日目にG3を用いて骨接合術を施行した．80 mm のラグスクリューを使用し，術後のTADは6.2 mmであった．術後2か月の単純X線で骨頭骨片の内反，回旋を認め免荷にて経過観察を説明したが，術後3か月時来院せず，術後4か月時ラグスクリューのcut out を認めた．ラグスクリューのスライディング量は12.5 mmであった．

大腿骨頚部基部に近い部分に骨折線がある安定型に対して本法を行う場合，側面像で髄外型の整復することが重要である．またsliding hip screw 法（SHS法）を選択することも1つの方法である．

2. Delayed healing/nonunion 症例

Delayed healing/nonunion は，423骨折中6骨折（1.42%）であった．大腿骨転子部骨折に対する髄内釘法では，どの骨折型でも側面像での整復が重要であることは前述した．しかし，筆者は髄内釘法ではJensen 分類 III, V型（posterolateral support の欠損）と後述するreversed type を不安定型と考えている．以下，症例を提示する．

症例3：受傷時年齢75歳，女性．Jensen V型，中野分類4-part 不安定型骨折（図17，18）

受傷後7日目にG3を用いて骨接合術を施行した．術後2週時のCT 画像冠状断画では，整復位は良好であるが，近位骨片とネイル間にgapがある．術後10か月時のCT 画像冠状断画では，歩行時疼痛はないが，

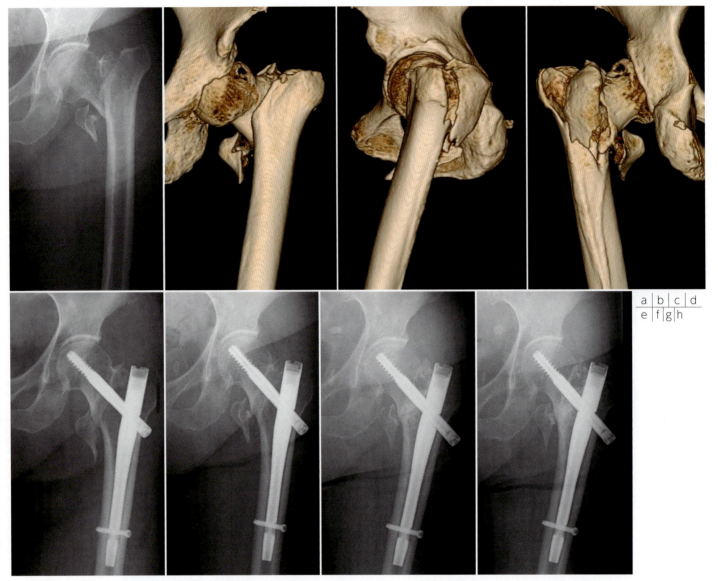

図 17 症例 3：受傷時年齢 75 歳, 女性. Jensen V型, 中野分類 4-part 不安定型骨折
　　a：受傷時単純 X 線像　　　　b〜d：3 D-CT 画像
　　e, f：術直後単純 X 線像　　　g, h：術後 12 か月時単純 X 線像

　近位骨片がネイルと衝突し, 骨折線を認める. ラグスクリューのスライディング方向である後方の骨性支持がないため, ネイルで近位骨片を維持している. 術後 24 か月時の CT 画像冠状断画で, 骨癒合は認めた. 経過中の CT 画像横断面では, 前方での整復位が不十分で, 近位骨片遠位端にネイルが緩衝している.

　骨癒合が遷延したが, 最終的に骨癒合を認め, ラグスクリューのスライディング量は, 12.0 mm であった.

症例 4：受傷時年齢 83 歳, 女性. Jensen Ⅲ型, 中野分類 3-part 不安定型骨折 (図 19, 20)

　受傷後 1 日目に G3 を用いて骨接合術を行った. 骨癒合が遷延し, 術後 6 か月時, 疼痛はないが遠位横止めスクリュー部の骨皮質肥厚とスクリューの折損を認める. ラグスクリューのスライディング量は 6.6 mm であった.

　術後 6 か月時の CT 画像冠状断, 横断面で一部骨癒合を認めるが, 骨折線の遺残を認める. 術直後の単純 X 線側面像では, 整復位は anatomical と判断できるが, posterolateral support の欠損により経過中のラグスクリューのスライディング方向が髄内型となっていた. 症例 3 と同様に, ラグスクリューのスライディング方向である後方の骨性支持がないため, ネイルで近

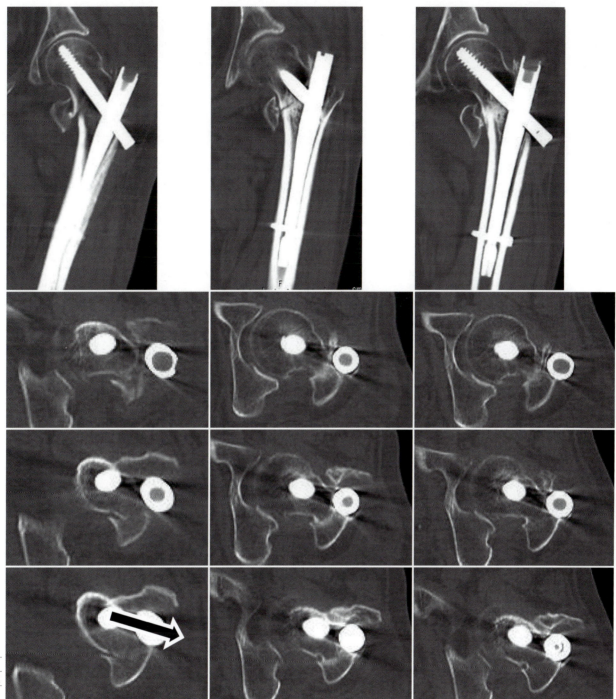

図 18 症例 3：経過中 CT 画像

a：術後 2 週時 CT 画像冠状断
b〜d：術後 10 か月時 CT 画像横断面．ラグスクリューのスライディング方向である後外側の骨性支持がない（黒矢印）．
e：術後 10 か月時 CT 画像冠状断
f〜h：術後 2 週時 CT 画像横断面
i：術後 24 か月時 CT 画像冠状断
j〜l：術後 24 か月時 CT 画像横断面

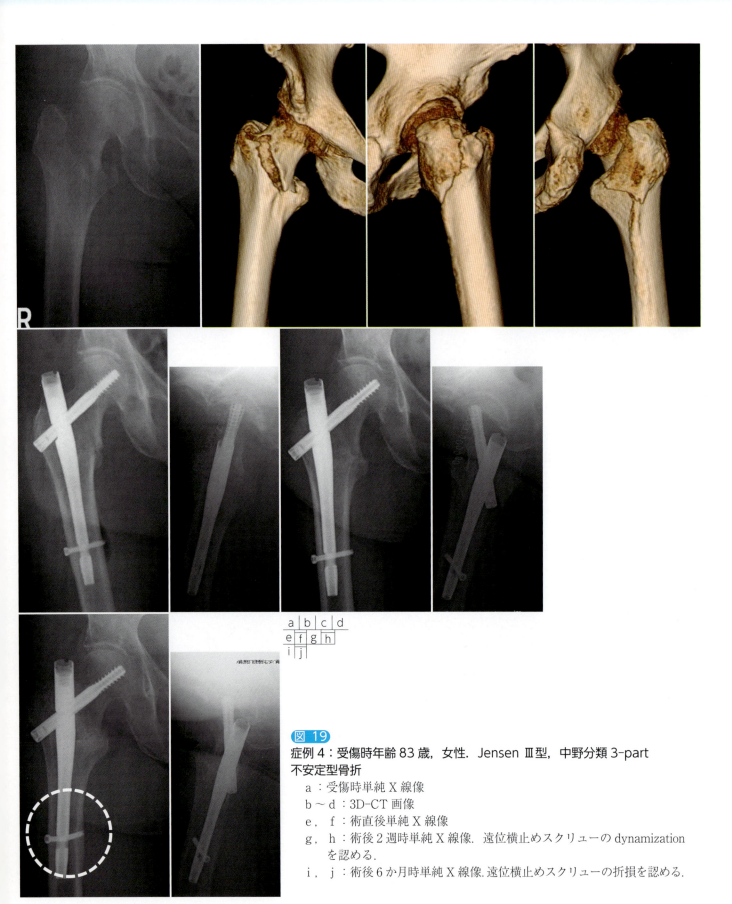

図 19

症例 4：受傷時年齢 83 歳，女性．Jensen Ⅲ型，中野分類 3-part 不安定型骨折

　a：受傷時単純 X 線像
　b～d：3D-CT 画像
　e，f：術直後単純 X 線像
　g，h：術後 2 週時単純 X 線像．遠位横止めスクリューの dynamization を認める．
　i，j：術後 6 か月時単純 X 線像．遠位横止めスクリューの折損を認める．

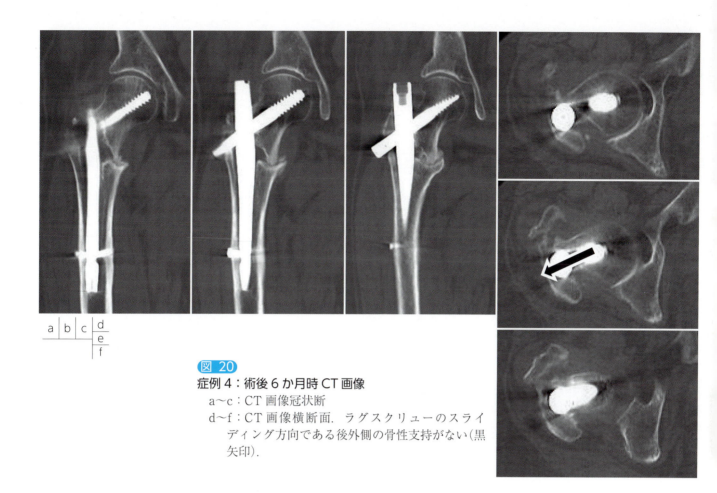

図 20
症例 4：術後 6 か月時 CT 画像
　a〜c：CT 画像冠状断
　d〜f：CT 画像横断面．ラグスクリューのスライディング方向である後外側の骨性支持がない（黒矢印）．

位骨片を維持している．

　以上の結果より，特に posterolateral support の欠損した骨折型では，側面像での前方の整復位が髄外型であることが重要となる．また，G3 ではラグスクリューのスライディングの溝はスクリューの長さに関わらず一定であり，髄腔の広い症例では，ネイル外側部のラグスクリューの突出が長ければスライディング許容量は限定される．そのために術中にラグスクリューの挿入後，コンプレッション操作を加えて骨折部の圧着をさせることが重要となる．

　Posterolateral support，posteromedial support ともに欠損した骨折型に対する筆者の整復方法を示す．

症例 5：受傷時年齢 95 歳，女性．Jensen V 型，中野分類 4-part 不安定型骨折（図 21）

　受傷後 10 日目に骨接合術を施行．遠位横止めスクリューは dynamic fixation とした（術中透視画像，図 22）．

　透視下側面像で回旋転位を整復し，正面像で牽引を加えて外反位とする．この操作で近位骨片は，多くの症例で前方に回旋あるいは突出し，髄内型は整復される．オウルで挿入点を作製し，ネイルを挿入する．このとき外反角度を調整し，ネイルの挿入深度はラグスクリューが頸部軸の中心を通る深さとする．近位骨片前方が回旋転位をする場合は，エレバトリウムを挿入し，ラグスクリューを挿入する．牽引を弛めて，コンプレッション操作を加える．回旋抵抗が強い場合は単鈍鉤で保持するか，回旋直前でコンプレッションを加える．髄外型にならない場合は，骨折部から小エレバトリウムを挿入して整復する．外反位で骨折部が開いているため，小エレバトリウムの挿入は容易である．

　術翌日より全荷重を許可した．術後 2 週の単純 X 線像で，遠位横止めスクリューの dynamization を認めた．術後 8 か月時，骨癒合が得られ，ラグスクリューのスライディング量は 3.4 mm であった．

　術後 4 か月時の CT 画像冠状断画，横断面で，前方での整復位は良好で，骨頭，頸部軸中心にラグスクリューが位置している（図 23）．ラグスクリューのスライディング方向である後方に骨性の支持が認められる．

　Posterolateral support，posteromedial support とも

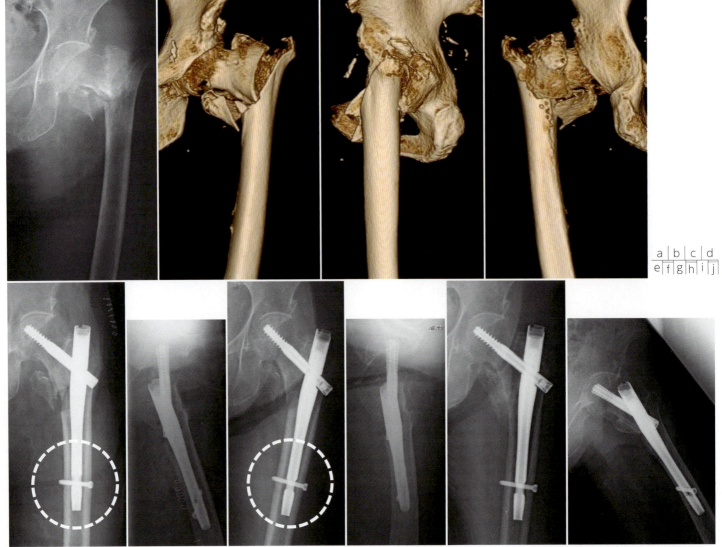

図21 症例5：受傷時年齢95歳，女性．Jensen V型，中野分類4-part不安定型骨折
a：受傷時単純X線像　　　b〜d：3D-CT画像
e，f：術直後単純X線像　　g，h：術後2週時単純X線像
i，j：術後8か月時単純X線像

に欠損した骨折型では，回旋転位を整復し，外反位とすることで近位骨片の後方への転位を整復（生田の分類[20]subtype P→subtype A），頚部骨軸中心にラグスクリューを挿入するよう努め，遠位横止めスクリューをdynamic fixationとする．

Reversed type

Reversed typeにおけるsliding hip screw（以下，SHS）の治療成績では，多くの報告者が遠位骨片のmedialisationがfailureの原因としている[21]．本邦では，生田が大腿骨転子部骨折Evans type II 28例に対するつば付きCHSの成績を検討し，骨片のより良好な整復位が得られる利点がある[22]とし，白形は，trochanteric plate（TP）を併用したsliding screw and plate system 5例の治療成績を報告し，tube plate固定前にTPをあて大転子を支点にすることで，遠位骨片を外側に引き寄せる手技の工夫を報告している[23]．

Reversed typeに対する本法の利点は，遠位骨片髄内にネイルが入るため，遠位骨片medializationを防ぐことである．筆者は，この骨折型の整復法について報告した[14)〜16)]（図24）．手術手技のポイントは，近位骨片が内反していることに注意して，挿入孔の作製し，

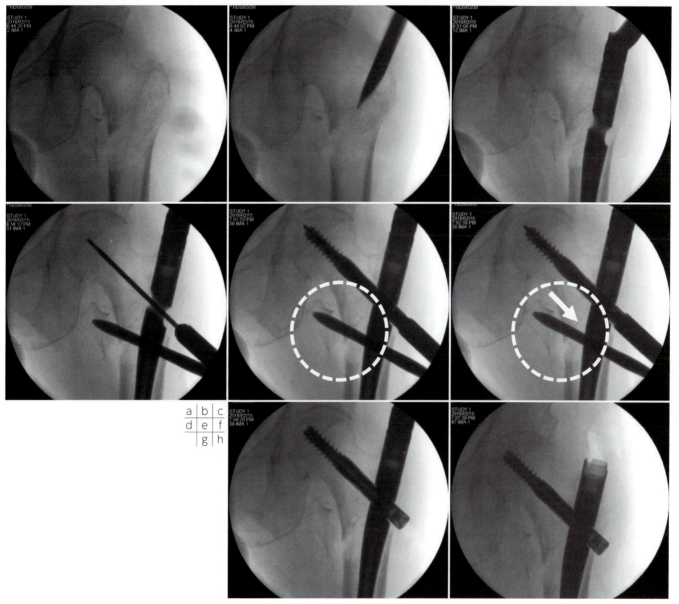

図 22 症例 5：透視画像

a：正面像で牽引を加えて外反位とする．この操作で近位骨片は，多くの症例で前方に回旋あるいは突出し，髄内型は整復される．
b：オウルで挿入点を作製
c：ネイルを挿入．このとき外反角度を調整し，ネイルの挿入深度はラグスクリューが頚部軸の中心を通る深さとする．
d, e：この症例では近位骨片前方が回旋転位をしたので，エレバトリウムを挿入し，ラグスクリューを挿入する．回旋抵抗が強い場合は，単鈍鉤で保持するか，回旋直前でコンプレッションを加える．髄外型にならない場合は，骨折部から小エレバトリウムを挿入して整復する．
f：牽引を弛めて，コンプレッション操作を加える（破線）．
g, h：ラグスクリューの骨頭内位置は良好で，頚部軸の中心に位置している．

1．大腿骨骨折に対する髄内釘固定　1)大腿骨転子部骨折　49

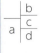
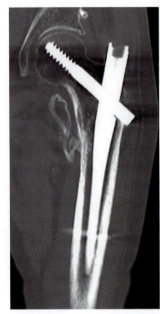
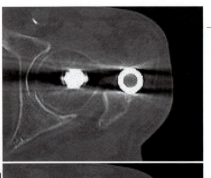
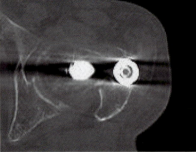
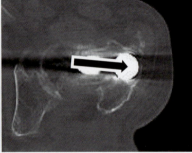

図 23 症例5：術後4か月時 CT 画像
　a：CT 画像冠状断
　b〜d：CT 画像横断面．ラグスクリューの
　　　　スライディング方向に骨性支持がある
　　　　（黒矢印）．

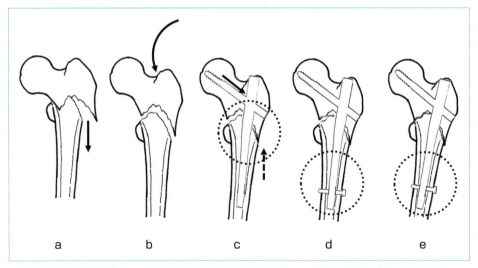

図 24　Reversed oblique type に対する閉鎖的整復方法
　a：近位骨片は内反しており，側面像で回旋転位を整復後，過牽引を加える（長線矢印）．
　b：近位骨片が内反していることを認識し，オウルで近位骨片を外反するように挿入点を決める（曲矢印）．
　c：ネイルを挿入し，頚部軸の中心に位置するようラグスクリューを挿入．牽引を弛めてコンプレッショ
　　ン操作を行うが，外側骨皮質の整復位を目安（破線の円）に牽引を弛める．
　d：遠位横止めスクリューを dynamic fixation とする（破線の円）．
　e：Dynamization により内側骨皮質が嵌入し，安定化が得られる．

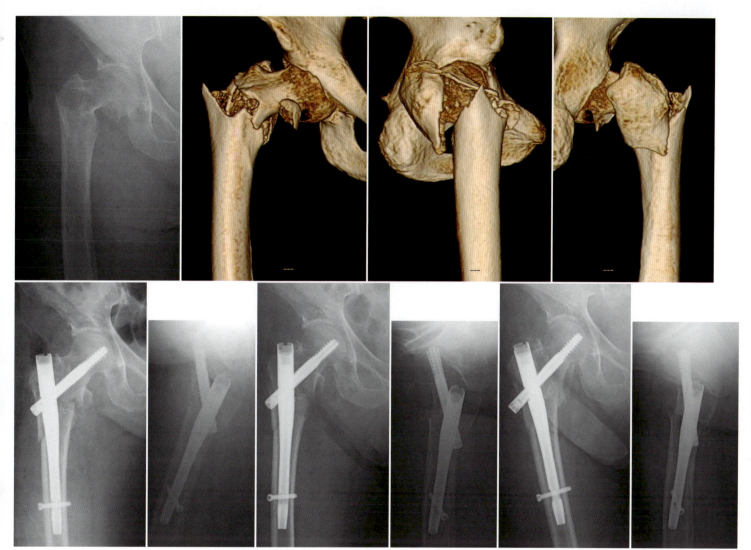

図25 症例6：受傷時年齢92歳，女性．AO分類 31-A3.3
a：受傷時単純X線像　　b〜d：3D-CT画像
e, f：術直後単純X線像　　g, h：術後2週時単純X線像
i, j：術後3か月時単純X線像

骨頭内至適位置へのラグスクリューを挿入する．A3.3の症例では，通常の転子部骨折と同様にコンプレッション操作を加えて，骨折部の圧着をさせる．外側骨皮質の整復状態を目安に牽引を弛めて，遠位横止めを dynamic fixation で行う．この結果，内側骨皮質の嵌入をさせて骨折部の安定化が得られる．

症例6：受傷時年齢92歳，女性．AO分類 31-A3.3（図25）

受傷後4日目にG3を用いて骨接合術を施行した．遠位横止め固定は，dynamic fixation とした．術後2週時に遠位横止め部の dynamization を認めた．術後3か月の調査時，受傷前の移動能力を維持しており，7.4 mm のラグスクリューのスライディングを認めた．

症例7：受傷時年齢74歳，女性．AO分類 31-A3.3（図26〜28）

受傷後7日目にG3を用いて骨接合術を施行した．前述した手順に従い整復操作を行い，挿入孔を作製した．遠位横止め固定は dynamic fixation とした．術後2週時に遠位横止め部の dynamization を認めた．術後12か月の調査時，骨癒合を認め，ラグスクリューのスライディングは2.6 mm であった．

術後12か月時のCT画像でラグスクリューは骨頭中心に位置し，内側の骨皮質は嵌入し安定化が得られている．

1. 大腿骨骨折に対する髄内釘固定　1) 大腿骨転子部骨折　51

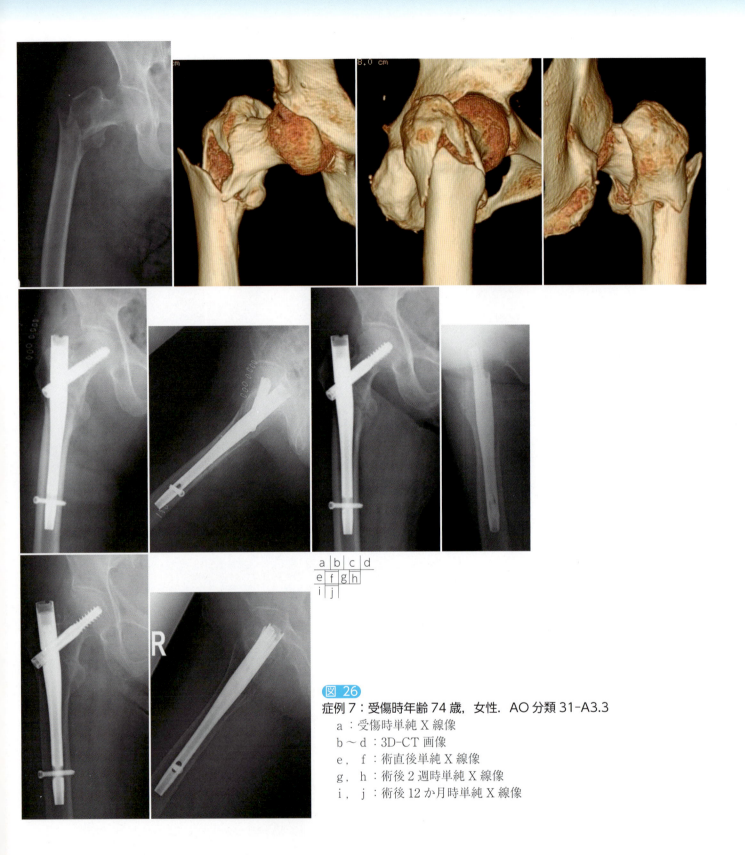

図 26

症例 7：受傷時年齢 74 歳，女性．AO 分類 31-A3.3
a：受傷時単純 X 線像
b～d：3D-CT 画像
e，f：術直後単純 X 線像
g，h：術後 2 週時単純 X 線像
i，j：術後 12 か月時単純 X 線像

症例 8：受傷時年齢 93 歳，女性．AO 分類 31-A3.3（図 29）

受傷後 7 日目に G3 を用いて骨接合術を施行した．前述した手順に従い整復操作を行い，cable wire で骨折部を固定した．

＜Reversed oblique type に対する手術のポイント＞

(1) 透視下に軸射像で，回旋転位，アライメントを整復する
(2) 整復不可である場合は open reduction とし，解剖

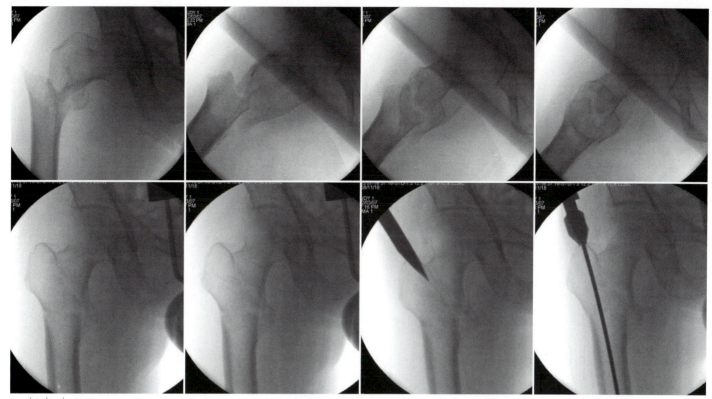

a	b	c	d
e	f	g	h

図 27　症例 7：透視画像

a〜f：側面像で回旋転位を整復して，正面像で牽引を加えて外反位とする．
g：オウルで挿入点を作製．オウルで近位骨片を外反するように挿入点を決める．
h：リーマーで挿入孔を作製

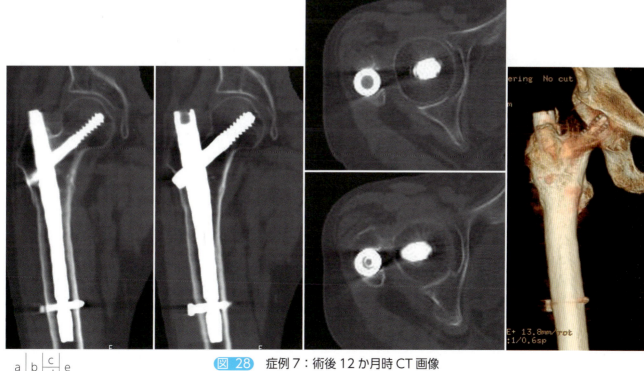

a	b	c	e
		d	

図 28　症例 7：術後 12 か月時 CT 画像

a，b：CT 画像冠状断
c，d：CT 画像横断面
e：3D-CT 画像

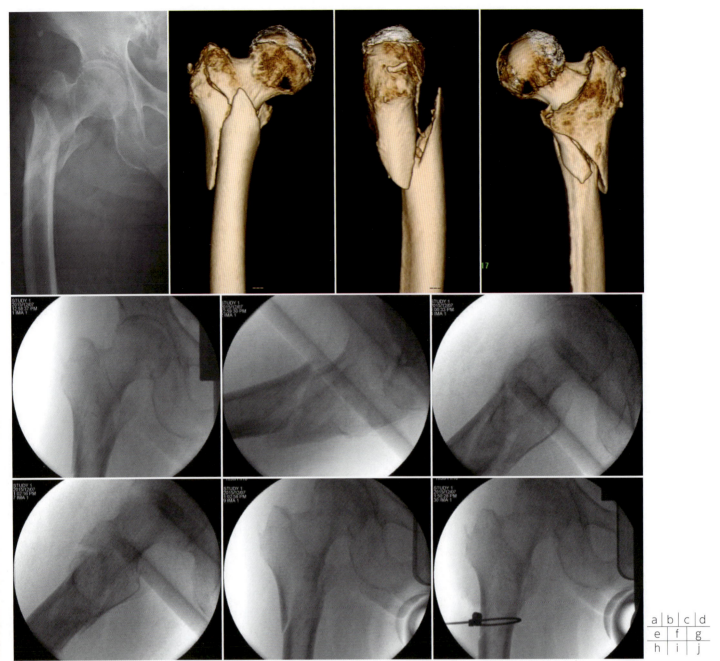

図29 症例8：受傷時年齢93歳，女性．AO分類 31-A3.3
　　　a：受傷時単純X線像
　　　b〜d：3D-CT画像
　　　e〜j：術中透視画像

学的整復位を目指す
(3) 必要に応じて整復鉗子，cable wireで整復位を保持する
(4) 近位骨片の内反を避けること，内反遺残の指標として外側の骨皮質のgapを残さない
(5) 遠位横止めスクリューはdynamic fixationとする

（井上尚美）

文　献

1) 越智龍弥ほか：大腿骨転子部骨折に対するCHS法の整復位損失について．骨折．**23**：408-411，2001．
2) 宇都宮　啓ほか：大腿骨転子部骨折の分類法．整・災外．**48**：1561-1568，2005．
3) 大隈　暁ほか：大腿骨転子部2-part骨折における整復位とtelescopeの関係．骨折．**31**：318-321，2009．
4) 生田拓也：大腿骨転子部骨折における骨折型分類に

ついて. 骨折. **24**：158-162, 2002.

5）佐藤　朗：側面像を重視した大腿骨転子部骨折の治療. 骨折. **29**：771-773, 2007.

6）福田文雄ほか：術後側面像髄内型となる大腿骨転子部骨折の受傷時骨折型. 骨折. **35**：657-660, 2013.

7）濱田大志ほか：側面 over lap 型大腿骨転子部骨折の整復法. 骨折.（投稿中）.

8）井上尚美ほか：大腿骨転子部骨折に対する Asiatic Gamma Nail の治療成績. 日本災害医学会誌. **43**：29-34, 1995.

9）井上尚美ほか：Gamma AP nailing の術後合併症―X線計測と Cutting out―. 骨折. **17**：470-475, 1995.

10）井上尚美ほか：大腿骨転子部骨折に対する Gamma AP nail の術後成績. 骨折. **19**：109-114, 1997.

11）井上尚美ほか：大腿骨転子部骨折に対する Gamma nail 法. 骨折. **20**：147-151, 1998.

12）井上尚美ほか：大腿骨転子部骨折に対するガンマネイル法―手術手技―. 整・災外. **41**：931-939, 1998.

13）井上尚美ほか：大腿骨転子部骨折に対する Gamma nail 法. 別冊整形外科. **37**：127-130, 2000.

14）井上尚美：大腿骨転子部骨折の治療―intramedullary nail 固定の利点と限界―. 整・災外. **53**：941-951,

2010.

15）井上尚美：大腿骨転子部骨折の治療―髄内釘固定術の利点と限界―. 東海関節. **3**：19-24, 2011.

16）井上尚美：四肢骨折治療における問題点と対策，大腿骨転子部骨折. 関節外科. **32**：100-110, 2013.

17）Jensen KS, et al.：Classification of the trochanteric fractures. Acta Orthop Scand. **51**：803-810, 1980.

18）Bojan AJ, et al.：3066 consecutive Gamma Nails. 12 years experience at a single centre. BMC Musculo-skelet Disord. **11**：133, 2010.

19）中野哲雄：高齢者大腿骨転子部骨折の理解と 3D-CT 分類の提案. MB Orthop. **19(5)**：39-45, 2006.

20）生田拓也：大腿骨転子部骨折における骨折型分類について. 骨折. **24**：158-162, 2002.

21）Haidukewych GJ, et al.：Reverse obliquity fractures of the intertrochanteric region of the femur. J Bone Joint Surg. **83-A**：643-650, 2001.

22）生田拓也：大腿骨転子部骨折 Evans type II に対するつば付き CHS による治療. 骨折. **30**：126-129, 2008.

23）白形陽生ほか：Sliding screw and plate system で治療した大腿骨転子間の横骨折および逆斜骨折の検討. 骨折. **30**：130-133, 2008.

Ⅱ. 新鮮骨折に対する髄内釘の実践テクニック

1 | 大腿骨骨折に対する髄内釘固定

2）大腿骨転子下骨折

Basic

テクニックのコツ―ポイント

・骨性支持を獲得した骨折部の整復が必須である．
・骨折部を整復するための様々な技法をマスターする．
・側臥位での手術をマスターすれば，偽関節を含めほとんどの症例に応用できる．

① 体位，整復法

体 位

1. 仰臥位

　牽引手術台を使用する．髄内釘挿入の邪魔にならないように患側の上肢は体の前方で固定し，上半身は軽度健側に側屈させる．そして患肢を軽度内転させておく．患肢の内転角度が大きければ髄内釘を挿入しやすいが，転子下骨折自体の転位が悪化する可能性が高くなる．骨折の転位が大きくなる場合は，髄内釘が挿入できる必要最小限の内転角にしておく．健側は股関節を屈曲し外転外旋しておく．健側の股関節や膝関節の可動域制限が強い場合は，両下肢をできるだけ揃えるように牽引台に乗せ，健側の股関節を伸展位に，患側の股関節を軽度屈曲位にしておく．また，見えやすい透視像の確保が重要になるので，術野の消毒をする前にあらかじめ正面像，軸写像，正側面像（true lateral view）が問題なく見えることを確認しておく．

2. 側臥位

　一般的な股関節の人工骨頭置換術を行うときと同じ側臥位のイメージでよいが，20°くらい仰臥位側に傾けておくとよい（透視の正面像が見えやすいため）．患者の体位保持やドレーピングも人工骨頭置換術と同様

である．術野を上から見下ろせるため視野はよく，骨折部の展開も比較的容易で，骨折部を直視下に整復しやすい．側臥位の利点は何といっても患肢を自由にコントロールできることである．牽引手術台に乗せることが困難な肥満患者には特に有効である（図1）．股関節を屈曲することで，腸腰筋による大腿骨近位部骨片の屈曲転位を容易に整復することが可能になる．また遠位骨片は，下腿を内外旋あるいは内外転させることでコントロールし，骨折部を整復する．骨折部を骨把持鉗子で仮固定する，あるいは骨折部にワイヤーをかけることも牽引手術台で行うよりもやりやすい．これは牽引による術野の制限や筋肉の過度な緊張が少なくなるためである．正確な股関節側面像を得るために，術前に健側と患側の大腿骨近位部が重ならないように，健側股関節を屈曲位にしてあらかじめ確認しておくなどの準備が重要である．股関節正面像は，透視を40～50°程度前傾させ，体を後方に少し倒すとよく見える．

整復法

　仰臥位で牽引手術台を用いた場合の整復法について述べる．これが習得できれば，側臥位での直視下に行う整復は比較的容易にできると考える．

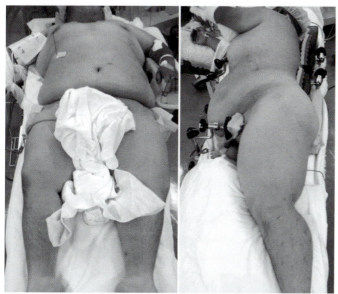

図1 23歳，男性．左大腿骨転子下骨折
a：体重 120 kg であり牽引手術台の使用を断念
b：右下側臥位での手術とした．約 20°くらい後方に倒して固定している．

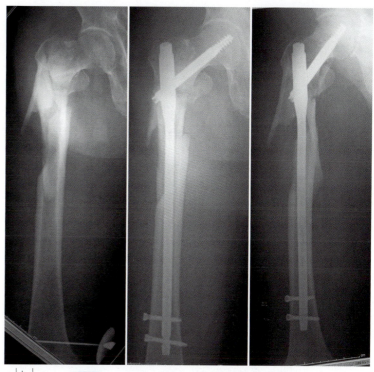

図2 64歳，男性．左大腿骨転子下骨折
a：直達牽引後の単純 X 線写真．近位骨片は内反転位している．
b，c：術直後単純 X 線写真．ただ髄内釘を挿入するだけだと近位骨片は内反位のままで，屈曲変形も残存している．

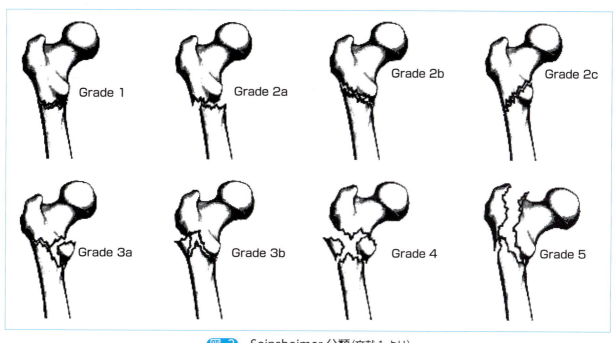

図3 Seinsheimer 分類（文献1より）

　牽引と患肢の内旋は基本である．しかし，多くの転子下骨折はこれだけでは良好な整復位が得られない（図2）．特に髄内釘は患肢を内転位にしなければならないため，間接的な牽引や回旋による整復だけでは良好な整復位を得ることが難しい．ここでは具体的な整復方法を，症例を呈示しながら述べていく．

1．大腿骨骨折に対する髄内釘固定　2）大腿骨転子下骨折　57

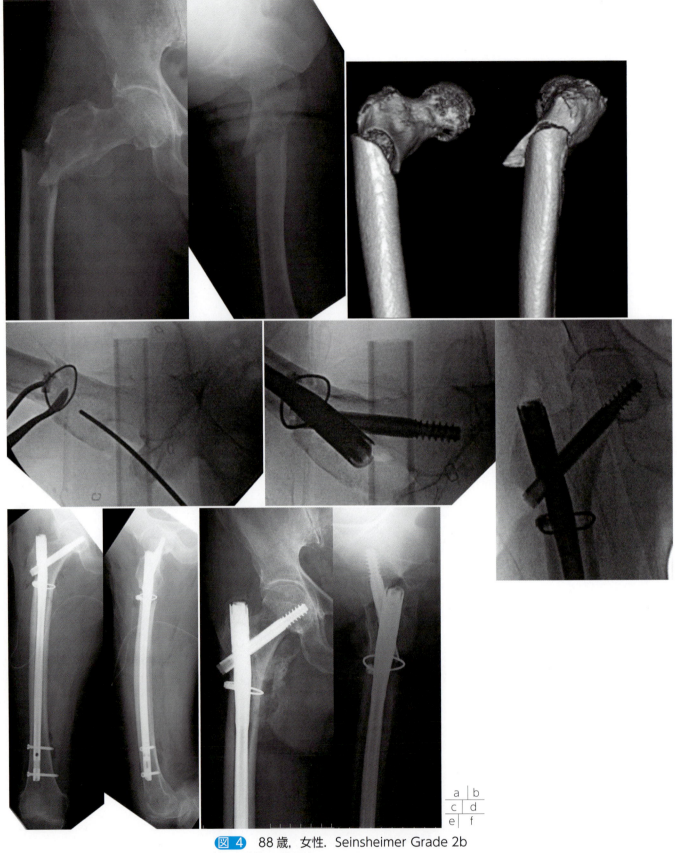

図4 88歳，女性．Seinsheimer Grade 2b
a：受傷時単純X線写真
b：受傷時3D-CT
c：ワイヤーで骨折部を整復しガイドピンを挿入している．
d：髄内釘挿入後の骨折部の状態．整復位は良好である．
e：術後単純X線写真
f：術後4か月単純X線写真．順調に骨癒合を獲得した．

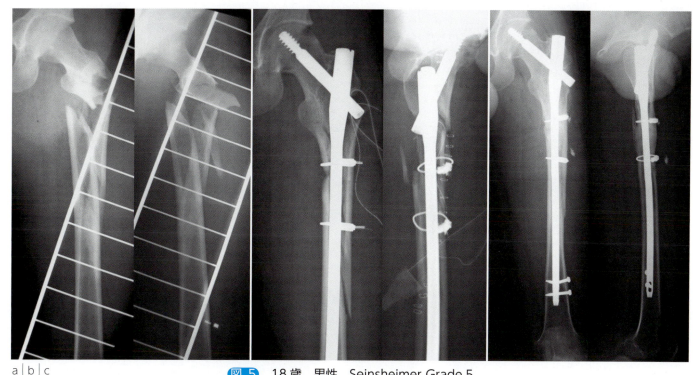

図5 18歳，男性．Seinsheimer Grade 5
a：受傷後単純X線写真
b：術直後単純X線写真．2本のケーブルワイヤーを使用した．
c：術後2年単純X線写真．アライメント変化なく良好な骨癒合が得られた．

1. ワイヤーで骨折部を整復し仮固定する

Seinsheimer分類（図3）[1] Grade 2b，cでは，特に有用である．患肢は外転位でワイヤーを用いて骨折部を仮固定したのち，その整復位を保ちながら内転位にする．短斜骨折であればワイヤー1本で十分であり（図4），長斜骨折になれば2本巻くと安定する（図5）．外側広筋の大腿骨粗線に付着する部分をモスキート鉗子などであらかじめ貫通させ，パッサーを通す．このとき大腿深動脈損傷を生じないように，パッサーの先端を大腿骨に押し当てながら通していかなければならない．ワイヤーを締結できる骨折型であれば，使用しやすい非常に有用な方法といえる[2]．生体力学試験においても，ワイヤリングの効果は立証されている[3]．

2. ロングケリーを用いて大腿骨近位部骨片をコントロールして整復位を得る[4]

低侵襲かつ簡便であり大変有用である[5]．その手技を紹介する．小転子レベルの大腿骨軸の高さで尖刃により小さな皮膚切開を置き，大腿筋膜張筋も切開する．ロングケリーの先を大腿骨前面に当てながら小転子まで挿入する．そこでロングケリーの持ち手を腹側に持ち上げると，屈曲外旋している大腿骨近位骨片が伸展内旋し骨折部が整復される．髄内釘の正しいエントリーポイントを作製することが容易になる（図6）．本法の成功のコツは，大腿筋膜張筋の切開を最小限にとどめ，ロングケリーによってこの支点となる筋膜の緊張をできる限り温存することである．注意点として，軟部組織の緊張が高くない高齢者では本法の効果が得られ難いことや，小転子が骨折している症例では使えないことが挙げられる．

3. 骨把持鉗子，スタイマンピン，プッシャーなどで直接大腿骨近位部骨片をコントロールし，整復位を獲得する[6][7]

近位骨片が骨把持鉗子で持てるほど大きく単純な骨折型（螺旋骨折[8]など）であれば整復は比較的容易である．近位骨片が内反している場合は，近位骨片の外側をプッシャーで押して整復するのが最も簡単である．またSeinsheimer Grade 3aや4などの小転子が骨折し骨折部の粉砕が強い症例には，4～5mm程度のスタイ

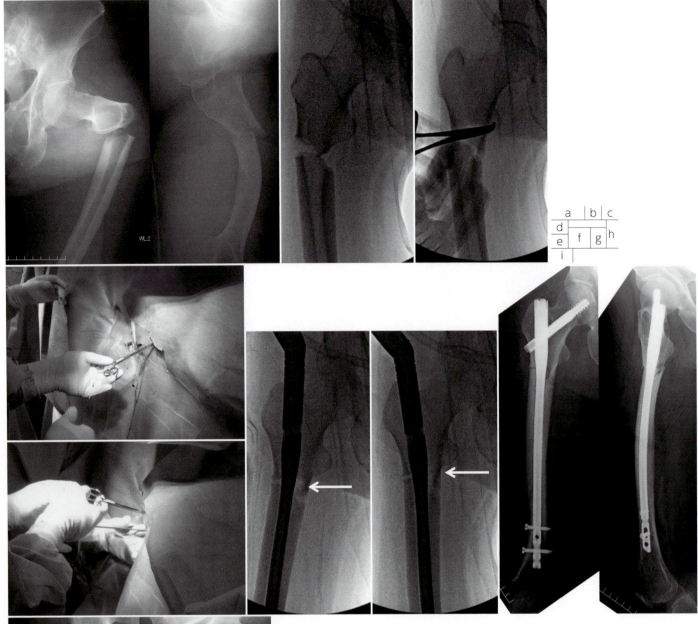
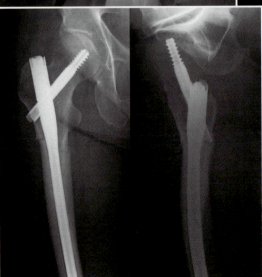

図 6

73歳，女性．Seinsheimer Grade 2b

a：受傷時単純X線写真
b：術中下肢牽引時の透視画像．近位骨片は屈曲外旋している．
c：ロングケリー鉗子を持ち上げ近位骨片を整復した．小転子の大きさと，大転子頂部の見え方に注目
d：ロングケリーを小転子まで挿入したところ
e：ロングケリーを持ち上げ近位骨片を整復し，ガイドピンを挿入した．
f：髄内釘挿入後の透視画像．骨折部にギャップが残っている(矢印)．
g：牽引力を緩め，足底から軸方向に圧をかけた．骨折部のギャップがなくなっている(矢印)．
h：術後単純X線写真
i：術後2か月単純X線写真．骨癒合は進行しており，この後順調に骨癒合した．

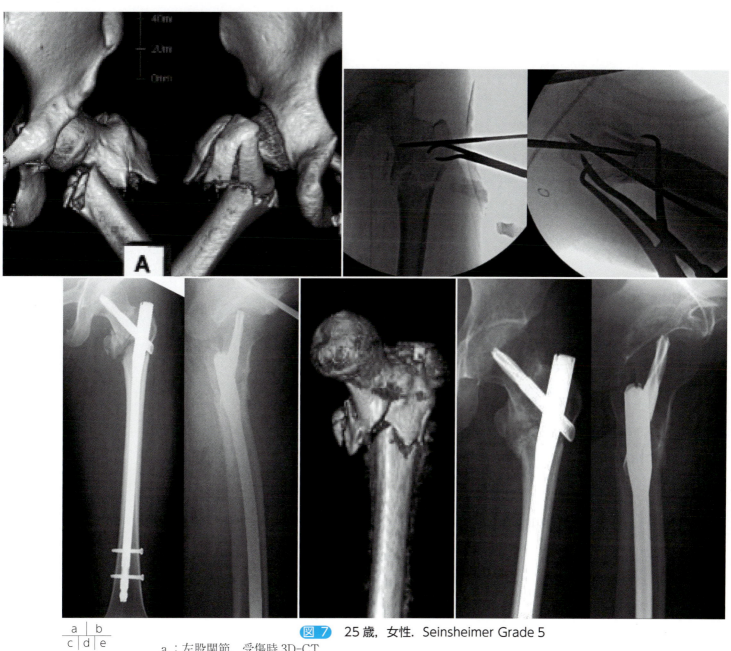

図7 25歳，女性．Seinsheimer Grade 5
a：左股関節．受傷時 3D-CT
b：術中透視画像．ポイント骨把持鉗子で大転子部の骨折を整復．4 mm スタイマンピンを近位骨片に刺入し，骨把持鉗子とスタイマンピンをコントロールして整復位を獲得した．
c：術後単純 X 線写真
d：術後 3D-CT
e：術後5か月単純 X 線写真．アライメントの変化なしに骨癒合は順調に得られ，独歩となった．

マンピンを近位骨片に直接刺してコントロールする（図7）．大腿骨転子下骨折に対する髄内釘手術が成功するために最も重要な点は，良好な整復位の獲得である．大腿骨頚基部骨折，転子間骨折，転子下骨折を比較した生体力学的研究では，インプラントへの負荷は転子下骨折が最大であるが，骨折部を安定化させればインプラントへの負荷は同等であったという報告もあり，良好な整復による骨性支持がいかに重要であるかが理解できる．

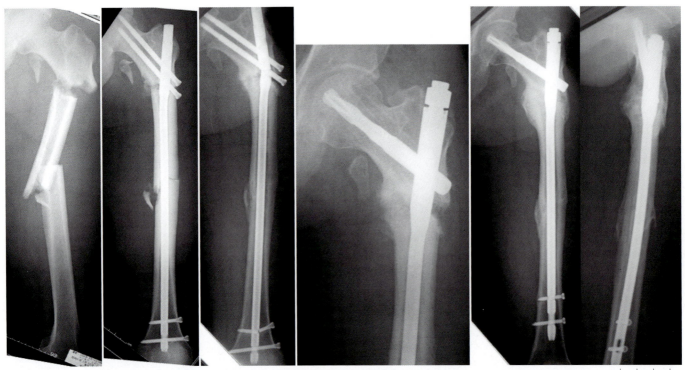

図 8 40 歳，男性．転子下骨折としては Seinsheimer Grade 3a

a：受傷時単純 X 線写真
b：術後単純 X 線写真．髄内釘のエントリーポイントは大転子頂部の外側にあり，近位骨片は内反している．
c：術後 1 年単純 X 線写真．疼痛増悪し来院．転子下骨折偽関節と髄内釘の折損を認める．
d：偽関節術後単純 X 線写真．初回手術で用いた髄内釘とは異なる頚体角のインプラントを選択した．本症例の内反位は修正不要と判断したため，偽関節部の新鮮化は行っていない．
e：偽関節手術後 9 か月単純 X 線写真．順調に骨癒合が得られた．

② ピットフォールとその対策

　大腿骨転子下骨折に対する髄内釘手術の最大の問題は，整復不良のまま固定することである．この整復不良は偽関節の原因となり，結果的には再骨折やインプラント折損などを生じてしまう．整復位獲得のコツについては前述したテクニックを症例に応じて使いこなせるようにすることが重要である．

　さらに良好な整復位を獲得するために重要なこととして，髄内釘の正しいエントリーポイントの選択がある．これはすべての髄内釘手術に当てはまることであるが，髄内釘はそれを挿入すること自体で骨折部のアライメントが確保されるため，非常に重要視すべきことである．例えば，エントリーポイントが外側に作製された場合，近位骨片は内反位となり整復不良をもたらす（図2，8）．そして結局は近位骨片が時間経過とともに内反し，偽関節やインプラント折損を生じてし

まう．よって，エントリーポイントが大転子頂部より外側になることは避けなければならない．また，エントリーポイントが後方になりすぎた場合，ラグスクリューは頚部の中心を通らず，骨頭の前方に挿入されやすい．これも結局はアライメント不良や近位骨片の固定性不良につながる．髄内釘の最適なエントリーポイントの理解は非常に重要なことである．

　偽関節やインプラント折損を生じた場合の対策は，その原因を究明することが第一である[9]．原因の多くはアライメント不良であるが，近位骨片の固定性が悪い場合や骨性支持が十分に得られていない場合もある．再手術法として，まず第一選択は髄内釘による再固定術を考える[10]．このとき注意すべきことは，新しく使用する髄内釘の頚体角，近位径，ラグスクリュー径と形状などを調べておき，近位骨片に対する固定性

を上げることである（図8）．ラグスクリューを挿入する前に，骨頭内への骨セメントなどによる人工骨の補填を検討してもよい．許容できないほどのアライメント不良が存在する場合，髄内釘による再手術ではアライメントの修正が困難な場合が多く，そのときにはプレート固定[9]や人工股関節置換術などを考慮すべきである．本骨折の偽関節治療は難渋することが多い．つまり偽関節治療の最大の治療は，初回手術で骨癒合を獲得し偽関節を作らないことである．

（松村福広）

文　献

1) Seinsheimer F：Subtrochanteric fracture of the femur. J Bone Joint Surg. **60-A**：300-306, 1978.
2) Hoskins W, et al.：Subtrochanteric fracture：The effect of cerclage wire on fracture reduction and outcome. Injury. **46**：1992-1995, 2015.
3) Muller T, et al.：The benefit of wire cerclage stabilization of the medial hinge in intramedullary nailing for the treatment of subtrochanteric femoral fractures：a biomechanical study. Int Orthop. **35**：1237-1243, 2011.
4) Park J, et al.：Correction of malalignment in proximal femoral nailing-Reduction technique of displaced proximal fragment. Injury. **41**：634-638, 2010.
5) 松村福広：大腿骨転子下骨折．MB Orthop. **26(11)**：63-71，2013.
6) Beingessner DM, et al.：Open reduction and intramedullary stabilization of subtrochanteric femur fractures：A retrospective study of 56 cases. Injury. **44**：1910-1915, 2013.
7) Mingo-Robinet J, et al.：Minimally invasive clamp-assisted reduction and cephalomedullary nailing without cerclage cables for subtrochanteric femur fractures in the elderly：Surgical technique and results. Injury. **46**：1036-1041, 2015.
8) Yoon YC, et al.：The pointed clamp reduction technique for subtrochanteric fractures：A technical note. Injury. **45**：1000-1005, 2014.
9) 松村福広：大腿骨転子部・転子下偽関節の治療戦略．別冊整形外科．**57**：203-208，2010.
10) Antonio B, et al.：The treatment of subtrochanteric nonunions with the long Gamma nail：Twenty-Six patients with a minimum 2-year follow-up. J Orthop Trauma. **18(6)**：346-353, 2004.

II. 新鮮骨折に対する髄内釘の実践テクニック

1 | 大腿骨骨折に対する髄内釘固定

3）大腿骨骨幹部骨折

Basic & Advance

テクニックのコツ—ポイント

・骨折型に最も適切なタイプの髄内釘を選択すること.
・高エネルギー外傷症例では頚部骨折合併を念頭に置いて術前 CT 検査を行う.
・リーミングは過小，過度にならず適度に，かつできるだけ大径の髄内釘を挿入する.
・転子下骨折型の非定型大腿骨骨折は整復と強固な固定が重要．骨幹部骨折型は逆行性髄内釘を少し捻って挿入する.

順行性髄内釘の基本手技

1. 体 位

通常，牽引ベッドを用いて仰臥位で行うが，非常に太った患者や，反転している大きな第三骨片がある場合は，側臥位で牽引ベッドを用いない場合もある．反対側の下肢は上下にずらすシザー・スタイルか，膝を軽度屈曲位として，遠位横止めスクリュー刺入時，健側がイメージの邪魔にならないようにする（図1）.

2. 消毒とドレーピング

大腿骨軸と皮膚切開部をマーキング後，患肢大腿部を消毒して滅菌カーテンドレープを用いるか，滅菌シーツを当てる（図2-a, b）.

3. 皮膚切開

大転子中枢部，上前腸骨棘から垂線と大腿骨軸延長線が交差する部位に約2〜3 cm の切開を加える．大腿筋膜を切開して大殿筋を鈍的に割り大転子先端に達する（図2-c）.

4. エントリーポイント

通常，大腿骨骨軸に一致した梨状窩から刺入するが，髄内釘の機種によっては近位部に外反が付いていて，侵襲の少ない大転子先端，または大転子外側からの刺入となる[1]．前後像で梨状窩，大転子先端，大転子外側の3通りある．中枢側からみると梨状窩は大転子の内側やや下方に位置し，大転子先端および大転子外側は大転子の前方1/3に位置する[2]．ただし，梨状窩のやや前方から刺入すると頚部骨折を生じる恐れがあるため注意を要する[3][4]（図3）．大転子先端を指で触れ確認したら，オウルまたはガイドピンを先端に一致させ挿入して開窓する．オウルは先端が滑ることもあるのでガイドピンを刺入したほうが確実である（図4）.

5. 整復・リーミング

開窓部からガイドワイヤーを骨折部まで挿入する．徒手的に転位を整復してガイドワイヤーを遠位骨幹部髄腔に通し，大腿骨顆部まで挿入する．整復できない場合は，ガイドワイヤーの先端を少し曲げて，方向を変えるようにして遠位骨幹部髄腔に挿入する．よく切れるフレキシブルリーマーを用いて，使用髄内釘径の1.5 mm 増しまでリーミングする.

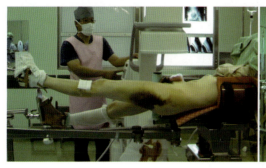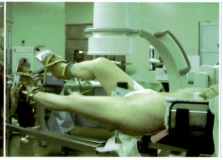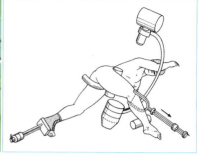

仰臥位　　　　　　　　　　　　　　側臥位

図1 順行性髄内釘の体位

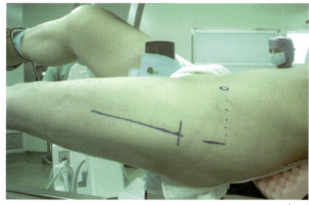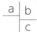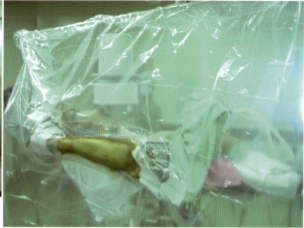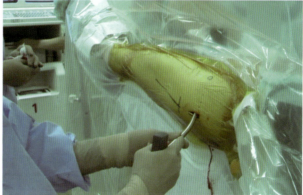

図2
消毒とドレーピング，皮膚切開
a：マーキング
b：ドレーピング
c：皮膚切開しオウルで開窓

一般に成人大腿骨では最低でも 11 mm 径の髄内釘を挿入することが推薦される．しかし，若い成人，特に女性では極めて髄腔が狭いことがあり，細い髄内釘しか入らないように思われる場合がある．この場合でも注意深くゆっくりリーミングして，最低 10 mm 径の髄内釘までは入れるようにしたほうがよい（図5）．

6. 髄内釘挿入

髄内釘をデバイスにセットしてハンマーで叩きながら少しずつ挿入する．特に骨折部を通過するときは，できるだけ遠位骨幹部を整復して注意深く進める．

7. 回旋，短縮調整

髄内釘挿入後，近位側の小転子が半分出た状態と遠位の膝蓋骨が正中に来るように回旋を調整する（図6）．粉砕骨折の場合は，術前に健側の骨長を計測しておく．

逆行性髄内釘の基本手技

1. 体　位

仰臥位で行う．膝の下に枕を入れ約 30° 膝屈曲位とする．滅菌ターニケットが使用可能で，近位ロッキングスクリュー刺入を考慮して骨幹部中央に設置する．ターニケットで骨折の整復が得られることもある[5]．

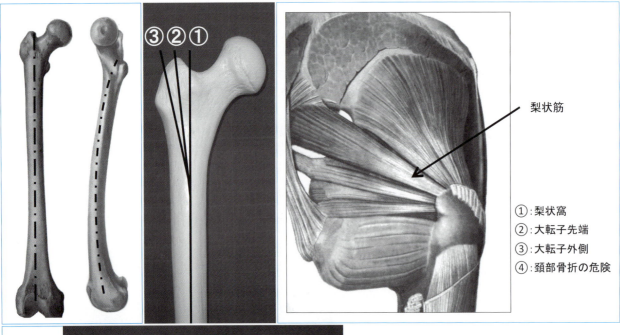

図3 エントリーポイント

①:梨状窩
②:大転子先端
③:大転子外側
④:頚部骨折の危険

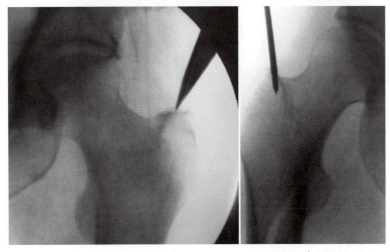

a. オウルによる開窓
b. ガイドピン刺入による開窓

図4 オウル，またはガイドピンによる開窓

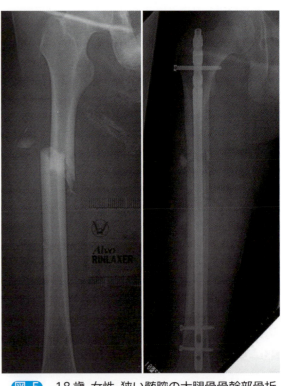

図5 18歳, 女性. 狭い髄腔の大腿骨骨幹部骨折
a：髄腔は計測上 8 mm
b：リーミング後 10 mm を挿入

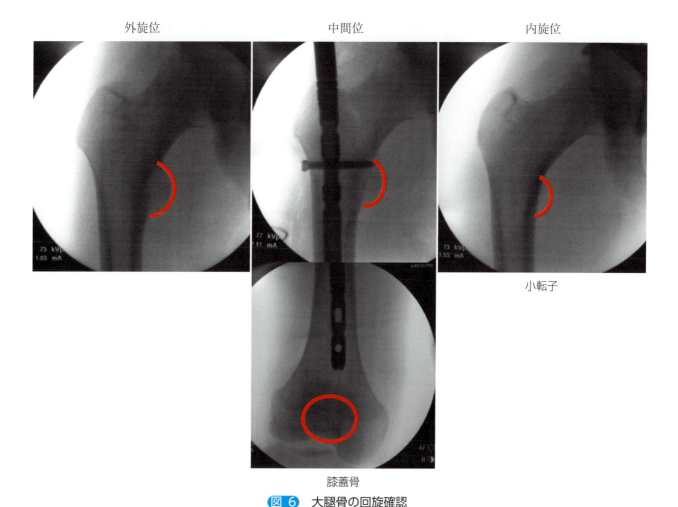

外旋位　　　中間位　　　内旋位

小転子

膝蓋骨

図6　大腿骨の回旋確認

2. 消毒とドレーピング

患肢を鼠径部まで消毒してストッキネットを被せたのち，滅菌シーツまたは下肢用シーツを掛ける．

3. 皮膚切開

膝蓋靱帯の直上に約3cmの皮膚切開を加える．膝蓋靱帯を正中で切開して関節内に達する．

4. エントリーポイント

透視下に前後像で顆間部中央，1.2cm前方で，側面像でBlumensaat's lineの先端にガイドピンを合わせ刺入する(図7)．

分節骨折に対する髄内釘固定

1. 整復法・リーミング

AO分類42-C2タイプの骨折の場合は，分節骨片は周囲軟部組織と大腿骨粗線につく筋膜によって固定されているため，リーミング時もさほど回転，転位する ことはない．通常通り，髄腔最大径の1.5mm増しまでリーミングする．

2. 髄内釘固定のコツ

分節骨折を通常に髄内釘固定すると，近位または遠位骨折部が骨癒合遷延や偽関節になる可能性が高い．髄内釘挿入後，コンプレッションを加え骨折部に圧迫をかけておくことが重要である[6](図8)．

粉砕骨折に対する髄内釘固定

1. 整復法

粉砕骨折の多くは牽引によってほぼ整復される．骨片間が2cmまでなら骨片を整復することなく骨癒合する可能性がある．ただ，骨片が反転していたり，筋肉を貫通して垂直に立っていたりする骨片は整復する必要がある．大腿部に小切開を加え，反転した骨片を徒手的，またはエレバやスタイマンピンなどを用いて整復する．整復後，安定性が得られたらワイヤリング

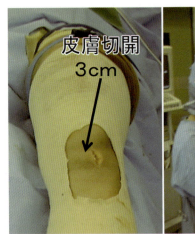
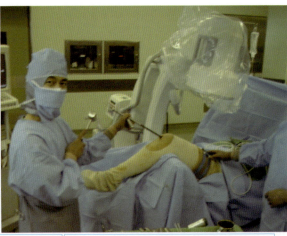
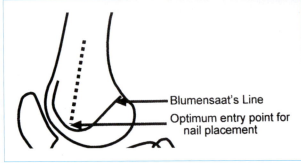
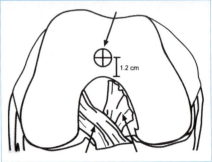
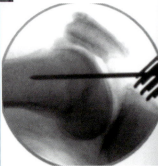

図7 体位とエントリーポイント

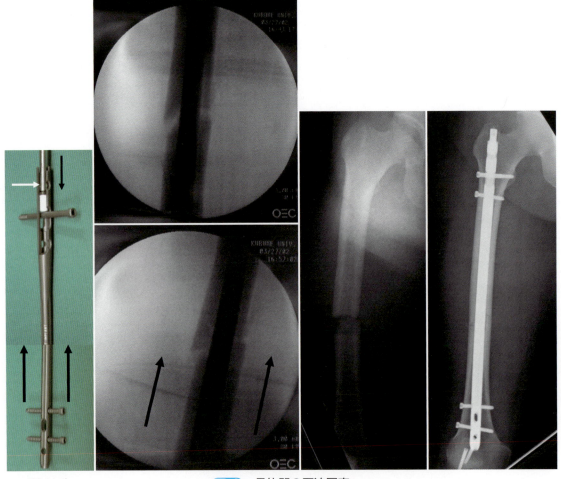

T2 Nail
(日本ストライカー社)

図8 骨片間の圧迫固定

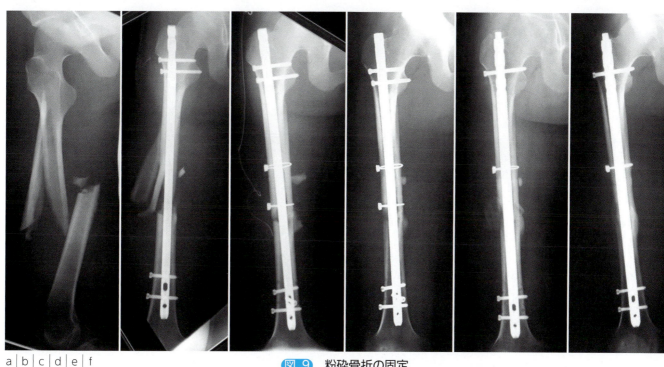

a｜b｜c｜d｜e｜f

図 9 粉砕骨折の固定
a：大きな第三骨片と転位を伴う大腿骨骨幹部骨折
b：髄内釘挿入するも骨片整復不可能
c：局所展開して整復，ワイヤリングにて固定
d：術後8か月，遠位骨幹部偽関節となる．
e：Exchange nailing＋chipping
f：術後4か月で骨癒合する．

の必要性はないが，もし骨片の整復が得られないときは観血的に展開して整復しワイヤリングをする(図9).

同側頸部骨折合併症例に対する髄内釘固定

高エネルギー外傷による大腿骨骨幹部骨折の場合，2.5～6.0％に頸部骨折を合併する危険がある．26～59％は全く転位がないか軽度転位しかないため，初診時単純X線では骨折が診断できず，術中イメージで見つかることもある．このような症例では初診時CTにて頸部骨折の有無を確認しておく必要がある[7]．また，術中に判明したときでも対応できるように髄内釘はリコンタイプを準備しておく．もし，リコンタイプ髄内釘が準備できないときは，髄内釘の前方，後方に沿ってcannulated cancellous screw（以下，CCS）を2本刺入するか，逆行性髄内釘を挿入して頸部はcompression hip screw（以下，CHS）か，少し短めの髄内釘にしてCCS 3本を刺入して固定する（図10）．頸部に転位

がある場合は，頸部骨折を先に整復・固定したあと髄内釘を挿入する．

非定型骨折の治療

骨幹部の非定型骨折は，多くの症例が外側弯曲を伴っていることが多い．弯曲がない場合は順行性髄内釘固定で問題ないが，骨皮質髄腔側が肥厚して狭くなっているため，大きな径の髄内釘を挿入することが難しいように思われるが，しっかりリーミングして大きい径の髄内釘を挿入する必要がある．弯曲がある場合はインプラントの選択が難しくなる．ロッキングプレートを選択すると，骨折部内側骨皮質に間隙を残し不安定になり，プレートの折損や，骨癒合してもインプラント周辺骨折をきたしたりする可能性がある（図11）．また，順行性髄内釘は骨幹部が外側に弯曲しているため，挿入に伴い近位刺入部外側に亀裂を生じたり，遠位顆部外側に偏ったり，骨折部内側骨皮質に間隙を残したりして，遷延癒合や偽関節になる可能性がある

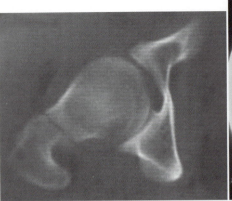
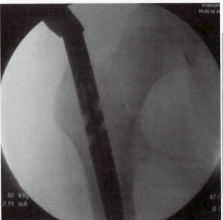
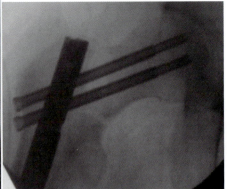
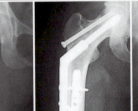
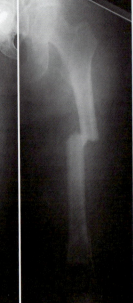
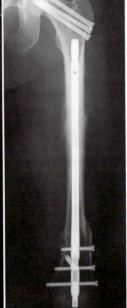

図10 同側頚部骨折合併症例に対する髄内釘固定
- a：術前CTで頚部骨折判明
- b：イメージ透視下にリコンタイプ髄内釘挿入
- c：近位ロッキングスクリュー刺入
- d：48歳，女性．頚部骨折と骨幹部骨折
- e：逆行性髄内釘とCHS＋CCS
- f：56歳，女性．頚部骨折と分節状骨幹部骨折
- g：逆行性髄内釘とCCS

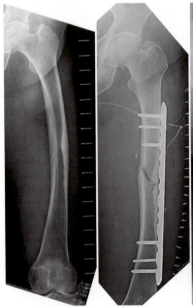
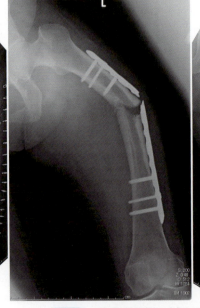
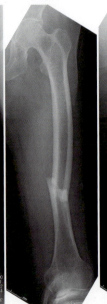
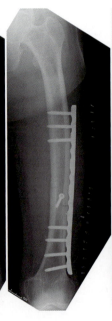
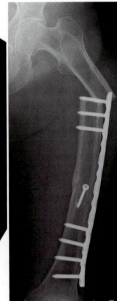

図11 非定型骨折に対するプレート固定
- a：72歳，女性．ビスフォスフォネート（以下，BP）剤2年，YAM値：59％，著明な外側弯曲
- b：ロッキングプレートにて固定
- c：術後3か月，プレート折損
- d：76歳，女性．BP剤3年，YAM値：64％
- e：ロッキングプレートにて固定
- f：術後2年，近位部で骨折

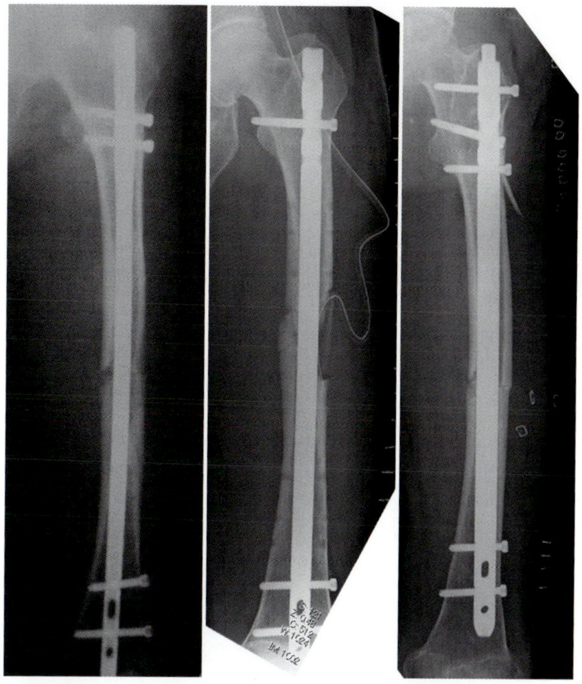

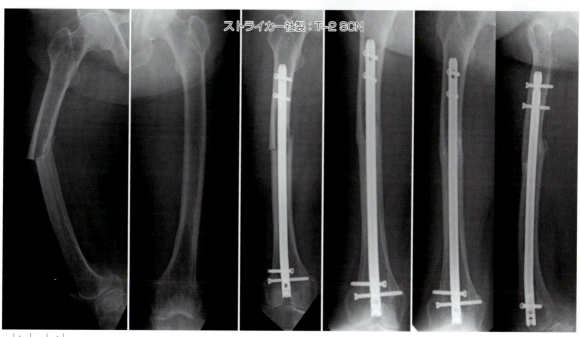

図12 順行性髄内釘固定の問題
a：外側弯曲に順行性髄内釘を挿入したため，内側に間隙を生じる．
b：外側弯曲に順行性髄内釘を挿入するため，外側を骨切りする．
c：外側弯曲に順行性髄内釘を無理矢理挿入したため，近位刺入部の外側に亀裂を生じ，釘先端も外側に偏位する．

図13 逆行性髄内釘固定
a：70歳，女性．BP剤5年．受傷時
b：健側にも著明な外側弯曲がみられる．
c：髄内釘を約40°回旋して逆行性に挿入する．
d：術後3か月，仮骨形成を認める．
e：術後1年の前後像と側面像．完全に骨癒合

（図12）．骨折部を展開して矯正骨切りを加え，プレートまたは髄内釘で固定することは侵襲も大きくなり，荷重アライメントも狂い頸部か膝関節に負担がかかるようになる．弯曲がある場合は逆行性髄内釘固定が最もよい適応になる．逆行性に髄内釘を挿入するとき，髄内釘を30～40°回旋して挿入することによって，外

側弯曲に沿って挿入される．遠位ロッキングスク
リューも各メーカーの機種によっては2〜3本刺入可
能で，最も侵襲が少なくアライメントも損なわないで
固定ができる（図13）．

（白濱正博）

文　献

1) Ostrum R, et al.：A crinical analysis of the eccentric stating point for trochanteric intramedullary femoral nailing. J Orhtop Trauma. **19**：681-685, 2005.
2) Ansari Moein C, et al.：Functional outcome after antegrade femoral nailing. A comparison of trochanteric fossa versus tip of greater trochanter entry point. J Orthop Trauma. **25**(**4**)：196-201, 2011.
3) Miller SD, et al.：The effecof theentry hole for an intramedullary nail on thestrength of the proximal femur. J Bone Joint Surg. **75-B**：202-206, 1993.
4) Simonian PT, et al.：Iatrogenic fractures of the femoral neck during closed nailing of the femoral shaft. J Bone Joint Surg. **76-B**：293-296, 1994.
5) 白濱正博ほか：多発外傷を伴う大腿骨骨幹部骨折に対する逆行性髄内釘による治療経験．整形外科．**52**：1381-1384，2001.
6) 白濱正博：長管骨骨幹部骨折に対する軸圧負荷機能をもつ髄内釘による治療．整形外科．**55**：1410-1413, 2004.
7) Tornetta PIII, et al.：Diagnosis of femoral neck fractures in patients with a femoral shaft fracture. Improvement with a standard protocol. J Bone Joint Surg. **89**(**1**)：39-43, 2007.

Ⅱ. 新鮮骨折に対する髄内釘の実践テクニック

1 大腿骨骨折に対する髄内釘固定

4)Infra-isthmal fracture に対する髄内釘固定

① Infra-isthmal fracture のピットフォール

Advance

テクニックのコツ―ポイント

・骨折レベル，骨折型に応じたインプラント選択（順行性髄内釘も選択肢の1つだが要工夫）
・遠位骨片の固定性をいかに高めるかが重要
・偽関節手術の治療オプションを複数習得する．

はじめに

髄内釘固定法は大腿骨骨幹部骨折に対する gold standard treatment として確立されており，その偽関節率も低率とされてきた（0.8～2％）[1)2)]．近年では第四世代ともいわれる新世代髄内釘の開発や手術手技の改良により，骨幹端骨折はもとより関節内骨折の一部に対しても，その適応は拡大されてきている．しかしながら近年の報告では偽関節率の上昇（6.3～12.5％）を示す報告もあり[3)4)]，高齢人口の増加による stovepipe canal 症例の増加や重症骨粗鬆症など固定困難症例の増加，さらには髄腔拡大部への適応拡大による固定力低下や技術的誤りが原因として考えられている[5)～7)]．

これら原因のなかで髄腔拡大部への髄内釘適応拡大について，特に髄腔峡部（isthmus）より遠位の大腿骨骨幹部骨折は infra-isthmal fracture と呼ばれ，治療に際し注意が必要である（図1-a）．まず infra-isthmal fracture のピットフォールについて述べ，② のパートでは手術手技の実際とコツについて解説する．

歴史的背景，文献的考察

さて，近年注目が高まっている infra-isthmal frac-

ture であるが，その名称ならびに概念は決して新しいものではなく，横止め髄内釘のまだ普及していない時代の論文にもその治療困難さとともに記されている[8)]（図1-b）．1977年，Reis らは遠位骨片の髄腔径と同サイズへのリーミングは不可能であるため，横止めもなく発条性に依存するいわゆるキュンチャー原法による髄内釘固定では回旋固定性が得られないと述べ，その解決策としては，髄内釘との干渉を避けるような位置に設置する追加プレート固定（augmentative plating）と圧迫プレート固定を示した（図2）．実に約40年前より本骨折の存在と治療困難は認識されていたといえる．

以降，大腿骨骨幹部骨折新鮮症例群の一部分を担う，あるいは大腿骨骨幹部骨折偽関節症例群の一部分に組み込まれるなどして各々で検討がなされてきた．前者における本骨折の占める比率については，横止め髄内釘の開発に端をなし，さらには横止め位置の遠位化と多方向挿入などの髄内釘の進歩に伴って増加してきた．現在では髄内釘の適応は髄腔峡部から髄腔拡大部，さらには骨端部まで拡がりをみせているといえるが，前述したように新鮮例に占める本骨折の比率の高まりこそが，初回手術における治療困難例を増加させ，遷延癒合や偽関節など合併症発生率上昇の一因と

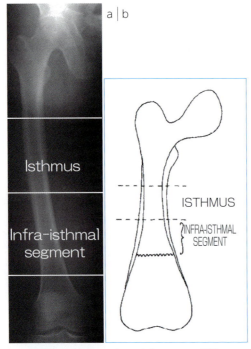

図1 Infra-isthmal fracture 部位
a：Infra-isthmal segment
b：Reis らの文献に示された図（文献8より引用）

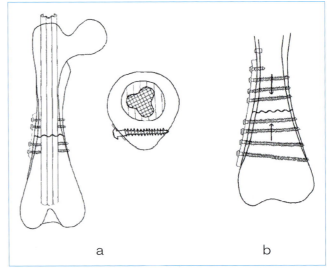

図2 Reis らの文献に示された固定法
a：髄内釘 + augmentative plating
b：圧迫プレート

なっていると考えられる．Watanabe らは35例の大腿骨骨幹部骨折偽関節を70例のコントロール群と比較した case control study において，多変量ロジスティック解析による偽関節のリスク因子は，1）横止めスクリュー折損，2）dynamization，3）短い遠位骨片（すなわち infra-isthmal fracture），4）開放骨折，と報告し，infra-isthmal fracture が大腿骨骨幹部骨折に対する髄内釘後偽関節のリスク因子であることを示した[5]．

また，大腿骨骨幹部骨折偽関節治療に関しては，様々な部位の遷延癒合・癒合不全に対する exchange nailing の review のなかで Brinker らが述べている[9]．彼らによると exchange nailing は大腿骨骨折非感染性偽関節（特に髄腔峡部発生で粉砕のないもの）に対して優れた治療手段であるが，粉砕骨折の偽関節と大腿遠位骨幹部の偽関節に対する exchange nailing 単独での治療は癒合率の低さより，現時点では推奨しないとした．また，Park らは大腿骨髄腔拡大部での偽関節の治療に関連して，大腿骨骨幹部の骨折線（AO/OTA 32に相当）が近位髄腔拡大部に存在するものを supra-isthmal nonunion として，supra-isthmal と infra-isthmal を併せた non-isthmal nonunion の治療成績を報告した[10]．彼らは，これら non-isthmal 領域では偽関節が発生しやすく，それら偽関節の治療も工夫が必要であると述べ，初回手術の髄内釘にはそのまま手を加えることなく骨折部に追加プレートと骨移植を行う augmentative plating の有用性と良好な治療成績を報告した．

このように infra-isthmal fracture の概念と治療上の技術的困難が認識され，その手術手技向上に向けた取り組みがなされるようになってきているのが現況である．

Infra-isthmal fracture の診断・治療における留意点

1．診断，骨折型

単純骨折においては，髄腔峡部より以遠で大腿骨遠位部骨折（AO 分類 33-）に属さない領域の骨幹部骨折と infra-isthmal fracture を定義できる（図 1-a）．しかしながら，楔状の第三骨片を有する症例や粉砕骨折症例，さらには stovepipe canal 症例で髄腔峡部での固定性が得られない症例などの場合は，たとえ中央部であっても infra-isthmal fracture と同様のピットフォールを有することに留意する必要がある（図 3）．

図 3
Infra-isthmal fractureと同様のピットフォールを有する骨折型：71歳, 男性. AO/OTA, 32-B1.

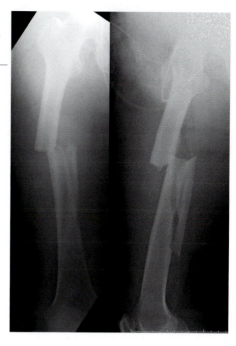

2. インプラント選択

髄内釘がinfra-isthmal fractureの第一選択となるが, いかにして骨折部の安定性を高めるかが重要で, 特に遠位部骨片の固定性向上が鍵である. このような観点からは, 逆行性髄内釘のほうが有利と考えられるが, 近年の順行性髄内釘のデザインと手術手技の進歩により, 順行性髄内釘による治療も可能である. ②のパートで述べるが, いずれを選択するにしてもそれぞれの方法の利点・注意点をよく理解し, 年齢, 髄腔形状などの患者要因も考慮したうえで, 適切な使用インプラントを選択する必要がある.

3. 手術手技全般

Infra-isthmal fractureで偽関節, 再手術にいたった2症例の経過を示す（図4, 5）. 初回手術直後のX線写真を参照頂き（図4-b, 図5-b）, 偽関節になった原因をよく考えてみて頂きたい.

初回手術で固定性や治療成績に影響を及ぼすと考えられる要因として, 以下のものが挙げられる.

(1) 髄内釘の長さ（遠位骨片の深度）←順行性の場合
(2) 髄内釘径
(3) 遠位骨片の横止め本数
(4) 骨折部整復位
(5) 主骨片間のgap

原因を1つだけに絞り込むことはできないかと考えるが, これら要因のうち複数要因が不良となり, 積み重なれば積み重なるほど遷延癒合, 偽関節になる可能性が高まっていくものと考えられる. 例えば症例1の術直後X線写真をみて感じるのは"ちょっと短い", "ちょっと細い", "（遠位横止めが）ちょっと少ない", "ちょっとgap残存"という感想である（図4-b）. これら複数要因がそれぞれに影響を及ぼし合って積み重なり, 骨折部と遠位骨片の不安定性が増すことによって偽関節にいたるものと考えられる.

順行性, 逆行性いずれを選択するにしても, 近位骨片の固定を確実なものにする意義も含め, 適切な径のネイル選択を行い, 順行性においては遠位骨片の固定性の向上のため適切な長さかつ多数本・多方向の横止め固定可能な機種選択が重要である.

逆行性髄内釘においては, 遠位骨片の固定性は順行性に比べてより向上させることができ有用であるが, やはり適切な髄内釘の径を選択することや, 髄腔峡部より近位に十分に挿入すること, 良好な整復位獲得が重要である. 特に横骨折において, apposition不良とgap残存は逆行性といえども偽関節にいたるため（症例2, 図5-a〜c）, 良好な整復位獲得の達成と, 症例によってはblocking screwによる固定力向上などを考慮する必要がある.

4. 偽関節手術について

現時点では偽関節にいたったinfra-isthmal fractureに対するexchange nailing単独での治療は安定した成績が得られていないため推奨されていない. 治療方法としては, 以下の選択肢が考えられる.

(1) exchange nailing＋骨移植（症例1, 図4-d）
(2) 髄内釘抜釘→圧迫プレート固定＋骨移植
(3) augmentative plating＋骨移植/chipping technique（症例2, 図5-d）
(4) （dynamization）

これら選択肢のなかで, (1)と(2)についてはいずれも抜釘と骨移植が必要で侵襲が大きくなるうえにgapをなくす確実な圧迫固定手技が必須である. 初回インプラントの折損リスクがある場合や, 萎縮性偽関節の

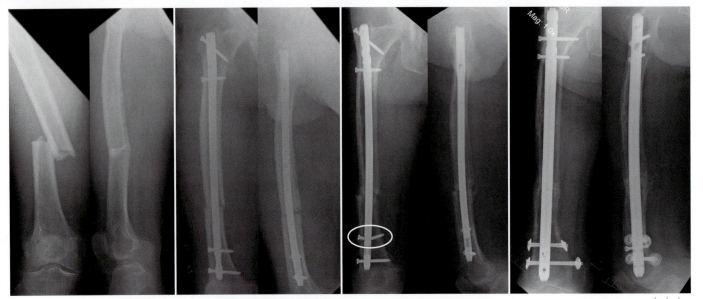

図4 症例1：80歳，女性．AO/OTA 分類 32-A3

a：受傷時
b：初回手術直後（DePuy-Synthes® A2FN 使用：髄内釘径 11 mm，髄内釘長 340 mm，遠位横止め2本）
c：初回手術後5か月（遠位横止め折損）
d：再手術後4か月
（Stryker® T2 使用：髄内釘径 14 mm，髄内釘長 360 mm，遠位横止め3本，顆部ワッシャー併用）

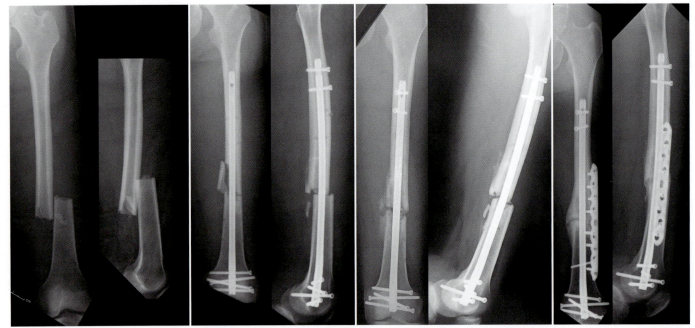

図5 症例2：38歳，男性．AO/OTA 分類 32-B2

a：受傷時
b：初回手術直後（Stryker® T2 SCN 使用：髄内釘径 10 mm，髄内釘長 320 mm）
c：初回手術後5か月
d：再手術後 10 か月
（DePuy-Synthes® narrow LCP 使用し augmentative plating＋chipping technique）

場合など，より確実な固定力向上ならびに骨形成能の賦活化が求められるような症例が適応になると考えられる（症例1，図4-c, d）．(1)における再手術時の髄内釘選択は最低 1 mm 以上，できれば 2 mm 以上の径増大と，前述した点に留意した遠位骨片固定力向上も必須である．順行性髄内釘から逆行性髄内釘への exchange nailing＋骨移植も選択肢と考えられるが，侵襲はやはり大きい．

仮骨形成が認められる肥厚型偽関節など，あと少しの安定性向上により癒合が期待されるような症例では，初回髄内釘をそのままとしてプレートを追加するaugmentative platingにて良好な成績が得られる（症例2，図5-d）．プレート追加により回旋固定力が向上し，ロッキングプレートの導入によりunicortical固定での固定力も向上した．骨移植を併用する報告が多いが，plate対側の内側からの骨癒合が認められるため，chipping technique[12]やdecorticationのみの処置でも十分な症例が多く存在すると考えている．

（4）について，大多数の症例ではdynamizationにより不安定性が増長されるためdynamizationが適応となる症例は非常に少なく，むしろ禁忌であると考えたほうがよい．

② Infra-isthmal fractureを上手に固定するコツ

Basic

テクニックのコツ―ポイント
・より長く，より太い髄内釘で，より多くあちこちから横止めが打てる髄内釘選択．
・Blocking screw（Poller screw）やblocker pinテクニックに精通しよう！

機種選択・適応

初回手術における筆者らの機種選択，適応について述べると，順行性髄内釘は機種改良によりinfra-isthmal fractureに使用可能なものが増えてきたが，遠位骨片の固定性獲得に不安の残る高齢者などでは慎重適応と考える．高齢者では逆行性髄内釘を第一選択としている．逆に青壮年においては膝関節切開，関節軟骨に対する長期的影響を考慮し，まず順行性髄内釘を第一選択としており，多発外傷例や両側大腿骨骨折例などでは逆行性髄内釘を選択肢として考慮する（図5：症例2は両側例であった）．

Infra-isthmal fractureを手術する際，偽関節に陥らないための順行性髄内釘，逆行性髄内釘それぞれの実際の手術における注意点について以下に述べる．

順行性髄内釘

順行性髄内釘でinfra-isthmal fractureを治療する際，遠位骨片においては髄内釘と皮質骨のコンタクトを得るのは理論上不可能である．そのような状態では髄内釘の深度が大きく固定性に影響を与えるため[11]，より厳密な髄内釘長選択が重要である．具体的には先端が顆上部を越えて顆部領域まで達するような長さの髄内釘を選択するよう心掛ける．

1．リーミング，整復，髄内釘挿入

術中透視画像でガイドワイヤー先端も正面，側面とも中心で，なおかつ軟骨下骨の海綿骨近くまで十分深く挿入し，ガイドワイヤーの位置が変わらないよう留意しながら十分深い位置までリーミングを行う（図6）．使用する髄内釘径は近位骨片の固定を確実なものにす

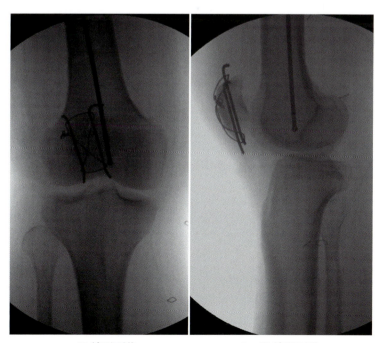

a．X線正面像　　　b．X線側面像

図6　ガイドワイヤーの挿入
正面，側面像ともに中央で顆部遠位までしっかり挿入する．

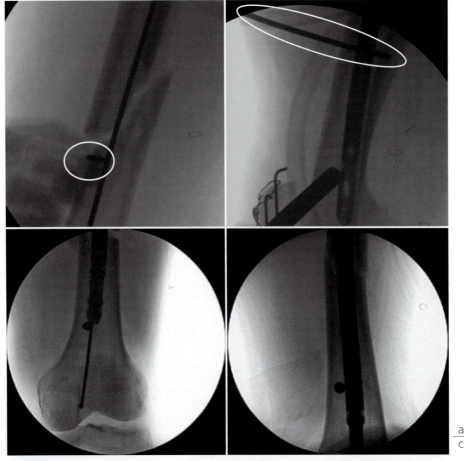

図7 順行性髄内釘：Blocker pin と blocking screw による整復テクニック
a：Blocker pin（X線正面像）　　　b：Blocker pin（X線側面像）
c：Blocking screw（髄内釘挿入中）　d：Blocking screw（髄内釘挿入後）

る意義も含め，髄腔峡部に一致する（皮質内側が適度に削れる程度）ものを選択する．

　骨折部の整復テクニックとしては骨鉗子やワイヤリングによる小切開整復に加え，blocking screw（Poller screw）や blocker pin テクニックに精通する必要がある[13]〜[15]．骨折部が大きく転位し，リーミング時ならびに髄内釘挿入時により正確な整復位を保持したい場合には，ガイドワイヤー挿入時から転位を防ぐ方向に blocking screw や blocker pin を挿入する（図7）．冠状面での内外側方向に加え矢状面で前後方向の転位の整復を行うこともある（図7-a, b）．Screw を用いるか pin（K-wire）を用いるかについては，それぞれ利点と欠点がある．Screw は一発勝負で打ち直しが容易でない反面，うまくいけば骨折部の固定力を向上させることができる[13][14]（図7-c, d）．Pin では打ち直しが容易で微調整ができる点は利点であるが，最終的には除去するため骨折部の固定性を高めるものとはなり得な

い[15]．筆者らはそれぞれの利点を生かすよう，整復からネイル挿入，横止め挿入までは pin にて行い，固定性を最終チェックしたあとに，まだ固定性に不安が残るとか，固定力を高める処置を行ったほうがよいと判断した際に blocking screw を挿入することとしている．

2. 遠位横止め

　遠位横止めを挿入可能な限り挿入する．最遠位に前後方向のロッキングホールがある機種では，膝蓋骨が邪魔になり挿入不能なこともある（それぐらい遠位まで髄内釘を挿入するべきということである）．遠位横止めに関しては，最低3本以上必要で，かつ多方向（できれば1本が前後方向）が必要条件であり，さらには顆部ワッシャーの選択が可能，あるいは横止めのロッキング機構があるなどの選択肢があればさらに望ましいと考えている．

　また，横骨折に対しては遠位横止めのあとに骨折部

に圧迫をかけるバックストライクなどのテクニックや，compression 機能を有する機種ではその機能を活用するなど，gap をなくし apposition を良好にすることを心がける．

逆行性髄内釘

手術手技の詳細は"大腿骨顆部・顆上骨折に対する髄内釘固定"について書かれる次項(p.80〜)に譲るが，逆行性髄内釘でもインプラント間で遠位骨片の固定力には雲泥の差があることを銘記すべきである．遠位骨片内に入るスクリューの本数と位置の確認，多方向挿入可能な機種であるかどうか，顆部ワッシャーなどのオプションの有無，ロッキング機構の有無などにつき術前に十分な情報を得，自身が使う機種が十分な遠位骨片の固定性を獲得できるか否かにつき検討しておく必要がある．

アライメント不良や整復不良が偽関節の主因であるため良好な整復位獲得が重要であり，そのためには骨鉗子やワイヤリングによる小切開整復に加え，joy stick technique や前述した blocking screw，blocker pin などの整復手技に精通する必要がある(図8)．選択すべき髄内釘長に関しては長く太いものを選択するが，固定力の担保や self-centering effect を考慮して，isthmus を越え小転子下縁付近に届くものを選択するようにしている．

（野田知之）

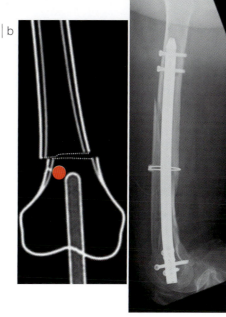

図 8 逆行性髄内釘：整復テクニック
 a：Blocking screw
 b：小切開からの wiring

文 献

1) Winquist RA, et al.：Closed intramedullary nailing of femoral fractures. A report of five hundred and twenty cases. J Bone Joint Surg Am. **66-A**：529-539, 1984.
2) Brumback RJ：The rationales of interlocking nailing of the femur, tibia, and humerus. Clin Orthop Relat Res. **324**：292-320, 1996.
3) Wolinsky PR, et al.：Reamed intramedullary nailing of the femur：551 cases. J Trauma. **46**：392-399, 1999.
4) Pihlajamaki HK, et al.：The treatment of nonunions following intramedullary nailing of femoral shaft fractures. J Orthop Trauma. **16**：394-402, 2002.
5) Watanabe Y, et al.：Infra-isthmal fracture is a risk factor for nonunion after femoral nailing：a case-control study. J Orthop Sci. **18**：76-80, 2013.
6) 寺田忠司ほか：大腿骨 infra-isthmal fracture に対する順行性髄内釘の治療成績と問題点．骨折．**35**：138-141, 2013.
7) 野田知之：特別講演：下肢長管骨骨折に対する髄内釘治療アップデート．J Tohkai Orthop Society Traumat. **28**：9-14, 2015.
8) Reis ND, Hirschberg E：The infra-isthmal fracture of the shaft of the femur. Injury. **9**：8-16, 1977.
9) Brinker MR, O'Connor DP：Exchange nailing of ununited fractures. J Bone Joint Surg Am. **89-A**：177-188, 2007.
10) Park J, et al.：The treatment of nonisthmal femoral shaft nonunions with IM nail exchange versus augmentation plating. J Orthop Trauma. **24**：89-94, 2010.
11) Huang SC, et al.：Increasing nail-cortical contact to increase fixation stability and decrease implant strain in antegrade locked nailing of distal femoral fractures：a biomechanical study. J Trauma. **66(2)**：436-442, 2009.
12) Matsushita T, Watanabe Y：Chipping and lengthening technique for delayed unions and nonunions with shortening or bone loss. J Orthop Trauma. **21(6)**：404-406, 2007.
13) Donald G, Seligson D：Treatment of tibial shaft fractures by percutaneous Küntscher nailing. Technical difficulties and a review of 50 consecutive cases. Clin Orthop Relat Res. **178**：64-73, 1983.
14) Krettek C, et al.：Unreamed intramedullary nailing of femoral shaft fractures：operative technique and early clinical experience with the standard locking option. Injury. **27**：233-254, 1996.
15) 神田章男ほか：髄内釘固定の整復補助における Kirschner wire を使用した blocker pin の有用性．骨折．**29**：603-607, 2007.

Ⅱ. 新鮮骨折に対する髄内釘の実践テクニック

1 | 大腿骨骨折に対する髄内釘固定

5）大腿骨顆部・顆上骨折に対する髄内釘固定

① 何に注意してどんなインプラントを用いるか？

Advance

テクニックのコツ―ポイント

・軟部組織の状態が最重要であり，症例によって創外固定を施行すべきである．
・術中透視で骨折部の整復状態を確認するための様々な簡便な方法に習熟すべきである．
・側面像では遠位骨片の後方が spike 状になっている部分や key fragment の整復に注意．
・ネイルの刺入部の位置決定は手術の鍵となる．できるだけ顆部の正確な AP 像，LM 像を得る必要がある．
・ネイルは isthmus を越える長さのものを使用すべきであり，骨幹部と顆部の骨軸を一致させることで強固な固定を目指すべきである．
・AO 分類の type C や粗鬆骨の場合には遠位部に顆部スクリューや各種ロック機構があるネイルを使用したほうがよい．
・髄内釘の場合は遠位横止めスクリューの軸はすべて関節面に対して軽度外反している．そうでない場合はアライメント不良を疑う．

術前の注意点

　大腿骨遠位部骨折の発生率は大腿骨骨折全体の 6％程度であり，開放性骨折はそのうちのさらに約 10％程度といわれている．しかし，近年若年者の交通事故や転落などの高エネルギー外傷による多発性外傷が減少し，高齢者の転倒や拘縮肢の介護骨折などの軽微な外傷によって生じる骨折の割合が増加傾向にある．また，髄内釘や人工膝関節周囲でのいわゆるインプラント周囲骨折の報告が増加している[1)2)]．

　高齢者の低エネルギー外傷の場合はシーネなどで固定し，挙上するだけで十分な場合もあるが，あくまで軟部組織の状態が最重要であり，症例によっては直達牽引や創外固定も検討すべきである（図1）．また，遠位骨片の後方が spike 状になっている場合は，特に膝窩動脈や神経損傷の合併にも注意すべきである（図2）．若年者の高エネルギー外傷の場合，開放骨折でなくて

も高度の腫脹や軟部組織損傷があれば創外固定にて待機手術とすべきである．また，単純 X 線は患側膝関節の正確な 2 方向撮影と大腿骨全長の撮影により股関節の状態の確認が必要である．さらに健側の大腿骨全長 X 線撮影によって大腿骨の前弯や外弯についても確認し，術前のテンプレーティングによって使用する機種やネイルの刺入位置を予想しておくべきである．近年 CT 検査は必須となってきており，単純 X 線でわからなかった骨折線や関節面のズレが判明する場合も多い．

術中の注意点

1. 体 位

　全身麻酔あるいは腰椎麻酔下に仰臥位で行う．典型例では，図3 のような転位となるため，膝反張の整復のために膝下に三角枕を置き，30〜45° 程度の屈曲位とする（図4-a）．また，三角枕と大腿の間にはさらに角上変形の頂点にロール状のタオルなどを追加すると

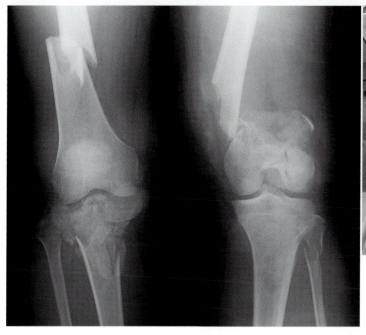

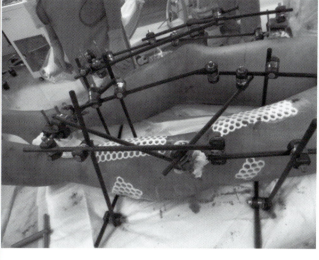

図 1　32 歳，男性．両下肢創外固定

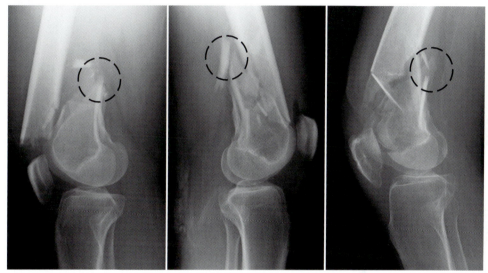

図 2　典型的な遠位後方の spike
　a：35 歳，男性
　b：61 歳，男性
　c：91 歳，女性

微調整がしやすい（図 4-b）．このとき，膝屈曲が強すぎると膝蓋骨が邪魔になりガイドワイヤー挿入が困難となる．

2. 骨折部の整復状態の確認法

　骨折部の整復状態は術中透視にて確認する．下肢全体のアライメント確認には電気メスのコードなどを使った cable technique が最も簡便でわかりやすい．また正面像においては，回旋変位の確認には小転子の形状（lesser trochanter shape sign）や骨皮質の厚さ（cortical step sign），骨折部の幅の違い（diameter difference sign），また内外反の確認には femoral angle などを参考にする．顆間窩の深さを確認する enlarged notch も簡便であるが反張変形の確認に役立つ．また，

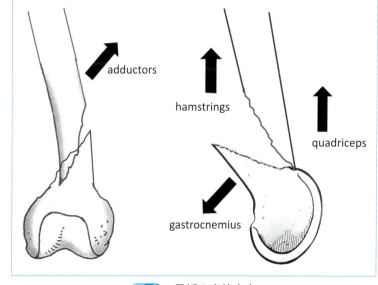

図 3　骨折の変位方向

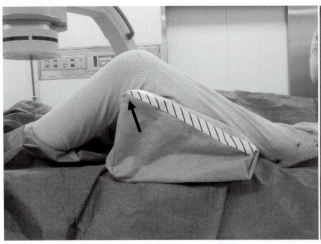
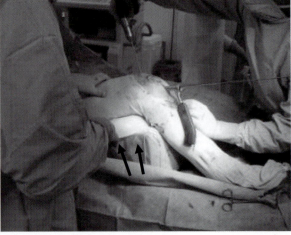

図 4　術中の下肢のセッティング　　　　　　　　　a|b

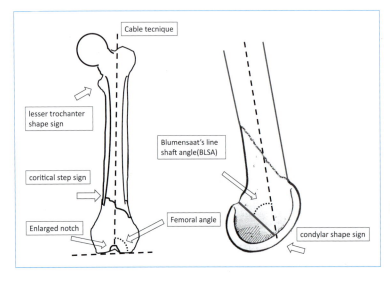

図 5　術中透視による下肢アライメントのチェック方法

側面像ではBlumensaat's line shaft angle（BLSA）によって矢状面での角上変形の確認，内顆，外顆の重なり（condylar shape sign）によって回旋の確認が可能である．これらについては最上，Krettekらが詳細に記述している[3)4)]（図5）．さらに側面像においては，遠位骨片の後方がspike状になっている部分やkey fragmentの整復に注意していれば良好なアライメントとなる場合が多い．この場合のkey fragmentとは粉砕骨折の場合でも，ある程度大腿骨遠位後方骨片は粉砕をまぬがれている場合が多く，遠位骨片の後方のspike状になっている部分や後方に存在する大きめの第三骨片（図6）を整復すれば，側面像での良好なアライメントが得られる場合が多いことを意味する．術前X線やCTで側面像での整復の指標となるこの部分を見つけておくべきである．

3. 整復方法

術中にはまず内外反ストレス，牽引などによって徒手整復を試みる．また，膝下の三角枕の位置によって顆部の屈曲伸展変形を矯正する．困難な場合には創外固定や大型のディストラクターを用いて整復する．また，type C1，C2でも徒手整復可能な場合は，Kirschner鋼線（以下，K-wire）や6.5 mmキャニュレイテッドスクリュー，各種整復ツールを用いて整復固定する．K-wireやスクリュー挿入で髄内釘の進入ルートを邪魔する場合があるが，多くは髄内釘の横止めが数本入れば骨片は安定化することが多く，抜釘しても問題ない．しかし，それでもなお整復不良の場合は神経や血管損傷に注意しながら，小切開から各種整復ツールや骨把持鉗子，エレバトリウムなどを挿入して整復する．髄内釘固定ではプレート固定のように内側壁を完全に整復する必要はないが，閉鎖的な整復にこだわる必要もない．Open髄内釘も軟部組織に愛護的に行えばそれほど問題ではない．もちろん，AO分類のtype C1，C2骨折やtype C3で，関節面が整復できない場合も骨片の位置によって膝蓋骨内側，外側の

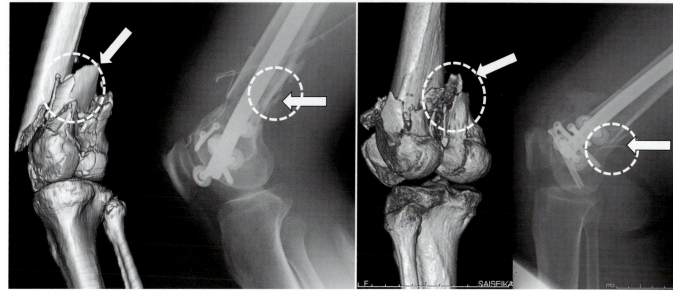

47歳, 男性　　　　　　　　　　　　　　　77歳, 女性

図6　遠位骨片後方の key fragment

アプローチを使い分けて整復する．

4. アプローチ

ほとんどの逆行性髄内釘のエントリーポイントは同じであり，至適挿入位置は顆間窩中央か 2.3 mm 内側で，側面では PCL 付着部前方約 1 cm の Blumensaat's line の前縁とする意見が多い．しかし近年，大腿骨の前弯を考えた場合，やや前方であるといった意見もあり，前弯の強い髄内釘と弱い髄内釘で若干前後にずれる場合がある[4)~6)]．2 方向でガイドワイヤーが正確な位置に刺入されていることが確認できればオーバードリルするが，このときもできるだけ大腿骨の解剖軸に平行になるように心がける．

5. ネイルの選択と挿入

徒手整復を行いながらガイドロッドを近位側は少なくとも isthmus を越え，小転子付近まで挿入する．また，リーミングの際には助手ができるだけ整復位を保つように心がけ，刺入点の必要以上の拡大やリーミングによる二次骨折などを防ぐ必要がある．皮質骨をリーミングする手ごたえを感じたら，ネイルはそのリーマー径の −1 mm を選択する．Isthmus を越えることで髄内釘と骨の接触面積が増加し固定力が増す[8)]．また，自然に骨軸と髄内釘の軸が一致するため，遠位骨片の中央に髄内釘が位置しておれば，おのずとアライメントが整えられる（図7）．したがって，近位側にインプラントがない限り isthmus を越え，小転子レベルまでのできるだけ長めの髄内釘を選択すべきで

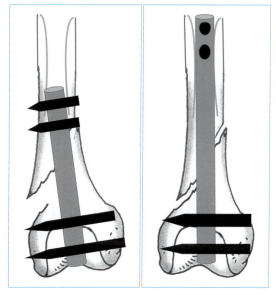

Short nail　　　Long nail

図7　髄内釘の長さの違いによる骨折部アライメント

ある．しかし，アライメント不良となってしまった場合，ネイルを挿入したままで顆部を整復することはほぼ不可能である．この場合はネイルをいったん抜去し，整復操作を再度行い K-wire により仮止めするか，整復困難な場合は再度ガイドロッドを挿入し，ガイドロッドが顆部および骨幹部中央に位置するように，最上らが詳細に記述しているブロッカーピンテクニックを用いて誘導する[3)]．ブロッカーピンとしては弾性のある 2.0~2.4 mm K-wire を用いるという意見が多いが，1 本で不十分な場合はさらに中枢側に K-wire を追加し徐々に矯正していくほうが安全で，joy stick のよう

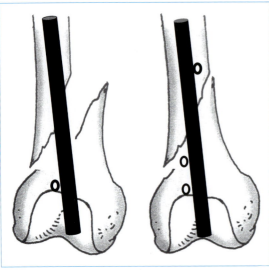
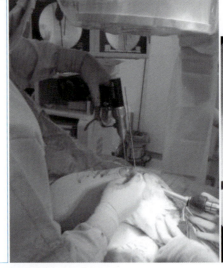
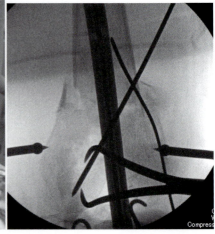

図8 ブロッカーピンテクニック

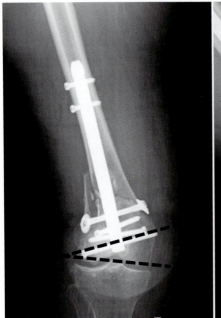
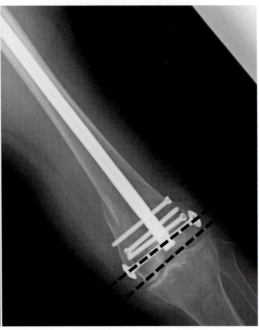

a | b

図9 遠位部ロッキングスクリューの方向と下肢アライメント
a：外反変形
b：良好

に髄内でガイドワイヤーや髄内釘を誘導してもよい(図8)．
　その後再度ネイルを挿入し，徒手整復や整復ツールなどで誘導しながらブロッカーピンの横を通過させる．ネイルを挿入する際にはできるだけ用手的に挿入し，より多くの横止めスクリューが挿入可能なようにイメージ側面像にて関節面から5mm程度もぐりこむようにし，突出しないように注意する．

6．ロッキング

　Angle plateやロッキングプレートの多くは，ブレードや遠位のスクリューの方向は関節面に平行であるが，髄内釘の場合は力学的な問題から髄内釘の長軸に対して直角である．したがって，大腿骨の生理的な外反（平均6°）のために外側のスクリューは先端より

ヘッドのほうがより関節面に近くなる．つまり，常に髄内釘の場合は遠位横止めスクリューはすべて関節面に対して軽度外反している．そうでない場合は明らかに，アライメントの異常があるはずである(図9)．遠位部ロッキングは髄内釘の深さの確認と骨折部のアライメント確認のため，できるだけ最遠位から開始する．AO分類のtype Cや骨粗鬆症の場合には適度な圧迫力をかけ，固定力を得るため顆部スクリューや各種ロック機構があるものを使用したほうがよい．腸脛靱帯の刺激を避けるため外側からのスクリューは3～5cm程度切開し，確実に腸脛靱帯を線維方向に分けて挿入する．遠位から2番目，3番目のスクリューは三次元的に顆部後方に向け刺入されるほうが固定力が増す．これは，顆部後方のほうが比較的骨質が良好であ

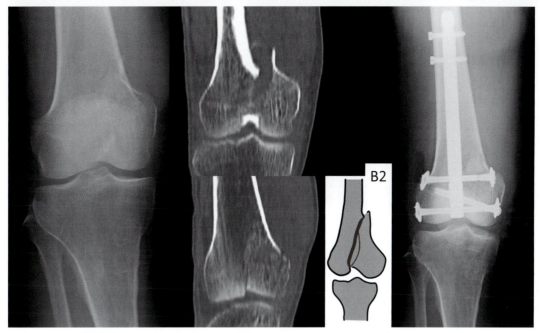

図10 65歳，男性．AO分類 type B2 に対する逆行性髄内釘使用例

るとされるからである[7]．

近位部ロッキングの際には小転子近くにほぼ100%の確率で2mm以上の動脈が存在するとの報告もあり[9]，一度出血すると止血は非常に困難である．したがって，約3cm程度切開し，必ず鈍的な操作を心がけ，ドリルスリーブを活用すべきである．最近ではスクリューを把持するため各社ともにドライバーの工夫や，スクリューヘッドのねじ切りによってスクリューを把持でき，スクリューの迷入防止に役立っている．

最後にエンドキャップは骨や瘢痕組織の侵入を防ぐだけでなく，最遠位のスクリューをロッキングし，角度安定性をもたらす髄内釘もあるため，できるだけ使用しておくほうがよい．

② どこまで治せるか？

Advance

テクニックのコツ・ポイント

- AO分類 type C3 でも関節面が修復可能で遠位部に2本以上スクリューが入るなら，髄内釘の適応がある．
- AO分類 type B1，B2 でも骨片が比較的大きく髄内釘の適応が可能な場合がある．
骨片の小さな真の Hoffa 骨折，PS type 人工膝関節近位での骨折や，人工膝関節近位骨片が小さすぎる場合はほぼ髄内釘では不可能である．

粗鬆骨に対しては一般的にはロッキングプレートのほうが有利であるとされるが，顆部スクリューなどの使用により，骨片に圧迫を加えることができたり，ロッキングプレートと同様に angular stability を兼ね備えた髄内釘なども登場し，確かに固定性は向上している．

一般的に逆行性髄内釘の手術適応は骨折型別ではAO分類の type A，および type C1，C2 でもスクリューなどによって type A の状態と同等に整復可能なもの，また type C3 で関節面が修復可能で，遠位部スクリューに少なくとも2本以上の横止めスクリューが挿入可能となるものである．さらに，いわゆるHoffa 骨折でも，骨片が比較的大きく，骨折線が Blumensaat's line より近位に及ぶものなどは適応可能な場合もあるが，術前にCTなどで十分に検討しておくことが重要である（図10）．また，特殊な手術適応と

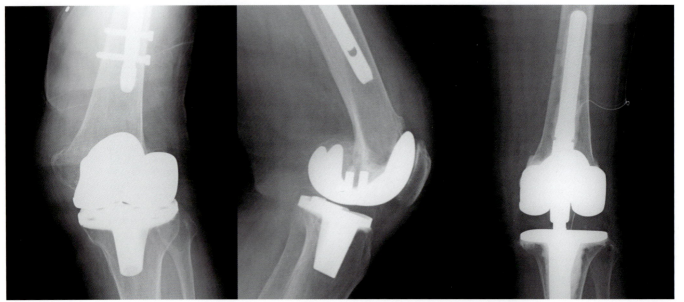

図11 92歳, 女性. 人工膝関節周囲骨折における髄内釘適応不可能例

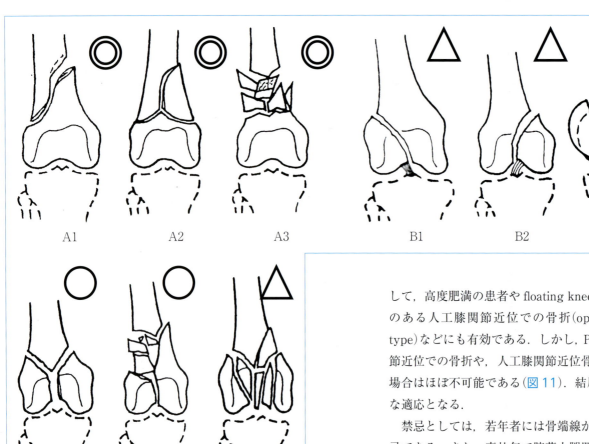

図12 逆行性髄内釘の手術適応
◎よい適応
○適応
△条件付き適応
×適応外

して, 高度肥満の患者や floating knee, 近年増加傾向のある人工膝関節近位での骨折(open notch 型 CR type)などにも有効である. しかし, PS type 人工膝関節近位での骨折や, 人工膝関節近位骨片が小さすぎる場合はほぼ不可能である(図11). 結局, 図12のような適応となる.

禁忌としては, 若年者には骨端線が残存しており禁忌である. また, 青壮年で膝蓋大腿関節の軟骨損傷や化膿性関節炎を避けたい場合は相対的な禁忌となる. しかし, 膝蓋大腿関節症や感染については問題ないとする意見も多く, 長期成績については述べられていない[10].

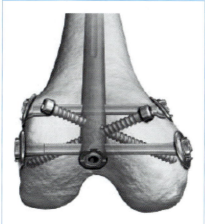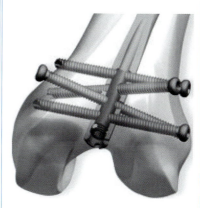
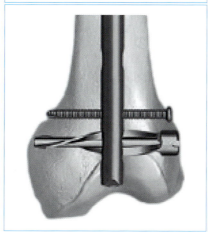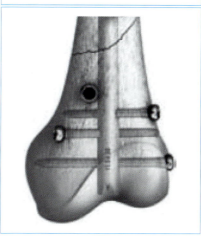

a	b
c	d

図 13
代表的逆行性髄内釘の遠位部ロッキング
　a：Stryker 社
　b：Biomet 社
　c：Johnson & Johnson 社
　d：Smith & Nephew 社
（各ホームページより転用）

③ 代表的逆行性髄内釘の特徴と今後の可能性

Basic & Advance

テクニックのコツ―ポイント

- Angular stability を兼ね備えた髄内釘であっても，髄内釘とスクリューの固定様式にはそれぞれ特徴がある．髄内釘とスクリューの間に遊びがあるものとないものがあり，術後成績や骨癒合期間に影響する可能性がある．

　遠位骨片の固定には各々その特徴がある．Stryker 社製 T2 supracondylar nail は最遠位の 6〜32 mm の間に 4 本のスクリューが三次元的に挿入可能で，最遠位と 4 番目のスクリューは顆部スクリューが選択可能である．また，スクリューは full thread で，ネイルにはバックアウト防止のためねじ切りがしてある．最遠位のスクリューはエンドキャップによってロッキング可能で角度安定性が得られる．現在のところ最強の固定力を持っていると考えられる．

　Biomet 社製 Phoenix retrograde nail は，やはり最遠位の 14〜36 mm までの位置に 4 本の full thread スクリューを三次元的に挿入可能であるが，独自の core lock system によって完全にロッキングし，完全な角度安定性が得られる．横止めスクリューと髄内釘の間でまったく遊びがないのはこれだけであり，まとまった臨床成績の報告が待たれる．

Smith & Nephew 社製 Trigen retrograde femoral nail は，最遠位の 15〜40 mm までの位置に 3 本のスクリューが三次元的に挿入可能である．最遠位を除くスクリューホールにはねじ切りが施され，ポリエチレンスリーブが組み込まれており，バックアウトを防止している．また，独自のロックナットも使用可能で，ブロッキングスクリュー用のデバイスもある．

Johnson & Johnson 社（Synthes）製 Distal femoral nail は，最遠位の 13〜35 mm の間に 2 本のスクリューが挿入可能であるが，spiral blade は 23 mm の位置に挿入可能である．Spiral blade は骨との接触面積を増加し，高い固定力を持つことが証明されている[11]．また，髄内釘の軸方向の力に対しても面で受けるため，荷重にも強いと考えられる．特に高齢者や粗鬆骨に対する有効性が期待できる（図 13）．

（安原良典）

文　献

1）徳永真巳：人工関節周囲骨折の治療—骨折型に応じた治療・顆部粉砕骨折・内固定材の選択など—．関節外科．**32**：52-62，2013．
2）越智宏徳ほか：人工膝関節置換術後の大腿骨骨折における治療経験．骨折．**35**：399-402，2013．
3）最上敦彦：大腿骨顆部・顆上骨折に対する骨接合術（逆行性髄内釘法）．156-175，OS NOW No. 3，メジカルビュー社，2007．
4）Krettek C, et al.：Intraoperative control of axes, rotation and length in femoral and tibial fractures. Technical note. Injury. **Suppl 3**：c29-c39, 1998.
5）Cormack DB, et al.：Identification of the optimal intercondylar starting point for retrograde femoral nailing：an anatomic study. J Trauma. **55**：692-695, 2003.
6）Morgan SJ, et al.：Retrograde femoral nailing：An understanding of the intercondylar insertion site. J Trauma. **64**：151-154, 2008.
7）Wahnert D, et al.：Internal fixation of type-C distal femoral fractures in osteoporotic bone. J Bone Joint Surg Am. **92**：1442-1452, 2010.
8）Sears BR, et al.：A mechanical study of gap motion in cadaveric femurs using short and long supracondylar nails. J Orthop Trauma. **18**：354-360, 2004.
9）Shuler FD, et al.：Retrograde nailing：computed tomography angiogram demonstrates no relative safe zone for prevention of small diameter arterial vascular injury during proximal anteroposterior interlocking. J Trauma. **69**：E42-45, 2010.
10）O'Toole RV, et al.：Analysis of postoperative knee sepsis after retorograde nail insertion of open femoral shaft fractures. J Orthop Trauma. **24**：677-682, 2010.
11）Ito K, et al.：Improved intramedullary nail interlocking in osteoporotic bone. J Orthop Trauma. **15**：192-196, 2001.

Ⅱ. 新鮮骨折に対する髄内釘の実践テクニック

1 大腿骨骨折に対する髄内釘固定

6）大腿骨頚基部骨折に対する cephalomedullary nail の応用

Advance

テクニックのコツ―ポイント

・牽引による間接的整復のみならず，直接的整復を行い解剖学的に整復する．
・髄内釘を若干前方から挿入し，ラグスクリューを頚部と骨頭に対してできる限り平行に挿入する．
・リーミングやラグスクリュー挿入の際に術中回旋転位予防策を講じる．
・ラグスクリューを前後像と側面像の両方で中央に挿入する．
・回旋抵抗性が高いデバイスを使用して術後の回旋転位を予防する．

頚基部骨折の定義

2005年版ガイドライン第1版で頚部と転子部の間の実に狭いエリアに頚基部骨折という定義が図示された[1]．当時の英語論文でも同部位を頚基部骨折：basi-cervical fracture もしくは basal neck fracture として多くの論文が発表されており[2,3]，Rockwood 第5版でも「転子間線に沿うか，それより近位に骨折線が存在するのが頚基部骨折である」と明言していた[4]．

しかし，中野が転子部骨折を 3D-CT で分類した結果[5]，転子間稜直近の骨折線は転子部骨折の基本線であるとの見解を論じた．中野の 3D-CT 分類は国内では概ねコンセンサスを獲得していると思われる．

このような背景のなか，2011年版ガイドライン第2版[6]では，「少なくとも骨折線の一部が滑膜性関節包外にあるが，靱帯性関節包の内部にあると思われる症例を頚基部骨折とする」と定義された（図1）．非常に稀な骨折型ではあるが確実に存在し，さらには前方から後方へ斜めに，もしくはZ状に骨折線が走る前額面せん断骨折[7〜9]は，頚基部骨折のなかでも特徴的である（図1）．

特　徴

本骨折の特徴として，近位骨片に対する軟部組織の付着が乏しく，骨折面の面積が狭く接触による摩擦が得られにくいことから，著明な回旋不安定性を有する．そのため，術中のリーミングやラグスクリュー挿入の際に近位骨片が回旋転位する可能性と術後回旋転位が危惧される．また，骨折面接触が小さいことから骨癒合そのものにも不利である[2,11,12]．

治療法の選択

この頚基部骨折を治療するにあたり，頚部骨折として取り扱うのか，もしくは転子部骨折の亜型とするのかの議論がなされてきた[2,3,13,14]．頚部骨折として治療する際には中空海綿骨螺子やハンソンピンなどの複数刺入固定を施行するわけであるが，角度安定性を獲得するに足る calcar femorale の支えがなく，頚部骨折として治療された頚基部骨折の成績は不良であったと報告されている[2,9,10]（図2）．現在では転子部骨折の亜型として治療されることが標準となった．

2011年版ガイドライン第2版では，同骨折に対して「sliding hip screw を使用し，骨頭の回旋防止対策を

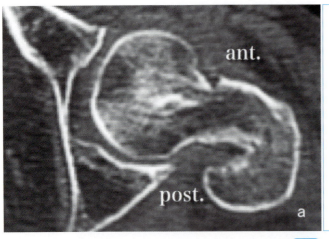
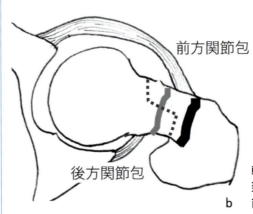

図1 頚基部骨折の定義

CT横断像．前方の関節包は転子部付近に広く付着し，後方の関節包は骨頭下付近の狭い範囲に付着する．よって，関節外と関節内にまたがる骨折を頚基部と定義された(a)．
従来，黒太線部の近位骨片が小さな骨折型も頚基部骨折と呼称されていたが，新ガイドライン定義では黒太線は転子部骨折となる．しかし，回旋不安定性を有するという意味では注意が必要である．破線は前額面せん断骨折で，頚部前方骨皮質は骨幹部側，後方骨皮質は骨頭側にある骨折型で頚基部骨折に含まれる(b)．

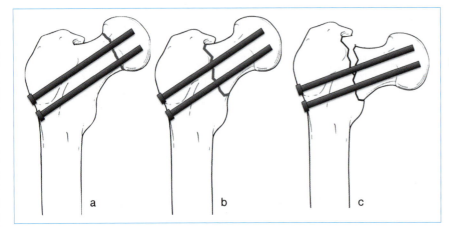

図2 頚基部骨折の治療原則

頚部骨折では中空海綿骨螺子やハンソンピンを頚部で支えることができるため，角度安定性を獲得できる(a)．しかし，頚基部骨折では角度安定性をもたらす頚部の支えがないため(b)，整復位は容易に破綻し内反転位をきたす．よって内固定には角度安定性を持つデバイスが必要である(c)．

併用することを推奨する」とされているが，この文言によりcephalomedullary nail（以下，髄内釘）の同骨折に対する適応を否定するものではない．ガイドラインに必要なエビデンスを持った論文が，髄内釘治療において乏しいからにほかならない．

2011年版ガイドラインの定義をうけ，2011～15年にかけて医中誌で検索すると，13論文が頚基部骨折の手術的治療として該当した[10)15)～26)]．残念ながら英語論文は同ガイドライン定義と一致するかどうかが不明なため除外した．13論文で206例が対象となっており，人工骨頭が27例[10)17)19)21)24)]，プレートが6例[10)17)]に対し，髄内釘が173例であったことは興味深い．報告されたカットアウトを調査してみたが，CHS＋CCS群では6例中0例（0％）であるのに対し，回旋制御なしの髄内釘は58例中12例（21％）でカットアウトしていた．しかし，ガンマ3＋Uラグでは29例中1例（3％），PFNAでは68例中0例（0％），interTANでは10例中1例（10％）と回旋転位抵抗性が高いデバイスを使用することでカットアウト率は著明に減少していた．エビデンスには乏しいとはいえ，頚基部骨折に対する回旋制御を加えた髄内釘の適応は否定されるものではないと理解した．

髄内釘による骨接合術の心得

いずれにせよ，頚基部骨折に対する髄内釘手術はストライクゾーンが狭いといえよう[11)]．回旋不安定性が高く（図3），骨折部接触面積が狭いために，正確な整復と手術が要求される．基本は，①牽引による間接的

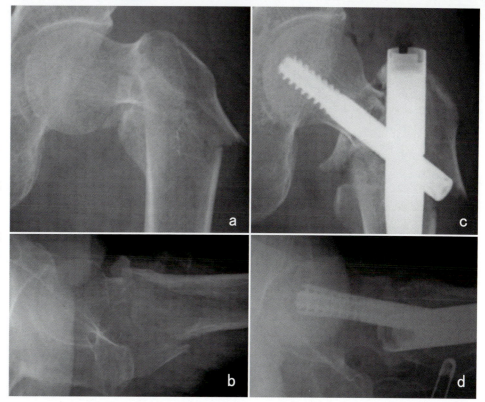

図3 63歳, 男性. 頚基部骨片を伴う転子部粉砕骨折

a, b：術前単純X線像. 逆斜成分を持つ4part骨折で, 近位の骨折線は頚基部骨折である.

c, d：術後単純X線像. 前後像と側面像を比較すると, 側面像の頚部の幅のほうが前後像より大きい. これは90°回旋転位があることを示す所見である. 左股関節であり, ラグスクリュー刺入に際してスクリュー刺入方向に回旋したと思われる.

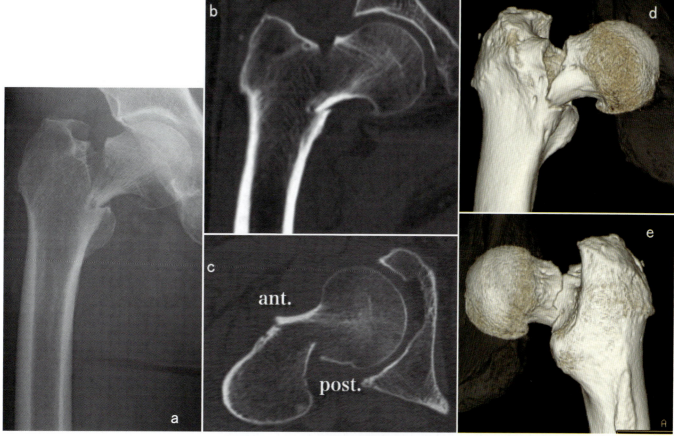

図4 81歳, 女性. 頚基部骨折. 術前

a：前後像では頚部中央の骨折線が確認できる.

b, c：CT像. 頚部骨折と転子部骨折のほぼ中間部の骨折線が明瞭である.

d, e：3D-CT像. 前方は関節内に後方は関節外に骨折線がある.

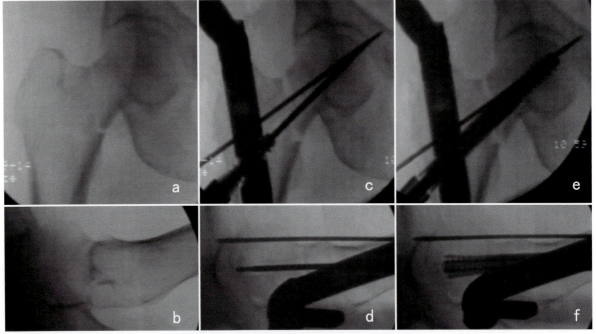

図5 81歳，女性．頚基部骨折．術中所見
a，b：適度な牽引により良好な整復位が得られた．
c，d：ラグスクリューガイドワイヤーを挿入し，anti-rotation pin を骨盤まで貫通させる．
e，f：Uラグによる内固定を行う．スクリュー挿入に伴う回旋転位はきたしていない．

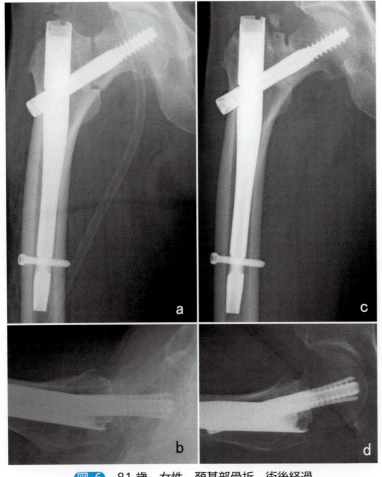

図6 81歳，女性．頚基部骨折．術後経過
a，b：術直後．前後像と側面像で頚部骨頭中心にラグスクリューが挿入されている．外弯が強く髄腔が狭い症例であり，術中にjammingが起こり十分な髄内釘挿入深度を得るために12 mmまでのリーミングが必要であった．
c，d：術後4か月．良好にスライディングして骨癒合した．内側のcompression side の骨癒合は良好であるが，外側のtension side はまだギャップを残している．

整復のみならず，直接的整復を行い解剖学的に整復すること，②髄内釘挿入点を若干前方に位置させて，ラグスクリューを頚部と骨頭に対してできる限り平行に挿入すること，③リーミングやラグスクリュー挿入の際に回旋転位が起こらないように術中回旋転位予防策を講じること，④ラグスクリューを前後像と側面像の両方で中央に挿入すること，⑤回旋抵抗性が高いデバイスを使用して術後の回旋転位を予防することである．

診　断

単純X線では頚基部骨折の診断は困難なときがある．CT撮影が診断には有用かつ必須である．CTで前方は関節内で，後方は関節外に骨折線が位置すれば頚基部骨折と診断できる（図4）．特殊な骨折型である前額面せん断骨折では，単純X線でdouble calcar sign と呼称する femoral calcar line が2本みえる像が特徴である[10)27)]（図7）．1本は骨頭から連続する頚部後壁の線であり，もう1本は転子下部から連続する頚部前壁の線である．

整復：間接的整復と直接的整復

まずは十分に牽引して内反変形を整復する．通常の頚基部骨折では骨折線の形状を合わせるように心がける（図4〜6）．間接的整復で良好な整復位を獲得できることも少なくないが，回旋をきたしている

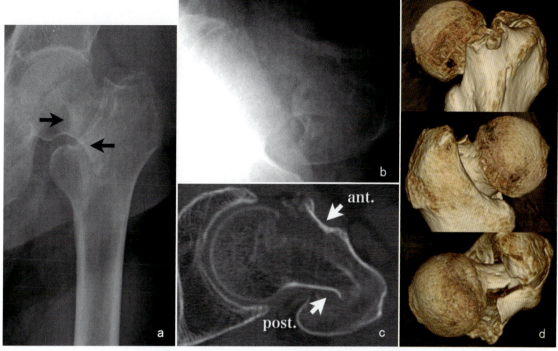

図7 83歳，男性．前額面せん断骨折．術前
a：前後像では femoral calcar のダブルライン（黒矢印）が確認できる．
b：側面像では前方は骨頭下から，後方は転子間稜直近位に骨折線が走る．
c：CT像．頚基部前額面せん断骨折が明瞭である．
d：3D再構築像．前方は骨頭下に，後方は転子間稜直近位に骨折線がある．

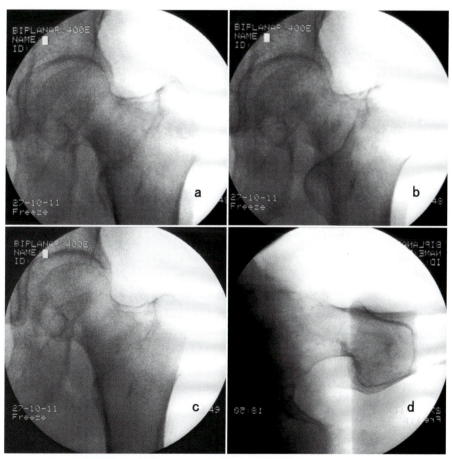

図8 83歳，男性．前額面せん断骨折．術中透視像
a：正中位．一見，整復は良好にみえる．
b：しかし，外旋すると double calcar line が確認できるので，近位骨片の内反転位が遺残していることを意味する．
c：さらに牽引して内反転位を整復する．
d：内旋して頚部前壁を押しつけると側面での整復が完了する．

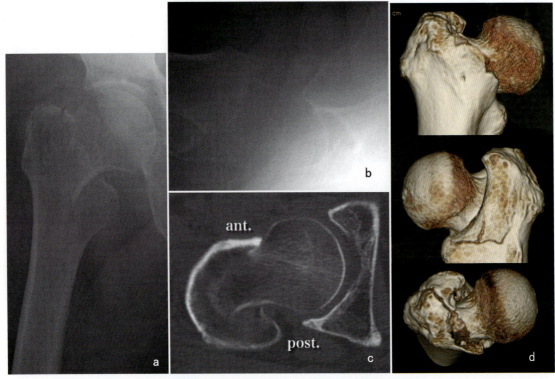

図9 84歳, 女性. 前額面せん断骨折
a：前後像
b：側面像では骨折型は不明瞭である.
c：CT像
d：3D再構築像. 頸基部前額面せん断骨折が明瞭である.

例ではjoy stick techniqueなどで近位骨片を直接的に整復する.

前額面せん断骨折では，せん断骨折部を閉じるように内旋して十分に骨折面を接触させて，やや牽引を緩めてかみ合わせる(図7, 8). さらに前方から4.0 mmスタインマンピンの鈍側で頸部を直接押し込んで整復し，2.0 mm Kirschner鋼線(以下，K-wire)を側方から前方骨皮質に沿って2本刺入して前方骨皮質ごと骨折部を押さえ込むように直接的整復を行い整復位を保持する(図9, 10).

挿入点作製

いったん整復位が獲得できれば，通常の手技に沿って内固定を行う.

近位骨片はラグスクリューに沿ってスライディングするため，整復位を保持するためにもラグスクリューは頸部・骨頭に平行に挿入したい.

大腿骨頸部は骨幹部に対してオフセットを有しているため[28]，近位骨幹軸に沿って髄内釘を挿入するとラグスクリューは頸部後方から骨頭に向けて挿入される. 特に前額面せん断骨折では，せん断方向にラグスクリューが挿入されることとなり，せん断方向のスライディングが発生し，スライディングによる骨折部への圧迫が乏しく骨癒合に不利になり，また頸部の短縮変形が発生する(図11〜13).

近位骨幹軸の若干前方に髄内釘挿入点を作製することで頸部・骨頭に対して平行に近くラグスクリューを挿入することができる(図14). この挿入方向であれば前額面せん断骨折でもせん断骨折線とラグスクリューが交差するため，スライディングによる骨折部への圧迫が生じ骨癒合に有利に働く(図15〜17).

髄内釘挿入

挿入に伴い整復位が壊れないように留意する. Jammingにより挿入が浅いとラグスクリューを至適位置に挿入できないので，その際は十分にリーミングして挿入する(図6).

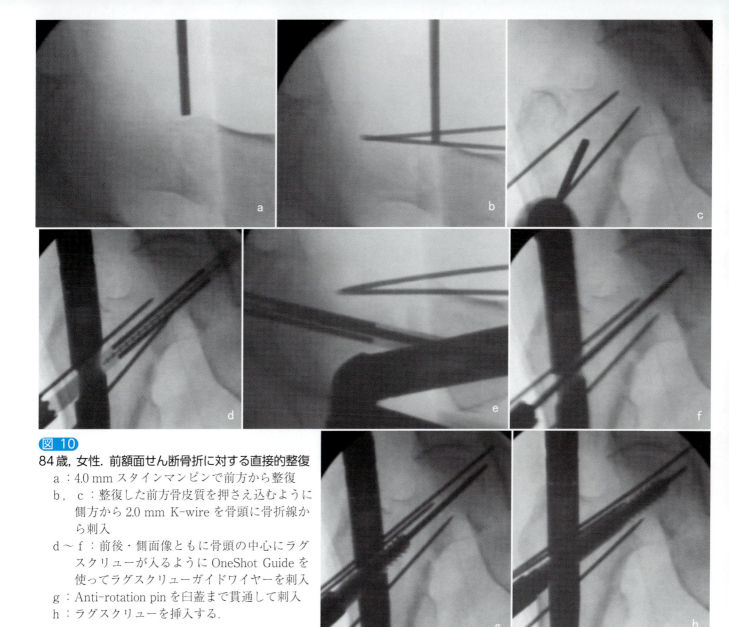

図 10
84歳，女性．前額面せん断骨折に対する直接的整復
a：4.0 mm スタインマンピンで前方から整復
b，c：整復した前方骨皮質を押さえ込むように側方から 2.0 mm K-wire を骨頭に骨折線から刺入
d～f：前後・側面像ともに骨頭の中心にラグスクリューが入るように OneShot Guide を使ってラグスクリューガイドワイヤーを刺入
g：Anti-rotation pin を臼蓋まで貫通して刺入
h：ラグスクリューを挿入する．

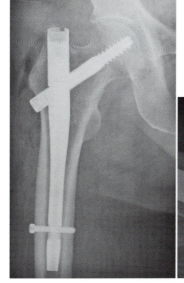
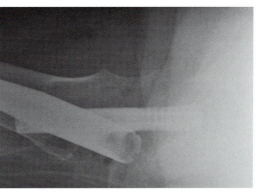

図 11
84歳，女性．
前額面せん断骨折．術直後
良好な整復位が得られている．しかし，側面像でラグスクリュー挿入が頸部後方から骨頭中央に向かっている．

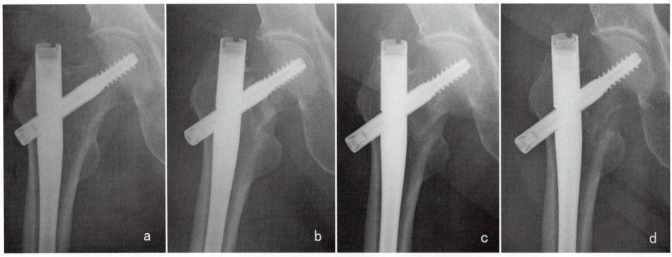

図12 84歳，女性．前額面せん断骨折．術後経過
a：単純X線前後像．術直後
b：術後5日．すでにスライディングが発生している．
c：術後1週．近位骨片は髄内釘に接触している．
d：術後4週．術後1週の時点からスライディングは進行していない．

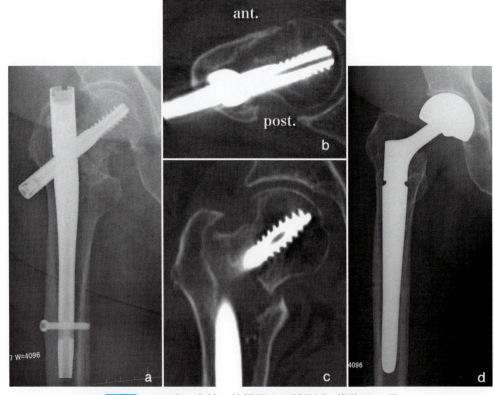

図13 84歳，女性．前額面せん断骨折．術後8か月
a：単純X線前後像．術後8か月．スライディングは進行していない．疼痛なく生活しており，一見して骨癒合しているようである．
b：CT頚部軸水平断
c：CT前額断．骨折部には大きな間隙が生じており，骨癒合しておらず偽関節を呈している．
d：骨癒合を獲得するのは困難と判断し，人工骨頭置換術を施行した．

図 14

挿入点の位置とラグスクリューの挿入位置

K-wire で髄内釘挿入方向を矢印でラグスクリュー挿入方向を模している.

a:単純 X 線軸射像. 近位骨幹軸に沿って髄内釘挿入点を作製する. 頚部はオフセットを有しているためラグスクリューが頚部後方から骨頭中央に向けて刺入されている.

b:挿入点を前方に寄せると, ラグスクリューは頚部骨頭に対して平行に挿入可能となる.

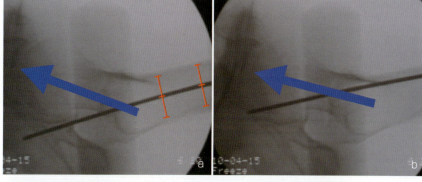

a/b

図 15

前額面せん断骨折. エントリーポイントによるスライディングの違い

a:エントリーポイントが後方であると, ラグスクリューは後方から前方に向けて挿入され, スライディングの方向が骨折線の方向と一致してせん断力がかかる.

b:エントリーポイントをやや前方に持ってくると, ラグスクリューは若干前方からの挿入になり, スライディングの方向が骨折線に圧迫力がかかる方向になる.

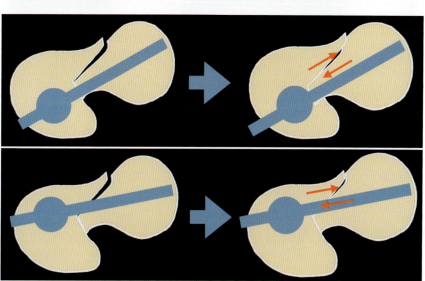

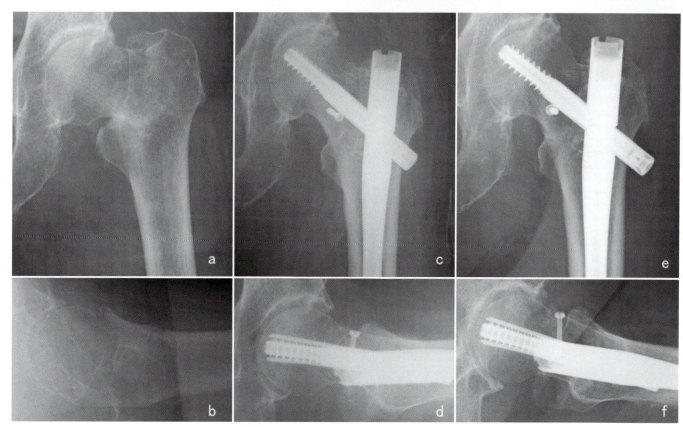

図 16 81 歳, 女性. 前額面せん断骨折

a, b:術前単純 X 線像. 前額面せん断骨折である.

c, d:術直後. やや前方から髄内釘を挿入したので, ラグスクリューは頚部骨頭に対してほぼ平行に挿入できた. よって骨折部に交差する形でラグスクリューを挿入できた. この症例では解剖学的に整復できたので, 頚部骨皮質を前後方向に 3.5 mm CCS で内固定を追加したが, セットスクリューは通常通り緩めており機械的にはスライディングを完全には制御していない.

e, f:術後 10 日. 軽度スライディングが発生し, その結果 3.5 mm CCS は対側皮質からはずれて, もはや効いていない.

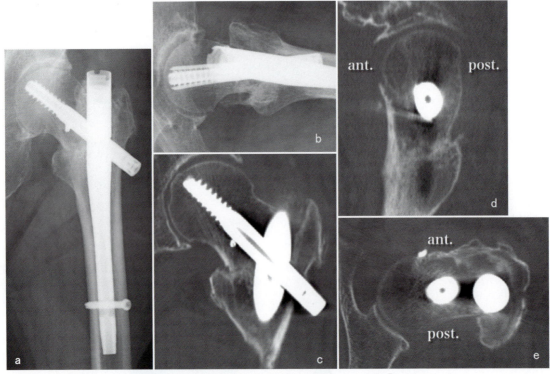

図 17 81 歳，女性．前額面せん断骨折．術後 2 か月
a，b：術後 2 か月単純 X 線像．図 16-e と比べてもスライディングは止まっている．
c：CT 前額断
d：CT 矢状断
e：CT 頸部軸水平断．骨折部の接触は良好で，骨癒合している．骨折部に圧迫が加わるような，適切な方向へのスライディングに導くラグスクリュー挿入が達成できていたのがよかったと考えている．

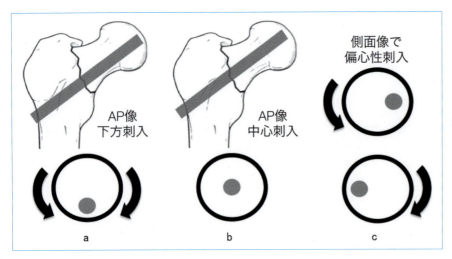

図 18
ラグスクリューの至適刺入位置
ラグスクリューが偏心性に刺入されるとラグスクリューを軸として回旋モーメントが生じるので，前後像(a, b)と側面像(c)と両方で骨頭中心に刺入するのが望ましいと考える．

ラグスクリュー挿入

ラグスクリュー刺入位置は回旋モーメントが生じないよう[11)20)27)29)]に意図して前後像・側面像ともに骨頭中央になるように刺入する（図 18）．さらに U-lag などの回旋抵抗性があるデバイスを選択すべきである[16)17)22)〜27)]．

ここで術中回旋転位が問題となるので，術中の回旋をコントロールするためにラグスクリューガイドワイヤー刺入のあとに K-wire をもう 1 本 anti-rotation pin として追加する（図 5, 10）．それでもリーミング時やラグスクリュー挿入時に近位骨片が回旋することがあ

図 19
術中回旋転位を予防する直接的整復
a：ラグスクリューガイドワイヤー刺入に続いて，術中の回旋転位を予防するために K-wire を刺入する．骨頭を貫通して寛骨臼まで刺入すると固定が強くなる．
b：単鈍鉤をラグスクリュー刺入皮切から骨前方を滑らせて直接頸部を押さえ込む．

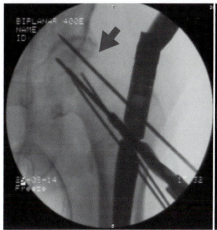
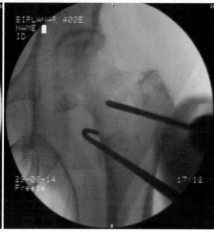

るので，K-wire の固定力を過信せず回旋作業時は透視をよく観察すべきである．単鈍鉤を用いて直接近位骨片を押さえる方法は有効である[30]（図 19）．

おわりに

頸基部骨折に対する髄内釘手術は，正確な手技を要求され，未だチャレンジングである．特に前額面せん断骨折に対してはスライディング方向をコントロールする目的で，ラグスクリューの挿入方向に自由度が大きい CHS を使用するのも選択肢の 1 つである．しかしその際には，サイドプレートの骨幹部に対するフィッティングは決して良好ではなく，CHS タイプの遠位固定がロッキングスクリューでなければ，遠位スクリュー固定の際に整復位が壊れる危険性がある．また，せん断骨折線が斜めでなく頸部に平行な例では，せん断方向にスライディングが起こるため，骨接合よりも人工物置換を選択したほうがよいかもしれない．読者はこれらの利点・欠点を理解して手術に当たっていただきたい．

（德永真巳）

文　献

1) 日本整形外科学会診療ガイドライン委員会：大腿骨近位部骨折の分類．p.10-11，大腿骨頸部・転子部骨折診療ガイドライン．第 1 版．南江堂，2005．
2) Blair B, et al.：Basicervical fractures of the proximal femur. Clin Orthop. **306**：256-263, 1994.
3) Saarenpää I, et al.：Basicervical fracture-a rare type of hip fracture. Arch Orthop Trauma Surg. **122**：69-72, 2002.
4) Koval KJ, Zuckerman JD：Rockwood and Green's Fractures in adults. 5th ed. 2：1640-1641, 2001.
5) 中野哲雄：高齢者大腿骨転子部骨折の理解と 3D-CT 分類の提案．MB Orthop. **19**(5)：39-45，2006．
6) 日本整形外科学会診療ガイドライン委員会：大腿骨近位部骨折の分類．p.10-11，大腿骨頸部・転子部骨折診療ガイドライン．改訂第 2 版．南江堂，2011．
7) 臼井　宏ほか：大腿骨近位部骨折の特殊型（頸部縦割れを伴う内外側合併型骨折）について．骨折．**20**：118-121，1998．
8) 三代卓哉ほか：大腿骨頸部から転子部に縦割れを伴う basicervical fracture に対しガンマ釘固定法で手術を行った 3 例．骨折．**28**：229-232，2006．
9) 伊野部卓志ほか：大腿骨頸部骨折の特殊型（頸部縦割れを伴う頸部・頸基部合併骨折）に対する骨接合術の成績．骨折．**30**：525-528，2008．
10) 山川泰明ほか：前額断剪骨折線を示す大腿骨頸基部骨折の治療経験．中四整外会誌．**24**：295-299，2012．
11) 德永真巳ほか：大腿骨頸基部骨折に対するガンマネイルの応用．骨折．**27**：544-547，2005．
12) 德永真巳：Short femoral nail 固定法．松下　隆ほか編．p.220-234，大腿骨頸部・転子部骨折診療ハンドブック．南江堂，2009．
13) Deneka DA, et al.：Biomechanical comparison of internal fixation techniques for the treatment of unstable basicervical femoral neck fractures. J Orthop Trauma. **11**：337-343, 1997.
14) Mallick A, Parker MJ：Basal fractures of the femoral neck：intra- or extra-capsular. Injury. **35**：989-993, 2004.
15) 米澤俊郎ほか：大腿骨転子部・頸基部骨折の骨折型と術後転位に関する検討．骨折．**37**：111-115，2015．
16) 正田悦朗ほか：大腿骨転子部骨折における CT 評価 臨床成績との関連．骨折．**37**：88-90，2015．
17) 岡田祥明ほか：大腿骨頸基部骨折の治療成績　ガイドライン改訂第 2 版による．骨折．**36**：306-310，2014．

18) 中山富貴ほか：大腿骨転子部・頸基部骨折に対するガンマネイルを用いた固定術の予後不良因子．中部整災誌．**56**：339-340，2013．

19) 玉置康之ほか：高齢者大腿骨頸基部骨折に対する人工骨頭置換術．骨折．**35**：342-344，2013．

20) 小倉隆宏ほか：大腿骨頸基部骨折においてラグスクリューの下方設置は骨頭回旋防止に有効か？　関東整災誌．**43**：365-368，2012．

21) 岩脇槙佑ほか：大腿骨転子部骨折を合併した大腿骨頸基部骨折の1例．中部整災誌．**55**：585-586，2012．

22) 藤田健司ほか：大腿骨転子部・頸基部骨折に対する intertrochanteric antegrade nail の短期成績．整形外科．**63**：415-418，2012．

23) 槇尾　智ほか：Japanese PFNA に cannulated cancellous screw を併用した大腿骨頸基部骨折の治療経験．中部整災誌．**55**：53-54，2012．

24) 山根健太郎ほか：回旋不安定性を有する大腿骨転子部骨折について．骨折．**34**：85-88，2012．

25) 長井寛斗ほか：不安定型大腿骨転子部骨折および大腿骨頸基部骨折に対する Gamma 3 U-lag screw の使用経験．骨折．**33**：119-122，2011．

26) 中村佳照ほか：大腿骨転子部骨折（不安定型と頸基部骨折）に対する Gamma 3 U-lag screw の治療経験．骨折．**33**：109-111，2011．

27) 徳永真巳：大腿骨頸基部骨折　SFN．佐藤克己編．p.89-95，大腿骨近位部骨折　今すぐ役立つ！手術の実際，金原出版，2013．

28) 阿部靖之，田上　学：大腿骨頸部・転子部解剖の3D CT による検討．骨折．**35**：73-76，2013．

29) Lenich A, et al.：Is the rotation of the femoral head a potential initiation for cutting out? A theoretical and experimental approach. BMC musculoskeletal Disorders. **12**：79, 2011.

30) 井上尚美：大腿骨転子部骨折の治療-intramedullary nail 固定の利点と限界-．整・災外．**53**：941-951，2010．

髄内釘による骨接合術—全テクニック公開，初心者からエキスパートまで—

Ⅱ．新鮮骨折に対する髄内釘の実践テクニック

2 | 脛骨骨折に対する髄内釘固定

1）脛骨骨幹部骨折

① 単純な骨折に対する基本手技：体位，エントリーポイント

Basic

テクニックのコツ—ポイント

・適応を見極める．
・適切なネイルを選択する（機種も含めて）．
・正確なエントリーポイント．
・正確なガイドロッドの挿入（ブロッキングピン，スクリューの使用）．
・横止めの順序（骨折部のギャップを残さないように）．

はじめに

　脛骨骨幹部骨折において，髄内釘による手術は広く行われている．近位部骨折や遠位部骨折に比べると，骨幹部骨折に対する髄内釘固定術は比較的容易であるが，まず単純な骨幹部骨折に対する髄内釘固定を十分にマスターすることが重要である．本稿では，単純な骨幹部骨折に対する横止め髄内釘の基本的な手術手技および分節型や粉砕骨折に対する創外固定を応用しての手技を記載する．

適応と禁忌

　通常の骨幹部骨折であれば，近位，遠位両方の骨片に 2 本以上の横止めが可能であり，以下の症例を除いては適応となる．
(1) 髄腔が既存のネイルの径よりも狭い
(2) 既存のネイルよりも脛骨が極端に短かったり，長い場合
(3) 膝関節の拘縮
(4) 以前の骨折で変形が著明，髄腔が閉塞している，既設のインプラントが存在する（抜釘が不可能）場合

(5) 人工膝関節手術を受けている
(6) 膝関節周囲の感染，あるいは髄腔，関節内への感染の波及が危惧される場合
(7) 骨折線が近位，遠位に伸びて関節内に及んでいる場合．

　禁忌とはならないが，ネイル挿入前に転位を生じないように鉗子でかんだり，スクリューを挿入しておく必要がある．単純 X 線では診断できないことも多く，CT が有用である．

術前プラニング

　術前プラニングとして，以下のような点をチェックする．
(1) 画像診断
　a．骨折が膝関節，足関節に及んでいないか
　b．髄内釘固定を行うには，近位，遠位すぎないかの確認
(2) 髄内釘の適応がある患者かどうか
　a．膝関節に髄内釘を挿入できるだけの可動域があるかどうか
　b．髄腔に障害物がないかどうか（TKA，抜釘でき

2．脛骨骨折に対する髄内釘固定　1）脛骨骨幹部骨折　　101

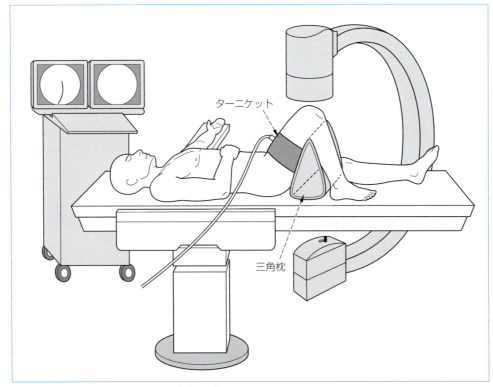

図1 手術室のセッティング

ないインプラントの有無，変形や髄腔の閉鎖）
(3) 手術テーブル（イメージの透過性）
(4) 手術体位，三角枕の準備など
(5) イメージの位置（通常は反対側，場合によって同側）
(6) 使用する髄内釘の決定および器械の準備
  a．髄腔がネイル径よりも狭すぎないか
  b．適切な長さのネイルがあるかどうか
(7) ターニケットの準備（リーミング中は使用しない）
(8) 整復方法，整復に必要な器具の準備（骨鉗子，distractor，創外固定，シャンツピン，reducer など）

手術の流れ

(1) アプローチ
(2) ガイドワイヤーの刺入（正確な位置の確認）
(3) リーマーでの開孔
(4) 整復，ガイドロッドの挿入（足関節 center-center position）
(5) 髄内のリーミング（1～1.5 mm オーバー）
(6) ネイル長の決定
(7) 整復位を保持してネイルを挿入
(8) 遠位，近位の横止めスクリュー挿入（ネイルを通過しているかを確認）
(9) エンドキャップの設置
(10) 洗浄，閉創
(11) 術後 X 線撮影

手術の実際

1．麻 酔

通常，全身麻酔か脊椎麻酔で行われる．最近では，高齢者の骨折も増えてきており，抗凝固薬や抗血小板薬を服用している場合も多くみられる．このような症例で早期に手術を行う場合には全身麻酔のほうが安全である．我々の施設では，通常全身麻酔で症例によっては神経ブロックを併用している．

2．手術体位およびセッティング[1)5)]

フラクチャーテーブルを使用することも可能であるが，X線透過性（膝関節から足関節までの範囲）の手術台を用いることがほとんどである．患者は仰臥位とし，下肢の外旋を防止するために股関節の下に枕を入れる．また，大腿骨近位部に駆血帯を巻いておく．駆血帯の使用とリーミング時の発熱による骨壊死との関

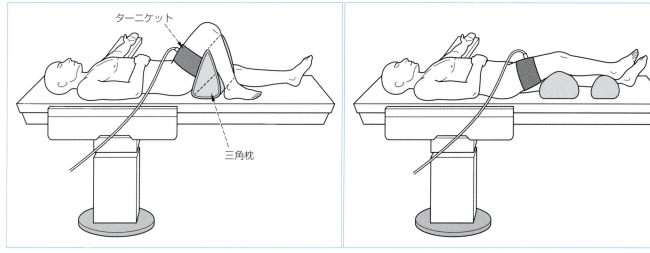

a. 膝蓋骨下アプローチ（infra-patellar approach）　　b. 膝蓋骨上アプローチ（supra-patellar approach）

図2　手術体位

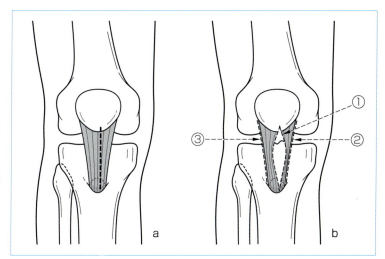

図3
膝蓋骨下アプローチ（infra-patellar approach）
a：＜皮切＞膝蓋腱中央やや内側に膝蓋骨遠位〜脛骨結節に至る縦切開を加える．
b：＜深部の展開＞
　①経膝蓋腱アプローチ（膝蓋靱帯のやや内側を縦切開）
　②内側傍膝蓋アプローチ（膝蓋腱内側を切開）
　③外側傍膝蓋アプローチ（膝蓋腱外側を切開）

係は明らかではないが，リーミング時には駆血帯を使用しないほうがよいといわれている[1]．イメージは健側に設置し，モニターは足下に置く．術者は患側に立つが，利き手と患側の関係から健側からのほうがやりやすい場合もある．このときには，イメージを患側に設置する（図1）．

通常の「膝蓋骨下アプローチ（infra-patellar approach）」では，膝関節を十分に屈曲させるために膝の下にも敷布を丸めて作った枕を入れるが，X線透過性の三角枕を使用すると便利である（図2-a）．この三角枕は術中に膝関節の角度を変えることもできる．

主に脛骨近位，遠位の骨折に対する髄内釘固定で有用な「膝蓋骨上アプローチ（supra-patellar approach）」では，膝関節の下に低い枕を置き軽度屈曲位とする（図2-b）．

3．アプローチ，エントリーポイント，ガイドワイヤーの刺入[1)3)〜5]

1）膝蓋骨下アプローチ（infra-patellar approach）（図3）

皮切は膝関節正中あるいはやや内側に，膝蓋骨遠位から脛骨結節近位までの縦切開（3〜5 cm）とする．膝蓋腱の内側から進入する内側傍膝蓋アプローチと膝蓋腱を縦切する膝蓋靱帯縦切開アプローチが一般的に用いられるが，症例によっては外側傍膝蓋アプローチが選択されることもある．経膝蓋腱アプローチでは縦切部で膝蓋腱を傷つけないように内側，外側へ十分に保護する必要がある．また，関節内へは進入すべきではなく，fat padのなかでガイドワイヤーの刺入部を決定する．傍内側膝蓋アプローチではガイドワイヤーがよけた膝蓋腱により内側に押し出される可能性が高

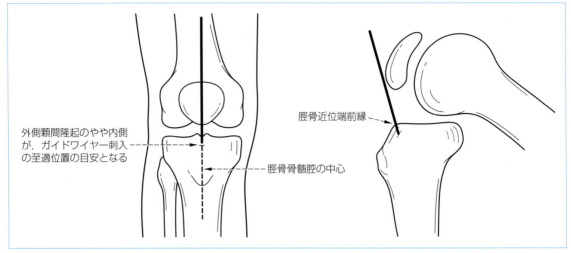

図 4 エントリーポイントの決定，ガイドワイヤーの刺入

正面像：ガイドワイヤーの刺入には，正確な正面像が必要である．至適位置は，下腿の内外旋により最大 15 mm 移動するといわれている．

側面像：側面像での刺入至適位置は脛骨近位端前縁である．膝蓋骨にガイドワイヤーが当たり，後方へ向かうことが多いので，膝関節は深屈曲が必要である．

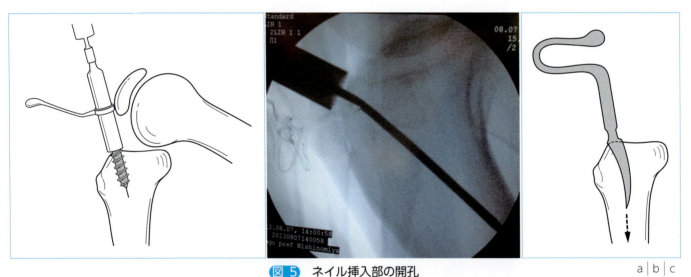

図 5 ネイル挿入部の開孔

a｜b｜c

a：プロテクションスリーブを用いてキャニュレイティッドドリルで開孔．深く挿入すると脛骨後壁に向かうことが多く，その方向，深度に注意する．
b：無理な方向にネイル挿入孔を作製しようとすると，ガイドワイヤーを損傷する可能性がある（ガイドワイヤーが削られて曲がっている）．
c：カーブした大きなオウルを用いると脛骨前壁に沿うようにネイル挿入孔を作製することができる．

く，膝蓋靱帯縦切開アプローチではガイドワイヤーが後方に向かうことが多いので注意が必要である．傍内側膝蓋アプローチでは，ガイドワイヤーの刺入が困難なときには，TKA の際の medial para-patellar approach のように関節切開を延長することが可能である．

エントリーポイントは，正面像では脛骨の髄腔中心軸の延長上で外側顆間隆起の内側が目安となる．ただし，このポイントは下腿の内外旋によって最大 15 mm 移動するといわれており[1]，正確な正面像が必要となる．側面においては，脛骨近位端前縁となる（図 4）．側面でのエントリーポイントが近位になりすぎると関節面を削ることになり，また遠位すぎると脛骨結節を削ることになるので注意が必要である．

エントリーポイントが決まれば，ガイドワイヤーを刺入する．このとき正面像では脛骨の髄腔中心軸の方

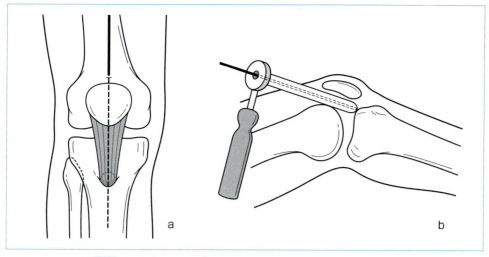

図6 膝蓋骨上アプローチ（supra-patellar approach）
a：膝蓋骨上方に2～4 cmの縦切開を加え，大腿四頭筋の中央を深く縦切開する．関節包を切開して膝蓋上包から関節内に入り，鈍的剝離を行う．
b：トロカールを大腿骨遠位滑車溝と膝蓋骨の間の関節面を通して脛骨近位前縁のガイドワイヤー刺入至適位置へ導く．

向に，側面像では前方骨皮質にできるだけ平行になるように進める．後方に向かいやすいので注意が必要である．

イメージでガイドワイヤーの方向がよいことが確認されれば，スターターリーマーでネイル挿入部の開孔を行う（図5-a）．Infra-patellar approachでは，スリーブなどを用いて膝蓋腱を保護する．ガイドワイヤーは膝蓋骨に当たって後方へ向かいがちであるため，リーマーの挿入には注意が必要である．無理に前方に向けてリーミングを行うとガイドワイヤーを削り，破損することもある（図5-b）．このため，我々は，リーマーの挿入は最低限にとどめ，開孔部から従来のカーブの強いオウルを挿入し，前方の骨皮質に平行になるように髄内に進めている（図5-c）．

2）膝蓋骨上アプローチ（supra-patellar approach）（図6）

膝蓋骨上方に約2～4 cmの皮切を加え，大腿四頭筋を縦方向に分け，関節包を切開する．次いで，膝蓋大腿関節に指を入れて鈍的に剝離し，膝蓋骨に自由度を持たせる．皮切箇所から膝関節内に大腿骨遠位滑車溝と膝蓋骨の間の関節面を通してプロテクションスリーブを挿入し，スリーブを脛骨前方縁に到達するまで進める．

4．整復，ガイドロッドの挿入

整復は徒手的に行うことが多い．術前にある程度の整復が可能かどうかを確認しておく．どうしても短縮がとれない場合には，創外固定器やdistractorを用いることもある（後述）．

ガイドロッドは，その先端をやや強めに曲げて挿入する．また，それよりも近位をやや弱めに曲げておくという報告もある[5]．骨折部でこの曲がった先端で遠位骨片の髄腔をとらえて進入させる（図7-a）．ロッドをあまり強く曲げるとネイル挿入後，抜去が困難となることがある．徒手整復が困難な場合にはreducerを用いて近位骨片をコントロールしてガイドロッドを遠位骨片に導くようにすることもある（図7-b）．いったん遠位骨片に挿入されれば，できるだけ遠位（epiphyseal scarを越えるぐらい）まで進め，ガイドロッド先端は正面，側面ともに髄腔の中心にくるようにする[1)5)]（図8）．螺旋骨折や斜骨折では，遠位の骨片にガイドロッドが偏心性に挿入されることが多く，経皮的に骨鉗子を用いて整復しておく[1)3)～5)]（図9）．また，どうしても偏心性にガイドロッドが挿入され，遠位骨片の中央にこない場合には，ブロッキングピンやスクリューを用いて中央にくるように誘導することもある[3)]（図10）．

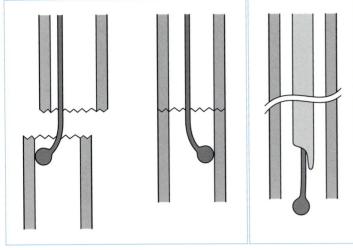

図7 ガイドロッドの挿入
a：ガイドロッドの先端を少し曲げる．この状態で挿入し骨折部で回転させ遠位の骨片をひっかけるようにして遠位の髄腔に進める．
b：Reducer を用いることも可能である．

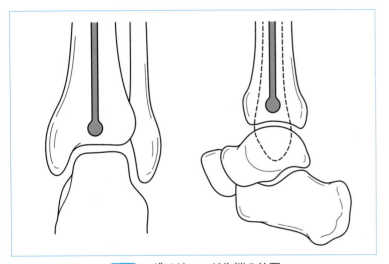

図8 ガイドロッド先端の位置
正面，側面ともできるだけ遠位正中に進める．

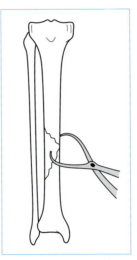

図9 鉗子による整復位保持
螺旋骨折や斜骨折では，ガイドロッドが偏心性に挿入されることが多く，鉗子で整復位を保っておく．

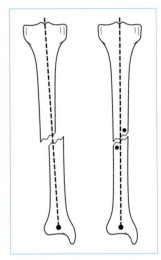

図10 ブロッキングスクリューピン
ガイドロッドが遠位中央に挿入されるようにピンあるいはスクリューを使って，その方向を調整する．

5. 髄内のリーミング(図11)

　髄内のリーミングを行わずに挿入する unreamed nail が使用されることもあるが，術後遷延治癒や偽関節，追加手術が必要なことが多い．また，スクリューやネイルの折損も多く報告され，最近では reamed nail が広く使われている．リーマーは各社によってかなり差がある．すべての径のリーマーの先端が鋭となっているタイプもあるが，最も径の小さいものだけが先端が鋭となっていて他のものは先端が鈍となっているものもある．このような場合には，髄腔がいかに広くても最も細いリーマーからリーミングを開始しなければならない．リーミングは軟部組織を保護するためにスリーブや板状のプロテクターを用いて行う．リーマーは，先端が髄内に入ってから回転を加え，高回転，低トルクで途中で止めることなく行う．骨折部を通過するときには偏心性に骨皮質を削らないようにイメージで確認する．また，髄腔峡部(isthmus)を通過するときには，カリカリというような骨を削る音がするが，ここでは進めたり引いたりしながら十分にリーミングを行う．術前に予定したネイル径の1〜1.5 mm オーバーまでリーミングを行う．しかし，実際のリーミングではその手応えによってネイル径を予定サイズよりも細いものにしたり，太いものに変更したりすることもある．

6. ネイル長の決定(図12)

　ネイル長は，リーミング前に測定することもある．

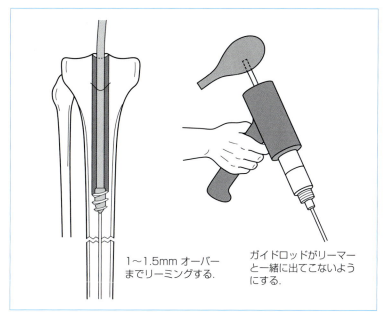

図11 リーミング

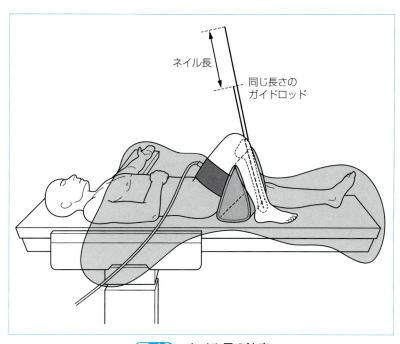

図12 ネイル長の決定

各種ネイルによって専用のルーラーが用意されている場合には，これを用いて計測する．術前の作図とかなり差がある場合にはガイドロッドの位置をイメージで確認する．専用のルーラーがないときは，同じ長さのガイドロッドをその髄腔挿入部に当て，髄内に挿入されたロッドの先端位置をマークする．この同じ長さのロッドのマーク部から最後尾までがネイルの長さとなる．遠位部骨折ではできる限り長いネイルを遠位まで挿入することが必要であるが，骨幹部骨折ではやや短めを選択する．

7．ネイルの挿入(図13)

ネイルの長さ，径が決まれば，ガイドロッドを通してjigを装着したネイルを挿入する．1.5 mmオーバーまでリーミングしておくと，通常は用手的に挿入できる．用手的に挿入が困難な場合には，ハンマーで叩き

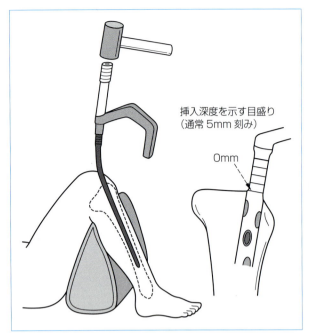

図 13
ネイルの挿入
ネイルは 1.5 mm オーバーまでリーミングを行うと，通常徒手的に挿入可能である．必要に応じてハンマーで軽く打ち込みながらネイルを挿入する．骨折部を通過するときはイメージで確認する．
ネイル挿入が困難な場合には，無理をせずに再度リーミングを行う．あるいは細いネイルを選択する．

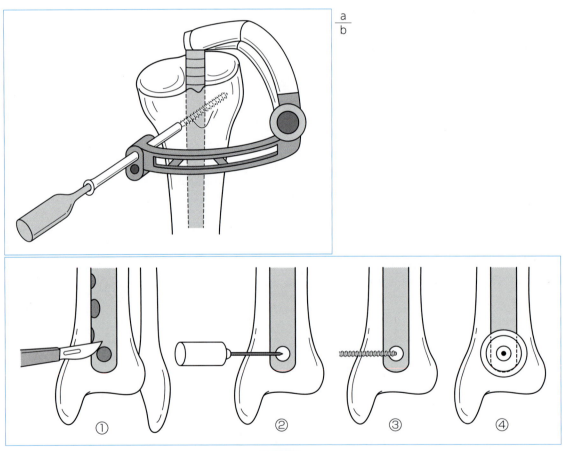

図 14

a：近位横止め．近位横止め用の jig から挿入する．通常 M-L 方向に 2 本挿入するが，斜め方向など追加できるネイルが多い．
b：遠位横止め．遠位の横止めはイメージ下で行う．
　①遠位横止めホール上に皮切を加える．
　②キリでホールの中心をマークし，少し叩き込む．
　③，④ラジオルーセントドリルでドリル孔を作製する．

込むようにするが，それも困難な場合にはイメージでネイル挿入方向が誤っていないかどうかや障害物がないかどうかを確認するとともに，ネイルをいったん抜いて再度のリーミングも考慮する．ネイルは脛骨近位部から突出しないように十分な深さまで挿入する．

8．近位，遠位の横止め

近位の横止めは，近位横止め用デバイス越しに挿入できる．通常 M-L 方向に 2 本挿入することが多いが，最近のネイルでは斜め方向や前後方向にも横止めスクリューを挿入することが可能である．骨折部位や骨質によってスクリューの方向，数を選択する（図 14-a）．

遠位のスクリューは通常ラジオルーセントドリルを用いたフリーハンドで行う．ドリリングの前にキリ状のもので骨にくぼみをつけておくとドリルが滑らずにスムースに行える．遠位スクリューの本数，向きはネイルによって異なるが，できるだけ多くのスクリューを方向を変えて挿入するほうが固定性は強くなる（図 14-b）．骨折部にギャップが残存する場合には，遠位の横止めを先に行ってから，back-stroke 法でギャップを埋める方法[3)5)]と，遠位固定後に近位スクリューをダイナミックホールに挿入して，これをネイル内で押し込んでギャップを埋める方法がある．我々は，back-stroke 法を行っている（図 15）．このとき，ネイルが引き戻されて近位に出てくることがあるので，少し深めに打ち込んでおく必要がある．また，固定は

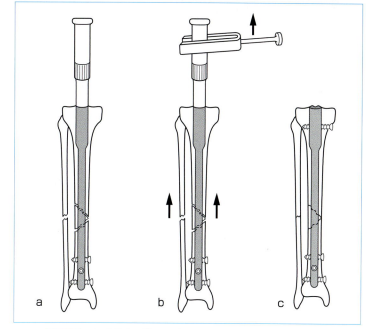

図 15 骨折部の離開を埋める方法（back-stroke 法）
a：まず，遠位の横止めを行う．
b：ネイルを近位方向に引き戻す．
c：骨折部の離開が埋まったことを確認して近位の横止めを行う．

static となるようにしている．横止めを終了する前に下腿の回旋をチェックしておく必要がある．

9．エンドキャップの挿入

打ち込んだネイルの深度によってエンドキャップのサイズを決める．

10．洗浄，縫合

創を十分に洗浄後，各層を縫合して手術を終了する．

② 応用編：分節骨折・粉砕骨折に対する髄内釘固定

Advance

テクニックのコツ―ポイント
・創外固定や distractor の利用およびピンの位置を考慮．
・プレート固定の併用．

創外固定を利用した髄内釘固定[3)〜5)]

粉砕骨折においては，術中長さの維持が困難である．また，手術までの期間が長くなり徒手的に短縮が矯正されない場合がある．このような場合には，distractor や創外固定器を用いると短縮の矯正や整復位の保持が容易となる．この方法は，教科書には記載があるが，広くは行われていない印象がある[1)3)4)]．このとき，近位のピンはネイル挿入部の前方を避けてできるだけ後方に ML 方向に刺入する．遠位はできるだけ遠位の後方，あるいは距骨，踵骨に刺入する．我々の施設では，開放骨折や腫脹が強い場合には受傷当日に

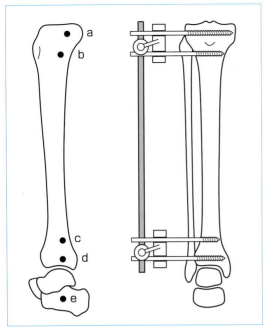

図 16 　創外固定のピンの位置
・近位はできるだけ後方にピンを刺入する（a, b）．
・遠位はできるだけ遠位で後方に刺入する（c, d）．
・遠位は踵骨に貫通ピンを使用することもある（e）．
・手術時にはa, dのピンだけを残すこともある．

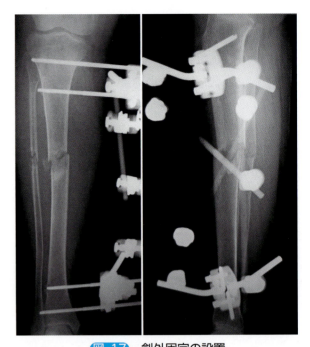

図 17 　創外固定の設置
近位，遠位ともに脛骨にピンを刺入した症例．両側ともできるだけ後方に刺入しておくと，そのまま髄内釘の操作が可能である．場合によっては，最近位，最遠位の2本にして創外固定を組み直す．

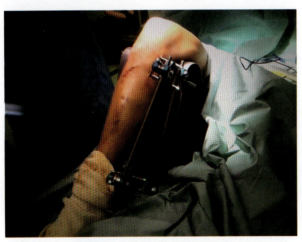

図 18 　下腿のセッティング
滅菌した三角枕を使用している．

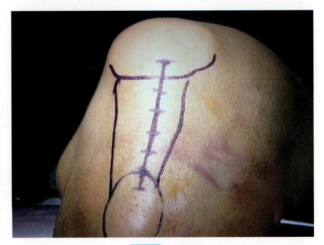

図 19 　皮切

創外固定を行い，髄内釘による手術は待機手術としている．このとき，創外固定の近位ピン2本はできるだけ近位で後方，遠位ピンもできるだけ遠位で後方に刺入し，バーを内側に設置するようにしている（図 16, 17）．このままで髄内釘の手術を行うこともあるが，バーを組み替えたり，最近位，最遠位のピンだけを残した状態にすることもある．あまりに固定性がよく，骨折部が動かないとガイドロッドの刺入がかえって困難であったり，至適位置に誘導できなかったりすることが

ある．なお，遠位のピンの孔とネイルの横止めの位置が一致してしまうこと，ピン刺入部にネイル挿入されることで感染が危惧されることから，関節をまたいで距骨や踵骨にピンを打つことが推奨されることもあるが，骨折部に十分な牽引力が働かず，整復位の保持が難しいことも多い．また，貫通ピンや内外側にピンを刺入してバーを四角形に組む方法も紹介されている[1]．

ネイル挿入については通常の手技と同様であり，その手順を図 18〜28 に示す．

図 20
エントリーポイントの決定およびガイドワイヤーの刺入

創外固定のピンが後方に刺入されているために，ガイドワイヤー刺入の障害にはならない．

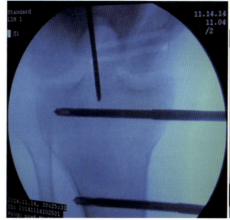
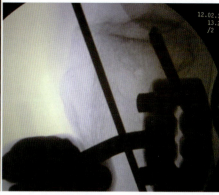

図 21
スターターリーマーでネイル挿入孔を作製

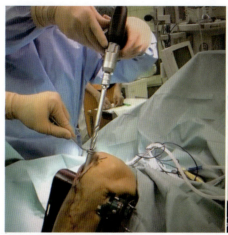
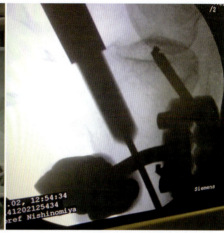

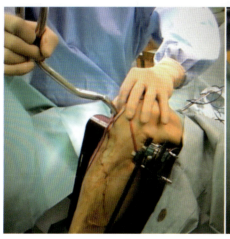
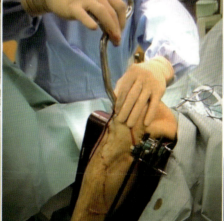
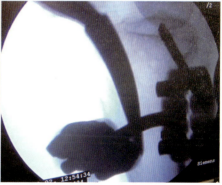

図 22　オウルを用いてネイル挿入孔を遠位に延長

分節型骨折

　転位が少ない場合には，通常の髄内釘手術が可能である．転位が大きい場合には経皮的あるいは小皮切から鉗子で分節骨片をかんでコントロールしながらガイドロッドを通すような工夫が必要な場合もある．また，近位に骨折線がある場合には，髄内釘挿入で転位が生じる場合も多く，ここをまずプレートで固定し（ロッキングプレート，スクリューは monocortical で），通常の骨折として髄内釘を挿入することもある[2]．Supra-patellar approach から髄内釘を挿入することで近位骨片の転位を防ぐことも可能である．

（正田悦朗）

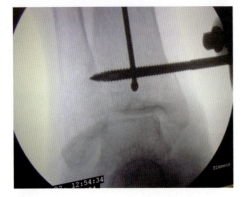

図 23 ガイドロッドをできるだけ遠位まで挿入
正面,側面ともに中央へ.
創外固定の遠位ピンの近位側はガイドロッドが通らなかったため抜去している.

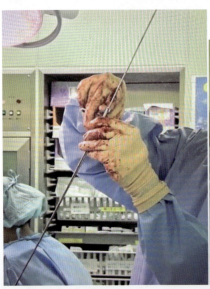
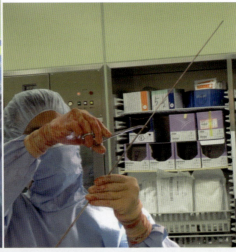

図 24 ネイル長の測定

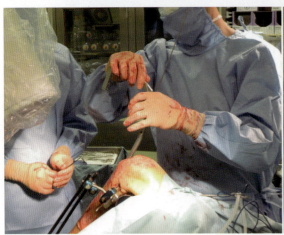
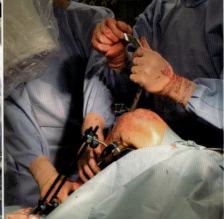
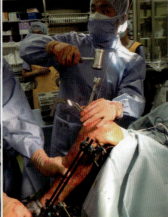

図 25 ネイルの挿入
徒手で挿入し,必要ならハンマーを用いる.

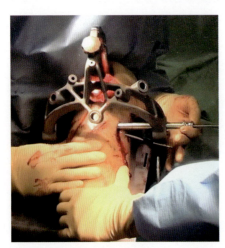

図 26 近位の横止め

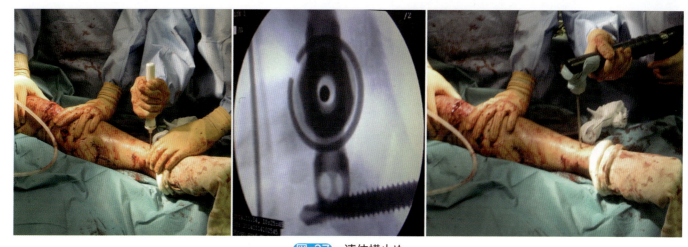

図 27 遠位横止め
キリで骨に小さなくぼみを作り，ラジオルーセントドリル先端をそのくぼみに合わせ，ドリリングする．

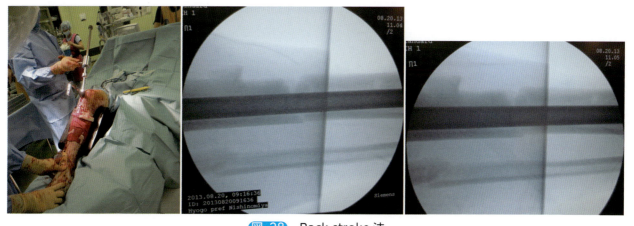

図 28 Back-stroke 法
まず遠位を横止めし，ネイルを引き戻す．これによって，骨折部の間隙が埋まる．

文　献

1) Boulton C, O'Toole RV：Tibia and Fibula shaft fractures. p.2415-2473, Rockwood and Green's Fractures in Adults, Wolters Kluwer, 2015.
2) 伊勢福修司：下腿骨幹部骨折．MB Orthop. **26**(11)：139-149，2013.
3) 糸満盛憲（日本語版総編集）：髄内釘法．p.190-209，AO法　骨折治療　第2版，医学書院，2010.
4) 糸満盛憲（日本語版総編集）：脛骨：骨幹部．p.608-622，AO法　骨折治療　第2版，医学書院，2010.
5) 最上敦彦：脛骨近位端・骨幹部・遠位端骨折．宗田大ほか編．p.38-57, OS NEXUS, メジカルビュー社，2015.

Ⅱ. 新鮮骨折に対する髄内釘の実践テクニック

2 | 脛骨骨折に対する髄内釘固定

2)脛骨近位部骨折：関節内および関節近位 1/3

Advance

テクニックのコツ―ポイント

・術中牽引で整復を保持しながら手術を行う.
・関節内骨折の整復固定, 経皮的に内側皮質の整復を行ってから手術を開始する.
・Supra-patellar approach の刺入点に注意する(前方コーナーから刺入する).

① 何に注意してどんなインプラントを用いるか？

はじめに

　脛骨近位部骨折に髄内釘固定を行うには, supra-patellar approach が必須のアイテムとなる.

＜Supra-patellar approach の利点＞

(1) 膝関節を伸展位に置くことで膝蓋腱が脛骨近位骨片を前方に転位させない

(2) 近位部を含め脛骨全長の術中の透視が容易である

(3) 近位部骨折部(関節内を含め)の整復操作が容易である

(4) 牽引した状態での手術が可能である

＜Supra-patellar approach の欠点＞

(1) 関節内要素(軟骨・前十字靱帯・半月板)の損傷の危惧がある

(2) 挿入困難の可能性がある

(3) 抜釘時に別皮切を要する

インプラント

1. Smith & Nephew 社製 Trigen Meta Nail

1) 使用理由

(1) Supra-patellar approach 用のシステムがある

(2) 近位端から 27 mm の位置で 10°の近位ベンドがあ

るので, 髄内釘挿入による近位端骨片転位の危険性が少ない

(3) ネイル近位端から 45 mm の間に近位横止めスクリューを 4 本設置可能である

(4) 最近位の横止めスクリューがエンドキャップでロック可能である

(5) その他の横止めスクリューもネイルのスクリューホールにスレッドがあり, バックアウト防止が可能である

2. Stryker 社 T2 顆部スクリューおよび顆部スクリュー用ナット

1) 使用理由

　可動式の平ワッシャーで皮質表面と密着する構造となっており, ワッシャー間で骨片を圧迫固定することが可能である. 現在使用できるインプラントでは, 骨片間の圧迫力は最強である. 関節面骨折がある場合は, 必須のインプラントである.

手術適応

　AO/OTA 分類 41-A2, A3 はよい適応である. 関節内骨折である 41-C1, C2 は, 単純関節内骨折が経皮手

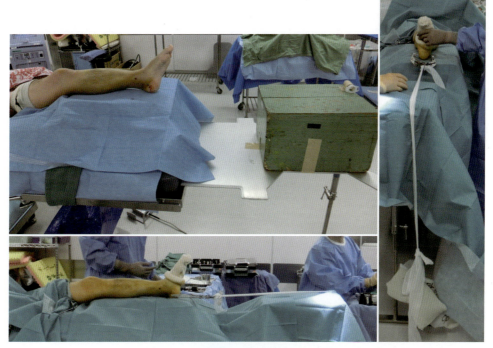

図1 術中牽引

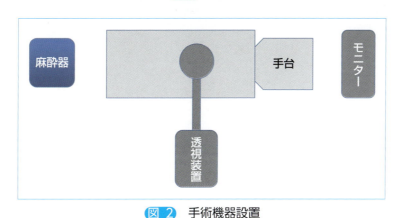

図2 手術機器設置

技で整復可能なものはよい適応と考える．C3に関しては，チャレンジャブルな点はあるが経皮手技または小切開で関節内骨折が整復できるものは適応可能である[1]．関節内骨折に適応する場合には，T2顆部スクリューおよび顆部スクリュー用ナットが必須のアイテムである．

手術体位および機器の設置

手術は仰臥位で行う．膝が約10°位の屈曲位となるように下腿部を透視可能な台（当院ではダンボール製の四角枕を使用）で挙上する．患側殿部に砂嚢を入れて膝の屈曲角度を調整している（図1）．患側下腿は床面と平行になるように調整する．牽引下で手術を行う場合は，図2のごとく手術台の足方に手術用手台を置いて，その上に足台を設置する（図1, 2）．透視装置のモニターは患側足方に設置し，透視装置は健側に設置しCアームはアンダーアームで回旋させるようにする（図2）．

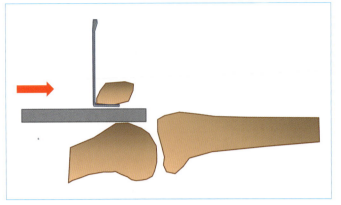

図3 スリーブの挿入
膝蓋骨を持ち上げた筋鉤の表面を滑らせるように挿入する．

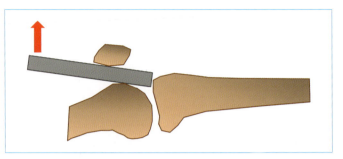

図4 スリーブ刺入位置への誘導
スリーブを脛骨前方角の少し手前の位置に留めガイドピンを刺入し，その後ガイドピンを誘導に用いて刺入位置にスリーブを押しつけるようにしたほうが刺入至適脛骨前方角に刺入しやすい．

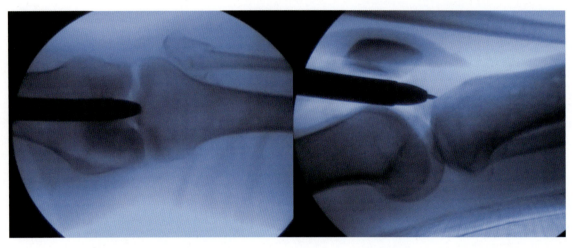

図5 ガイドピン刺入位置

② どこまで治せるか？

手術手技

1. Supra-patellar approach

イメージで下腿長軸ラインを膝蓋骨近位までマーキングする．このときに，脛骨正面像でのガイドピン刺入位置を確認する．膝蓋骨上極からマーキングラインに沿って3〜4 cm切開する．大腿四頭筋腱部を皮切同様に縦切開する．直視および用手的に関節内を確認する．特に膝蓋上嚢部に棚などのスリーブの通過障害となるものがないか確認する．通過障害となるものがあれば切離をする．

次に筋鉤で膝蓋骨を上方に引き上げ，筋鉤にスリーブを押し当てて膝蓋・大腿関節に滑り込ませる（図3）．このような操作を行うことでスリーブによる膝蓋骨および大腿骨関節軟骨の損傷を防ぐことができる．正面イメージ像で正面位置が正しいことを確認したら，スリーブ近位部を少し持ち上げるようにする（図4）．この操作でガイドピンはほぼ側面の刺入ポイント脛骨前面皮質線と関節面の交点である前方コーナーにガイドピンを誘導することができる．側面透視にて側面ガイドピン刺入位置を確認する（図5）．このような方法でガイドピンを刺入することで，ガイドピンは脂肪体のなかで前方から後方に誘導される形となり関節内の重要構造物を引っ掛ける心配がない．ガイドピン刺入位置を正・側面イメージ像で確認したら，刺入孔の作製を行う．この後は，各メーカーの手術手技に準じた手順を行うことになる．

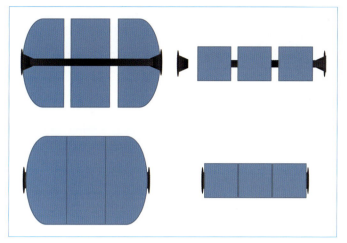

図6　関節面骨片の整復固定
T2顆部スクリューおよび顆部スクリュー用ナットで固定するためには，内外側骨片に厚みが必要となる．

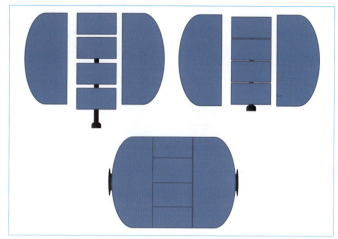

図7　前後方向での粉砕骨片の整復固定
K-wireで関節面が整復でき一塊にできればCCSで整復固定が可能である．中央部は関節軟骨・関節軟骨下骨を下支えすれば少し薄い骨片や粉砕骨片でも挟み込みによる圧着固定が可能である．

図8
関節面傾斜の整復・固定の原理
T2顆部スクリュー・顆部スクリュー用ナットと髄内釘の近位横止めスクリューで三角形を作り上げる．関節軟骨下海綿骨で三角形が組み上がれば関節面の傾きも含めて保持することができる．
そのためには，顆部スクリューを近位横止めスクリューで下支えを行い，横止めスクリューを確実に固定するロッキング機構が重要である（○印）．

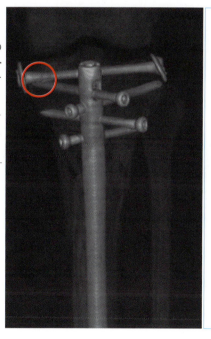
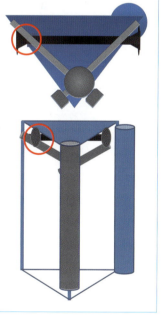

2．関節面整復

　踵骨に2.0 mm Kirschner鋼線（以下，K-wire）を刺入し直達牽引5 kgを行う．牽引を行うことでほとんどの場合，関節面の軽度の開きを残して関節ラインは整復される．関節面骨片は大腿骨による軸圧損傷が主なため，骨膜損傷が少なく牽引による骨膜および関節包の緊張で関節面は整復される．陥没骨片が介在する場合には，牽引のみでは整復されないため，splitした骨折線より2.4 mm K-wireで作製した整復子を用いて，陥没骨片を髄内から整復する．陥没骨片を持ち上げた状態で，2.0 mm K-wireを用いて陥没骨片を軟骨下骨で下支えをする．イメージ下に整復子の先端を目標にK-wireを刺入する．関節面の開きは，骨把持を用いて経皮的に圧着を行う．次に関節面後方1/3を目標にして，Stryker社T2顆部スクリューを刺入し関節面の圧着固定を行う（図6）．T2顆部スクリューはジグによる誘導システムのため，脛骨近位で用いるときはフリーハンド手技になる．まず，2.0 mm K-wireで刺入位置に仮刺入を行い，正・側面2方向イメージ透視で刺入位置の確認を行う．刺入位置がよければK-wireをドリルに変えてドリリングを行う．顆部スクリュー誘導用のガイドピンを通し，顆部スクリュー・顆部スクリュー用ナットで圧着固定する．圧着に際しては骨膜以外の軟部組織を挟み込まないように十分に注意する．ML方向での圧着固定だけで関節面の固定が不十

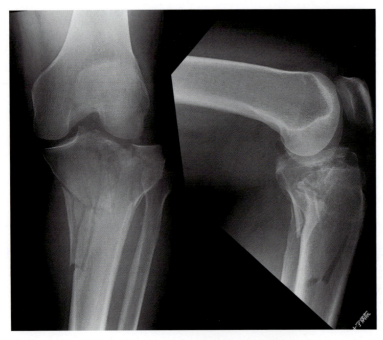

図9 症例：初診時X線像
41-C3．内側脛骨皮質骨に粉砕がある．脛骨顆間隆起から外顆にかけて大腿骨外顆のインパクションを認める．

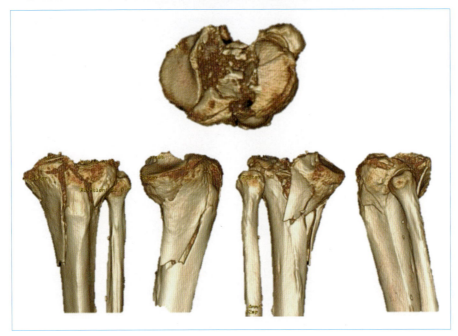

図10 症例：3D-CT像

分な場合には，CCSを用いてAP方向の圧着固定を実施する（図7）．

3．関節面整復の基準

腓骨に骨折がない場合は，腓骨に靱帯結合している外側後顆を基準にする．

内側骨幹部に骨折がある場合は，皮質面の整復を経皮的に行い内側長を再建する．

内側の短縮は，関節面内反変形となるため十分注意する．髄内釘最近位の横止めスクリューで内側皮質長を保持するようにする．顆部スクリューを用いた場合は，最近位の横止めスクリューで顆部スクリューの内側を下支えするように横止めスクリュー位置を調整する（髄内釘の挿入深度を調整する）（図8）．

4．41-C骨折に用いる場合の手術順

(1) 関節面整復固定
(2) 内側皮質長の再建

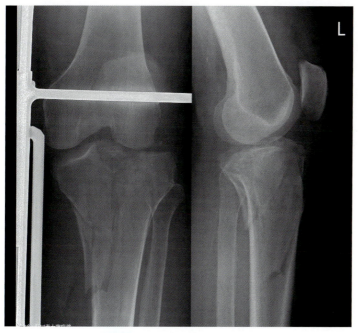

図11 症例：牽引時X線像
関節面の横幅の開大を残し，ほぼ整復位が得られている．

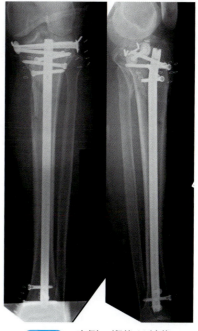

図12 症例：術後X線像

(3) 髄内釘固定

の順に手術を行う．

症　例

　60歳，男性．オートバイ走行中に自転車と衝突し受傷した．既往症に関節リウマチがあり免疫抑制剤を内服加療していた．右足背部は広範囲皮膚剥脱となっていた．受傷時X線では，左膝内側骨幹端に粉砕を伴う41-C3骨折および左鎖骨骨幹部骨折を認めた(図9)．3D-CT像では，顆間部に粉砕を認めるが荷重関節面には粉砕を認めなかった．脛骨骨幹端から後顆にかけて内側皮質骨は粉砕していた(図10)．同日，踵骨による直達牽引を実施した．牽引後X線では正面・側面像ともにある程度の整復位が得られていた(図11)．術後7日目に脛骨に対しては踵骨での鋼線牽引実施下にsupra-patellar approachも用いた髄内釘固定術，鎖骨に対して経皮ピンニング法を実施した(図12)．術後13か月，膝関節可動域は伸展0°，屈曲115°と健側に比べ25°の屈曲制限を認めるが，疼痛もなく独歩が可能で原職に復帰している(図13)．

（野々宮廣章）

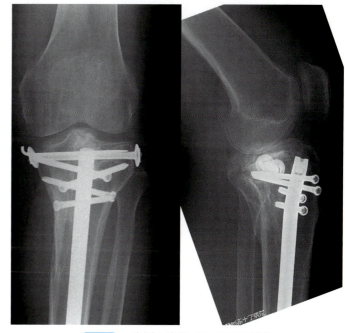

図13 症例：術後13か月X線像
骨癒合良好である．

文　献

1) 野々宮廣章：脛骨近位関節内骨折(41-C3)に対して髄内釘固定術を実施した1例．骨折．**35**：878-881，2013．

髄内釘による骨接合術―全テクニック公開，初心者からエキスパートまで―

Ⅱ. 新鮮骨折に対する髄内釘の実践テクニック

2　脛骨骨折に対する髄内釘固定

3）脛骨遠位部骨折（ピロン骨折を含む）

Advance

テクニックのコツ―ポイント

・主たる遠位骨片の長さが概ね20 mm以上が適応の最低条件になる.
・術前ならびに術中創外固定による骨折部の牽引・矯正は，軟部組織の保護ならびに整復位の獲得・保持のために極めて有効である.
・膝屈曲を必要としない髄内釘挿入法であるsupra-patellar approachや外側傍膝蓋骨（関節外）アプローチは必須のテクニックである.
・ピロン骨折では，脛骨関節面を構成する骨片のK-wireやスクリューによる整復固定が最重要である.
・腓骨の固定はK-wire髄内固定で十分の場合が多く，X線イメージ側面像における関節面の確認においても有利である.

はじめに

　脛骨骨折の標準的骨接合術は「髄内釘固定」であるが，脛骨遠位部骨折においては，遠位骨片の大きさや関節面への骨折の波及を理由に「プレート固定（主にロッキングプレート）」が選択されることが多い. しかしながら，軟部組織に余裕のない脛骨遠位部での安易なプレート固定は，軟部組織のトラブルから感染を併発するリスクも高い. 近年，遠位横止めスクリューの位置遠位化ならびに制動化がなされた新世代髄内釘の開発やブロッカーピンテクニックによる整復手技，ならびに膝関節軽度屈曲位（semi-extended position）での膝蓋骨上アプローチ（supra-patellar approach）を用いた髄内釘挿入法の導入などの様々な工夫がなされ，脛骨遠位部骨折への髄内釘固定の適応拡大が図られている. 本稿では，これまで髄内釘の適応が困難と考えられていた脛骨遠位部骨折に対する髄内釘法の手術手技のポイントについて詳述する.

① 何に注意してどんなインプラントを用いるか？

分　類

　遠位骨片と骨幹部のアライメントと骨長を調整すればよい骨幹端部骨折（いわゆる「非ピロン骨折」）と，それに加えて粉砕した関節面の解剖学的ならびに力学的再建が求められる骨端部骨折（いわゆる「ピロン骨折」）では，おのずとその治療戦略は異なるため分けて考える.

初療時処置・評価

1. **足関節架橋（spanning）・下腿挙上（leg raising）式創外固定の重要性（図 1）**

　患肢の腫脹が少なく骨折の転位が小さい場合は，ギプスシーネ固定や直達牽引での待機も容認されるが，通常は受傷後速やかに足関節を跨いで創外固定器を装着することを原則とする. 脛骨近位には2（～3）本の

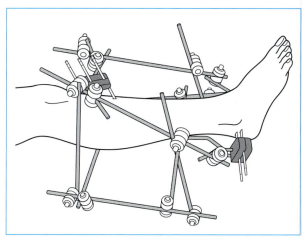
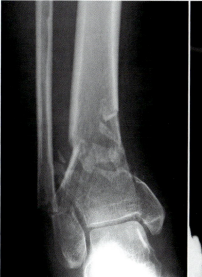
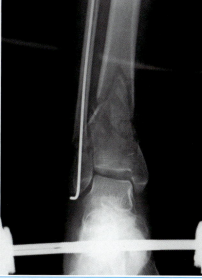
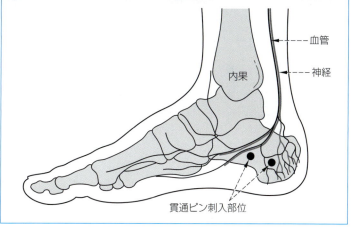

a	b	c
	d	

図 1

足関節架橋（spanning）・下腿挙上（leg raising）式創外固定の実際

- a：脛骨と踵骨にピンを刺し，足関節を架橋して創外固定を組み，その周りにロッドを立てて下腿を挙上する．
- b：受傷時単純 X 線画像
- c：創外固定後単純 X 線画像．踵骨に 4 mm 径貫通ピンを 2 本使用することで，関節面や骨幹端の骨折部に両側から十分な牽引・矯正力をかけることができる．
- d：踵骨への貫通ピン至適刺入部位．内果後下方に神経血管束が走行するため，貫通ピンは踵骨「内側」から「外側」に向けて，かつ踵（かかと）寄りに刺入する．

ハーフピンを刺入するが，踵骨にはフル（貫通）ピンを 2 本使用することで，骨折部遠位両側から十分な牽引力をかけ仮整復固定する．ただし，目的はあくまで内固定までの軟部組織管理であるので，解剖学的整復位を目指すというよりも，転位した骨片が皮下に突出していないことを「触診」で確認しつつ，牽引の方向や程度を調整することが大切である．そのうえで，余っているロッドやクランプを付け足し患肢を常時挙上することで（腓腹部を浮かせ静脈灌流を妨げないようにして），腫脹の軽減を図る．

2. 腓骨・脛骨関節面骨折の整復固定の是非

脛骨の関節面や腓骨に大きな転位が存在する場合，教科書的には「可能であれば，腓骨は解剖学的にプレート固定し，脛骨関節面も必要最低限の処置（経皮あるいは小切開）でスクリューや Kirschner 鋼線（以下，K-wire）を用いて整復固定しておくべき」といわれている．しかし，スタッフの充実していない夜間や緊急初療時に，その先の治療方針が決まらない状態で安易に患部にメスを入れることは厳に慎むべきである．皮切（アプローチ）や整復固定が不適切であると，二期的内固定の際の障害となるからである．腓骨骨折部が脛骨骨折部と同レベルのために創外固定装着後も不安定性が残る場合でも，あえて K-wire 髄内釘固定にとどめておくほうが無難である．脛骨関節面の整復も同様の理由で，創外固定器の牽引力による ligamentotaxis での間接的かつ可及的整復のみにとどめておく．

3. 創外固定後 CT 画像評価の有用性（図 2）

初診時のみならず創外固定後の 3D を含めた CT 画像評価が，X 線画像ではわかりにくい遠位骨片の骨折

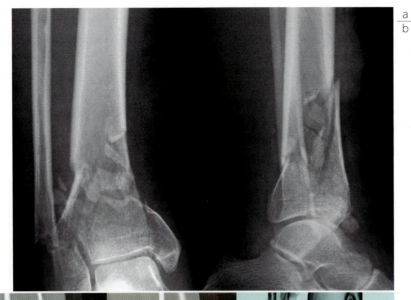

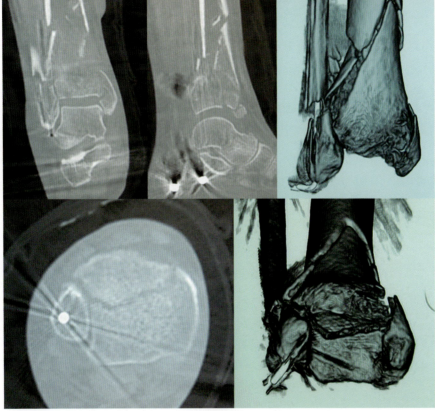

図 2
創外固定後 3D-CT 画像による評価
a：受傷時単純 X 線画像
b：創外固定後 CT 画像．単純 X 線画像ではわかりにくい関節面骨片の転位の方向や程度を詳細に検討しておく．特に距骨を外して，関節面側から脛骨天蓋部を見上げた画像が有用である．

の状況（骨折線の位置，転位の度合いなど）を立体的に把握するうえで重要である．特にピロン骨折においては，距骨を外して再構成した 3D-CT 画像を作成し，関節面側から脛骨天蓋部を見上げた所見を入念に観察することが，この先の関節面再建のための手術計画（整復の順序，スクリューや K-wire の刺入位置・方向決定など）を立てるうえで有用である．

手術時期

軟部組織の腫脹消退が目安になる．特に患部の腫脹が激しいピロン骨折においては，皮膚をつまむことで皺が形成される「wrinkle sign」の出現が認められる受傷後 1〜2 週間（概ね 10 日前後）頃が，軟部組織のトラブル回避と術中整復の容易さを兼ね備えた至適手術時期といえる．

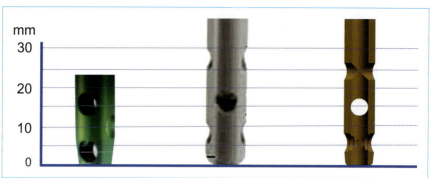

図 3　主な脛骨遠位部骨折用髄内釘（各社比較表）
（数字：ネイル遠位端からの距離．単位 mm）
（赤字：スクリュー孔の「ネジ切り」加工あり）
（青字：スクリュー孔に「タブ」加工あり）
（ML：内外側方向，AP：前後方向）

社　名	Zimmer Biomet		Smith & Nephew
製品名	Phoenix Nail	Natural Nail	META-nail
遠位横止め スクリュー孔の 位置（方向）	15.6（ML） 10（AP） 4.5（ML）	27.5（ML） 17.5（AP） 7.5（ML）	25（ML） 15（AP） 5（ML）

使用する髄内釘の選択基準

　通常の横止め髄内釘（インターロッキングネイル）固定の適応の絶対条件は，「近位・遠位両方の骨片に 2 本以上の横止めスクリュー固定が可能なこと」である．ただし，不安定性の高い遠位部骨折においては極力「内・外側ならびに前・後方向から多数」の遠位横止めスクリュー固定が必要になる．よって，スクリュー孔が極力ネイル遠位端に配置されたものを選択すべきである．そのうえで，横止めスクリューの「制動化機構」があることは望ましいが，原則挿入スクリュー本数の多さが優先される．脛骨遠位部骨折に使用可能な代表的髄内釘を図表に示す（図 3）．

　ネイルの太さについては，「可能な限り太い髄内釘を入れる」ことが望ましい．髄腔峡部での「fit & fill」を得ることは，骨折部近位側の固定をネイル近位横止めスクリューのみに頼るよりも骨折部における動揺性を減じる効果を期待できるからである．よって原則「リームドネイル」を選択するが，髄腔リーミングはネイルの至適刺入径をはかる「ruler」と心得るべきで過度には行わない（gentle reaming）．また，その範囲は原則，髄腔峡部を超えるところまでとし，遠位部骨片内では髄内釘挿入で押し広げられる海綿骨の骨移植効果を期待して，最初以外はリーミングを行わないようにする（※遠位髄内海綿骨の固い症例は除く）．

手術適応と禁忌

　前述の髄内釘を用いれば，遠位骨片の近位側の主骨折線が関節面から 30 mm 以内（髄内釘の機種を厳選すれば 20 mm 以内）の「非ピロン骨折」は，基本的にすべて適応となる．加えて単純 X 線・CT 画像評価において，関節面を構成する脛骨遠位骨片を（経皮的あるいは観血的に）スクリューや K-wire でひとまとめに固定可能な「ピロン骨折」も適応となる．

　禁忌は，「髄腔の極端な弯曲や狭小化」や「髄内釘挿入路の既設置のインプラントの存在（ただし，抜釘が可能な状況の場合を除く）」のために髄内釘の挿入自体が困難な症例，ならびに「髄内・関節内への感染波及が危惧される重度汚染開放骨折」などである．特に髄内釘手術全般にいえることであるが，ひとたび感染が起きれば骨折部のみならず髄内全域に拡がる危険性があるため，適応は慎重を期すべきである．

髄内釘挿入のためのアプローチの選択

　通常の遠位部骨折であるならば，従来通りの膝関節屈曲位（deep flexed position）での経膝蓋靱帯や傍膝蓋靱帯からの膝蓋骨下アプローチ（infra-patellar approach）でも手術は可能である．しかしながら，極端に遠位骨片の小さい骨幹端部の「非ピロン骨折」や関節面などの骨端部に粉砕骨折のある「ピロン骨折」

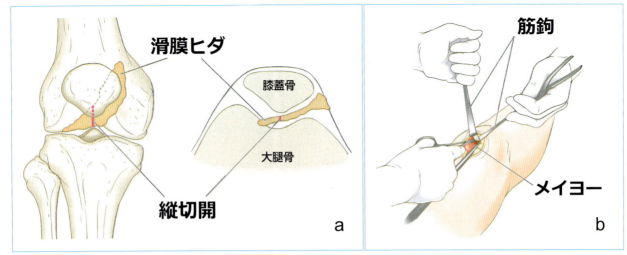

図4 膝蓋骨上アプローチ（supra-patellar approach）における保護スリーブ挿入困難例の原因と対処法（例：右膝）
a：PF関節内に張り出した滑膜ヒダが原因のことが多い．
b：筋鈎で膝蓋骨両端を持ち上げ，剪刀で進入路にあたる滑膜ヒダを縦切開する．

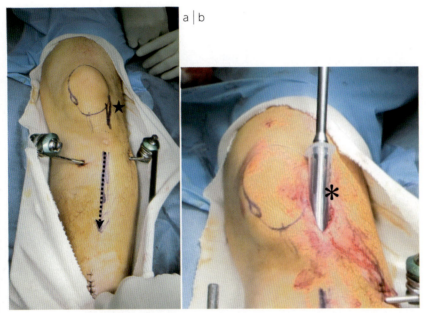

図5
外側傍膝蓋骨（関節外）アプローチの実際（例：左膝）
a：皮切部位（★印）．膝蓋骨外側下縁から膝蓋靱帯外側縁に至る約4 cmの切開．関節包は温存し，膝蓋靱帯ならびに膝蓋下脂肪体を内側に避けて至適刺入点に到達する．
※下腿に生理的内反があり，膝蓋骨が脛骨骨幹部骨軸（破線矢印）よりもやや内側に位置するときは，処置が容易である．
b：ディスポーザブル注射器の外筒（＊印）を保護スリーブ代わりにしてリーミングを施行する．

などの場合は，遠位骨片内での髄内釘の微妙な位置調整ならびに関節面の正確な整復・固定が必要となるため，下肢を伸展位にしたまま動かさずに2方向X線イメージコントロールが容易にできる膝関節伸展位（semi-extended position）での膝蓋骨上アプローチ（supra-patellar approach）が極めて有用である（※概略は他項（p.101～）参照）．ただし，時にガイドピン刺入のための保護スリーブの挿入困難例に遭遇する．多くは膝蓋大腿関節面に張り出した「滑膜ヒダ」が，スリーブ先端とぶつかって，あたかもトランポリンのよ

うに伸びて押し戻そうとすることが原因である．筋鈎で膝蓋骨両端を持ち上げ創内を観察し，中央に張り出す滑膜ヒダを縦切することで，ほとんどが挿入可能になる（図4）．膝関節内を通して脛骨に髄内釘を通すことによる膝関節への侵襲（軟骨損傷や関節内への感染波及など）を危惧するならば，同じく膝関節伸展位で施行可能な関節外からの外側傍膝蓋骨アプローチ（図5）も有用である．

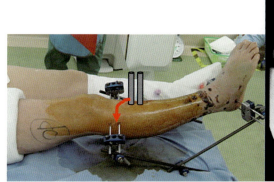
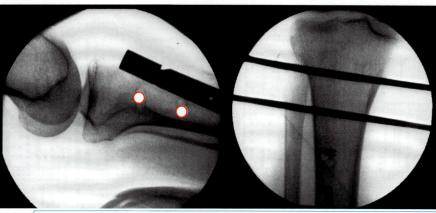
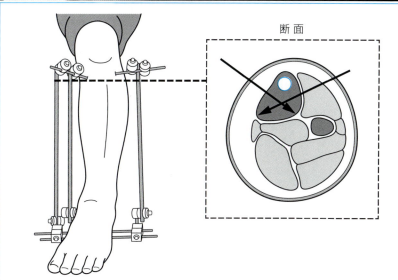

図 6
術中創外固定使用のための近位ピン刺入の実際
a：フルピンへの変更．手術直前に，手術室で近位ピンを「ハーフピン」から「フルピン」へ変更（矢印）する．X線イメージ側面像で髄内釘挿入予定路の近位後方のスペース（赤○印）に刺入する．
b：刺入位置の工夫．初療時に，脛骨近位前方の髄内釘の挿入予定部位（青○印）を避けた位置にハーフピンを斜めに刺入（矢印）しておけば，ピンを変更せずにそのまま髄内釘手術が可能である．

術中創外固定使用のための工夫

　創外固定により得られた整復位や牽引力を保持したいときは，術中にも創外固定を併用する．その際は，手術室で一旦固定器をはずし近位ピンを抜去したうえで，遠位ピンを含めた下肢の消毒をまず行う．その後，抜去した近位ピンの代わりに，脛骨近位側の髄内釘の通り道より後方にフル（貫通）ピンを刺し直し，再度滅菌済みの固定器に連結して創外固定を組み直す（図6-a）．ただし，初療時に脛骨近位側のハーフピンを髄内釘挿入路の斜め後方に位置するように刺入しておけば，ピンの打ち替えの必要はない（図6-b）．

② どこまで治せるか？

1. 極端に遠位骨片の小さい骨幹端部骨折（いわゆる「非ピロン骨折」）の場合

　通常は腓骨も同時に骨折しているので，脛骨遠位骨片のコントロールは概ね用手的に可能である．ただし，髄腔峡部以遠の骨折（infra-isthmal fracture）であるため，ネイルが挿入されるだけでは正確な整復位は得られない．その際には「ブロッカーピンテクニック」が極めて有用である（図7, 8）．ネイルの進行方向を規制する位置にK-wireを刺入することで，その後のネイル挿入と同時に骨折部の転位も自動矯正される．直径2 mm（※遠位骨片の大きさや骨質に応じて前後サイズを使用）のK-wireを標準使用する．K-wireであれば過度な矯正ストレスが掛かってもそれ自体の弯曲変形で解消されるため，スクリューによる同様のテクニックよりも安全で簡便である．

　「骨長（短縮・延長）」や「長軸」に比べて，「回旋」

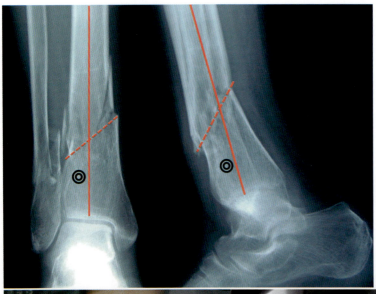
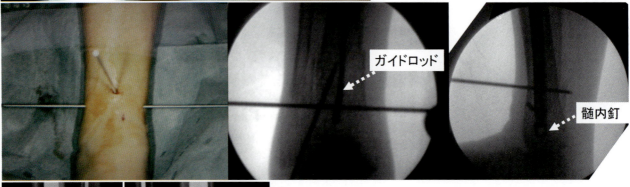
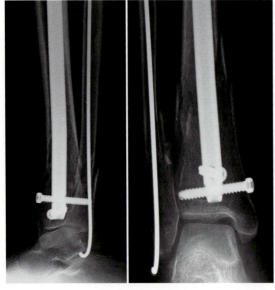

図 7
ブロッカーピンテクニックの実際

a：ピン刺入部位の決定法．X線イメージ正面・側面像をみながら，長軸（実線）と主骨折線（破線）のなす角の小さいほうにピン（◎）をそれぞれ刺入する．
b：ガイドロッド・髄内釘挿入．ピンを避けるように挿入したガイドロッド越しに髄内釘を挿入すれば，自動的に整復位が得られる．
c：術後単純X線像．遠位横止スクリュー固定後にピンを抜去しても，整復位は損なわれない．

の術中X線イメージ画像でのチェックは難しい．膝蓋骨を天井に向けた状態で，同様に第二趾が天井を向いていれば概ね良好である．事前に健側の状態をチェックしておいて参考にする（図9）．ネイル挿入直後は遠位骨片にネイルが単純に刺さった状態であるので，回旋の調整はネイルを中心にして遠位骨片を捻ればよい．ただし，この操作は遠位横止めスクリュー固定前に行うことが原則である．

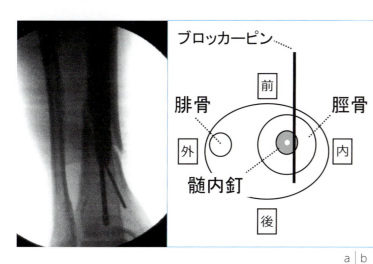
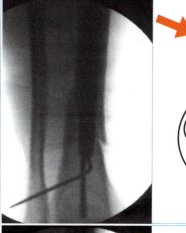
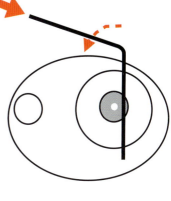
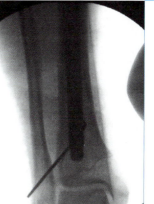
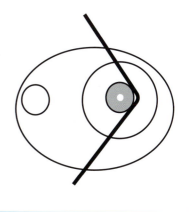
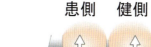

図 8
ブロッカーピンテクニックの実際
　a：髄内釘の先端がブロッカーピンとぶつかって挿入困難な場合
　b：皮膚の外に出ているピンの根元を曲げ（破線矢印），ペンチで把持してハンマーで打ち込む（実線矢印）．
　c：ピンを曲げた部分が髄内に入り，ネイル先端とぶつからなくなり，ネイルの挿入と同時に整復が得られる．

2．骨端部骨折（いわゆる「ピロン骨折」）の場合

1）関節面を含む遠位骨片の先行整復の重要性

　ピロン骨折に対して髄内釘固定を行うからといって，関節面の整復を疎かにすることはできない．そのために，以下の3つの方法で関節面を含む遠位骨片の整復を先に行う．

a) Ligamentotaxis で整復

　まずは創外固定のロッド連結を一旦緩める．踵骨に刺入された遠位ピンを把持してゆっくり牽引をかけながら ligamentotaxis での整復操作を入念に行う．X線イメージ画像をみながら，足関節の底・背屈ならびに内・外反を加えて，関節面を含む遠位骨片をコントロールする．幸いにも本操作のみで関節面の良好な整復位が得られたならば，その位置で創外固定のロッドを再び締結し，遠位骨片の内固定に移る．

b) 経髄内整復

　骨幹端骨折部や骨折部近位に開けた骨孔から，K-wire やエレバトリウム，小さな鋭匙や打ち込み棒などを遠位骨片髄内に挿入し整復を図る．また，髄内釘挿

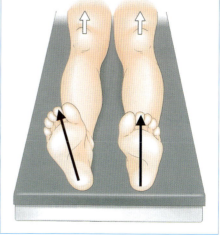

図 9　下腿回旋変形の術中チェック法
膝蓋骨を天井に向けた状態（白矢印）で，同様に第二趾が天井を向いていれば概ね良好である．事前に「健側」の状態をチェックしておく．
※図では「患側」は外旋変形を呈している．

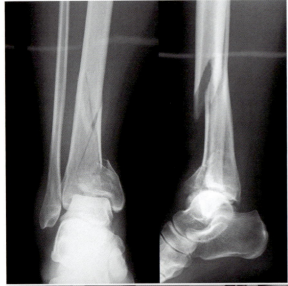
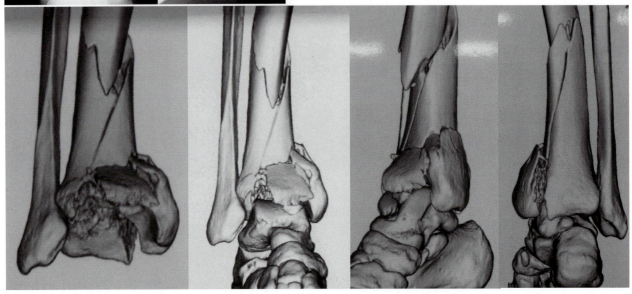

図 10
ピロン骨折に対する内固定の実際（53 歳，女性．墜落受傷）
a：初診時単純 X 線画像．軸圧損傷を疑わせる脛骨遠位端骨折を認めるが，腓骨骨折は認めない．
b：初診時 3D-CT 画像

入のための開口部から，十分な長さのエンダーピンの先端を曲げたもので押し出すように整復するのも有効である．

c）切開整復

髄内釘手術であるからといって，切開整復が否定されるものではない．上記整復手技を行っても満足すべき整復位が得られないと判断されれば，プレート使用時と同様のアプローチで関節面の整復を図るべきである．特に腓骨が折れていないタイプのピロン骨折では，遠位骨片に牽引力が伝わりにくく，かつ骨片間の咬み込みもきつく，切開整復が必要になることが多い．一方，もともと軟部組織に余裕のない脛骨遠位部において，スクリューヘッドを除く固定材料のすべてが骨髄内にある髄内釘固定は，軟部組織へのストレスは甚だ少ない．ただし，本法をもってしても閉創困難となる症例は散見される．その際は無理に閉創しないことが肝要である．腱や骨表面を周囲の軟部組織で被ったら，創の両端より閉創を開始して，残った開創部は人工真皮やNPWT（局所陰圧閉鎖療法）で被覆しておく．閉鎖性骨折においてはもともと皮膚欠損がある訳ではないので，概ね1～2週間の待機期間をおけば，創縫縮や遊離皮膚移植での閉創が可能になる．長時間の空気止血帯の使用後の急激な血流再開に伴う組織腫脹は，閉創困難につながる．よって，止血を十分に行いつつ空気止血帯を使用せずに行うか，使用するにしても一度あたり2時間を超えるような連続長時間

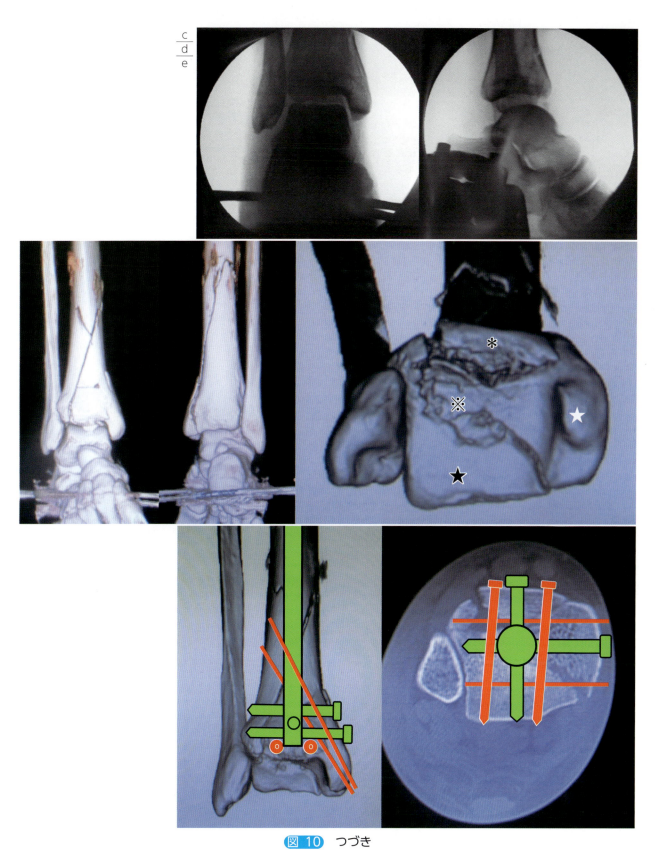

図10 つづき

c：創外固定術中X線イメージ画像．脛骨関節面がligamentotaxisで整復されている．
d：創外固定後3D-CT画像．関節面は前方骨片（＊），後果骨片（★），内果骨片（☆）および中央骨片（※）の4骨片に分離している．
e：関節面を含む遠位骨片の内固定計画．前方から前方骨片・中央骨片・後果骨片を2本のキャニュレイテッドキャンセラススクリュー（CCS）を用いて関節面ギリギリの位置で固定する．内側からは内果骨片に対し2本のK-wireを強斜位に刺入して遠位骨幹端と固定する．こうすることで，関節面を含む遠位骨片のなかに，金属（スクリューやK-wire）でできた「井桁（いげた）」を完成させ，その中央に髄内釘を挿入する．

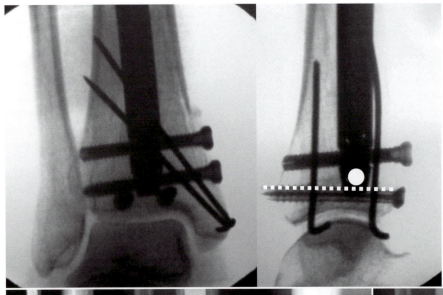
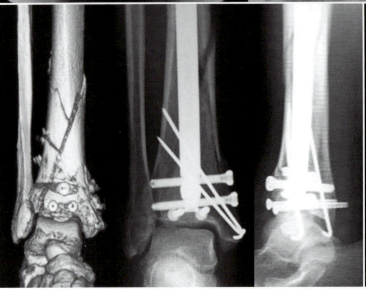
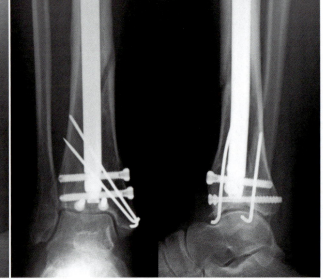

図 10 つづき
f：術直後X線イメージ画像．関節面の良好な整復が得られている．術中イメージ側面像で，関節面骨片を前方から固定したCCS（破線）と最遠位の横止めスクリュー（白丸）がギリギリ重ならない位置まで十分深くネイルが挿入されている．
g：術後約2か月時CT・X線画像
h：術後約11か月時X線画像

使用は控える．

2）内固定の実際（図10）

　最終的内固定を髄内釘で行う（内固定材料を髄内に置く）ためには，獲得された整復位保持のためのスクリューやK-wire固定は，髄内釘の挿入路（髄腔中央）や横止めスクリュー固定部位にかからない位置を想定して行わねばならない．ピロン骨折の多くは，後果骨片（Volkmann骨片を含む），前外側骨片（Tillaux-Chaput骨片を含む），内果骨片および中央骨片（嵌合して中枢方向に転位）の4骨片に分離している．通常は，前方から前外側骨片・中央骨片・後果骨片を，2（〜3）本のスモールキャニュレイテッドスクリューを用いて関節面ギリギリの位置で固定する．内側からは内果骨片に対し，2本のK-wireを強斜位に刺入して，遠位骨幹端と固定する．こうすることで，関節面を含む遠位骨片のなかに，金属（スクリューやK-wire）でできた「井桁（いげた）」を完成させ，その中央に髄内釘を挿入する．

3）腓骨骨折の取り扱い（図11）

　ピロン骨折の場合，初療時に脛骨のspanning創外固定に追加して，骨折部の安定化のために腓骨のK-wire髄内釘仮固定が施行されることが多い．逆にこの程度の固定であれば，脛骨外側関節面骨片が正確に戻されると，付着する遠位脛腓靱帯に引き寄せられて腓骨遠位も適切な位置に誘導される．仮に腓骨が安定型骨折で解剖学的整復固定が完璧に行える状況であるなら，脛骨髄内釘固定の前にプレート固定を行っても構わないが，分厚いプレートだとX線イメージ側面像で

脛骨天蓋部と重なり評価がしづらくなる．また，腓骨が粉砕骨折していて事前の解剖学的整復固定が難しい状況ならば，なおさら脛骨髄内釘固定を優先的に行い，最後に安定性向上目的でK-wire髄内釘を追加するかプレート固定に変更するほうが合理的である．

後療法

開放骨折例や術後軟部組織の腫脹の増大が懸念される場合は，数日spanning創外固定を継続してもよい．関節内骨折であるため早期可動域訓練は推奨されるが，髄内釘だからといって早期荷重歩行が許容されるものではない．関節面の骨折型にもよるが，通常4〜6週より部分荷重歩行訓練を許可する．

おわりに

軟部のダメージを最小限にしなければならない「脛骨遠位部骨折」において，各種整復法を駆使して関節面を含めた遠位骨片のコントロールが可能であるならば，内固定材料の主軸を髄内に置く髄内釘固定法が最も有用で低侵襲な手術手技である．

（最上敦彦）

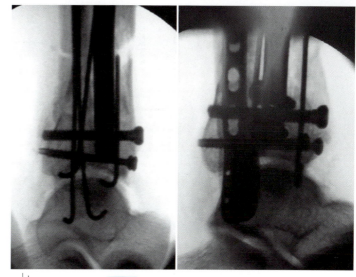

図11 腓骨骨折の取り扱い
a：K-wire髄内釘固定
b：腓骨用アナトミカルロッキングプレート固定
K-wire髄内釘程度であれば問題ないが，分厚いプレートで固定を行うと，X線イメージ側面像で脛骨天蓋部と重なり評価がしづらくなる．

文献

1) 最上敦彦：脛骨遠位部骨折（nailing）．MB Orthop. **26**(11)：151-163，2013．
2) 最上敦彦：脛骨近位端・骨幹部・遠位端骨折．OS NEXUS. **1**：38-57，2015．
3) 最上敦彦，内藤聖人，大林　治ほか：ピロン骨折に対する髄内釘固定法．別冊整形外科．**61**：185-193，2012．
4) 最上敦彦：脛骨遠位部骨折．関節外科．**32**：176-187，2013．
5) 西山大介，浜崎広洋，松本卓二ほか：上膝蓋アプローチを用いた脛骨髄内釘の治療経験．和歌山医学．**61**(3)：79-81，2010．
6) 野々宮廣章：脛骨遠位部骨折に対する髄内釘固定法．松下　隆編．p.308-310，骨折治療の要点と盲点，文光堂，2009．
7) Bonar SK, Marsh JL：Unilateral external fixation for severe pilon fractures. Foot Ankle. **14**(2)：57-64, 1993.

Ⅱ. 新鮮骨折に対する髄内釘の実践テクニック

3 | 上腕骨骨折に対する髄内釘固定

1）上腕骨近位端骨折

① 髄内釘の適応となる骨折型

Basic & Advance

テクニックのコツーポイント

・術前の骨折型評価，骨片の転位方向の確認が重要で，単純X線像だけでなく，3D-CT画像を用いて手術適応を決める．
・4-part外反嵌入型は，基本的に骨折合術の適応であるが，高齢者で骨粗鬆症が著しい場合は，人工骨頭置換術の適応とする．

上腕骨近位端骨折に対する髄内釘骨接合術の利点

(1) 肩関節が大きな可動域を有する関節であるため，必ずしも解剖学的な整復位を必要としない
(2) アライメントの獲得が容易
(3) ネイルで骨頭骨片を把持できる（head anchoring）
(4) 外科頚骨折において，遠位横止めスクリューを挿入前に長軸方向中枢に軸圧を加えることで骨折部の安定化が得られる

使用する髄内釘（図1）

　筆者は，2000年に本邦に導入されたPolarus humeral nail（ACUMED社，Portland，以下，Polarus，図1-a，b）を使用している．Polarusは，左右がないこと，9°弯曲していること，近位横止めスクリューの長さが5 mm刻みであること，スクリューヘッドの形状などの問題点があった．筆者の臨床評価をもとに2005年11月より，Polarusを改良したPolarus 2 humeral nail（以下，Polarus 2，図1-c，d）が本邦のみで使用可能となった．Polarus 2は，弯曲角度4°，近位部径は10 mmで遠位端はテーパー形状である．近位横止めスクリューは，2.5 mm間隔になり，ロッキン

グスクリューも導入され，スクリューヘッドの形状も改良された．近位横止めスクリューホールはバックアウト防止機構を有している．Polarus 2は，A/PホールなしとA/Pホール付きの2種類がある．A/Pホール付きネイルは，遠位横止めスクリューホールが，10 mm遠位にあるので骨幹端骨折，一部骨折線が骨幹部に及ぶ症例に使用している．近位横止めスクリューは，径5.3 mm，長さは2.5 mm刻みであり，スクリューヘッドをロープロファイルにすることで軟部組織への侵襲を低減している．近位横止めキャンセラススクリューはノンロッキングとロッキングの2種類があり，斜め刺入と水平刺入のコーティカルスクリューがある．End cap（図1-c）は，0，4，8 mmの3種類で髄内釘のねじ切り部への組織埋入防止と最近位の横止めスクリューを固定する機能がある．

　2016年より使用可能となったPolarus 3 humeral nail（以下，Polarus 3，図1-e，f）では，ネイルが左右別になり，弯曲角度4°，ネイル長は150 mm，近位径10 mm，遠位径5.5 mmのテーパー形状である．近位横止めスクリューは5本，遠位横止めスクリューは2本で，スクリュー径4.3 mm，長さは2 mm刻みで18 mmから60 mmまである．最近位横止めスクリューは骨頭長軸方向に挿入され骨頭骨片をしっかりと把持

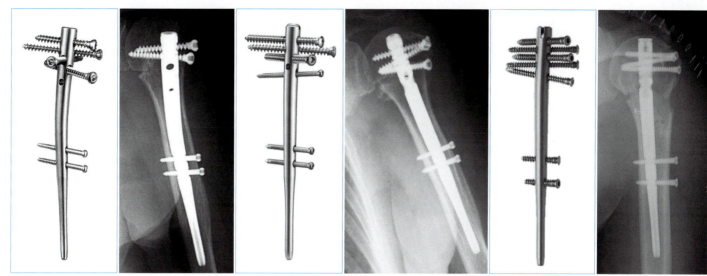

図1 Polarus humeral nail
a：Polarus humeral nail（日本メディカルネクストパンフレットより引用）
b：Polarus humeral nail 単純X線像
c：Polarus 2 humeral nail（日本メディカルネクストパンフレットより引用）
d：Polarus 2 humeral nail 単純X線像
e：Polarus 3 humeral nail（日本メディカルネクストパンフレットより引用）
f：Polarus 3 humeral nail 単純X線像

し，2本目のスクリューは大結節骨片をとらえる．遠位横止めスクリューは，交差角度を設けることで，髄腔内でのネイルのスライドを防止する．近位横止めスクリューのバックアウト防止機構として，ネイル内にPeekインナースリーブが挿入されている．End capは，0，2，4，6 mmの4種類であり，キャップ専用ドライバー先端部をネイル近位端中空部に挿入することにより，挿入が容易となった．

本骨折に対する髄内釘骨接合術の適応と画像診断

1．手術適応

手術適応は，Neer分類[1]～[3] 2-part外科頸骨折，3-part骨折（頸部＋大結節，頸部＋小結節）と外反嵌入型4-part骨折[4]である．骨折転位の評価は，外科頸部では，①横径の1/3以上の側方転位があること，②長軸方向のgapがあること，③骨折部で30°以上の角度変形があることとしている．大結節骨片は，骨片近位端が骨頭と同じかそれ以上高位に転位した症例，上方転位はないが前方が1 cm以上開大している症例，小結節はCTで骨折線を認める症例とした．大結節骨片，小結節骨片の転位の評価は，単純X線像のみでは困難

であり，3D-CT画像も含めたCTを重視した．4-part骨折は，若年者で骨質がしっかりしていれば骨接合術を第一選択としているが，原則として4-part外反嵌入型骨折のみを適応とする．外反嵌入型以外の4-part骨折では，上腕骨頭壊死の合併が危惧される．大腿骨頭と異なり，荷重関節ではない上腕骨頭壊死はADL障害となることは少ない．骨頭壊死の危険性を予測する因子として，Brooksら[5]，Reschら[6]は，外側転位が少ない例では，内側関節包の血流が温存されていて骨頭壊死を回避できる可能性があると述べている．またHertelら[7]は，medial calcar lengthが8 mm以下で，また骨頭の外側転位が2 mm以上の症例は，骨頭壊死の可能性が極めて高いと述べている．筆者はこれまでの経験より，これらの因子に加えて，外反した骨頭骨片と骨幹部近位端の間に明らかなgapがある症例は，現在人工骨頭置換術の適応としている．また，高齢者で骨質が脆い症例では内固定が不十分になりやすく，外固定期間が長くなり拘縮の危険性が高くなるため，外反嵌入型であっても人工骨頭置換術の適応とする．

2．画像診断と読影のポイント

術前準備として，単純X線肩関節正面像（内旋位，

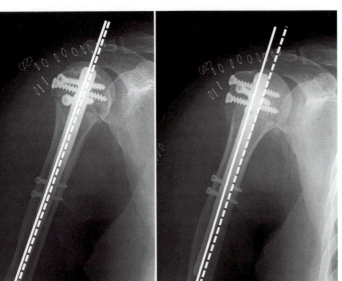

図 2 至適ネイル挿入点
　a：単純 X 線像肩関節内旋位
　b：単純 X 線像肩関節外旋位

外旋位）と Y-view を撮影している．骨頭骨片が回旋転位した症例では，健側の肩関節正面像も撮影し，骨頭骨片の整復の指標とする．また，術前の骨折部の転位方向と転位のない骨折線の有無の確認のため，肩関節 3D 画像も含めた CT 撮影を行う．

② 2-part 骨折に対する髄内釘骨接合術の基本手技

Basic

テクニックのコツ–ポイント[8)〜17)]

- ネイル挿入前にアライメント・回旋転位の整復を得る．
- 至適な位置（骨頭頂点）でのネイル挿入点の決定（図 2）．
- ネイルの挿入深度の調整（head anchoring）．
- 腱板による牽引力で骨頭骨片は回旋，後屈（前方凸）転位．
- 骨幹部の側方転位はブロッキングワイヤーを用いて整復し，骨幹部近位端を骨頭骨片内に嵌入させる．
- 遠位横止めスクリュー挿入前に，再度肘部から中枢に圧迫を加えて，骨折部離開をなくす．

1．髄内釘骨接合術の手技

以下，Polarus 2 を用いた手術手技について説明する．

1）展開

体位は，上半身挙上位（beach chair position）とし，患側肩関節が伸展できるようにしておく．患側肩関節背側に枕を入れ，手術台より浮かせている．外科用イメージは，体軸に垂直に入れる[10)17)]．

原則として deltoid-splitting approach に準じて皮膚切開を行うが，骨幹端内側部が beak 状で軟部組織が整復障害となる場合は，deltopectoral approach の小皮膚切開を加えて整復する[16)17)]．肩峰下滑液包を剥離し，絹糸を掛けて縦割する．腱板には非吸収糸を掛け，肩峰下，骨頭，大結節周囲の癒着を用手的に剥離する．

2）骨片の整復[13)〜17)]

（1）骨頭骨片

2-part 骨折では，骨頭骨片は後内方に回旋しており，骨折部で前方凸変形を伴っていることが多い．肩関節伸展位として骨頭骨片を肩峰の前方に持ってくる．腱板の大結節付着部に非吸収糸を掛け骨頭の回旋，後屈を整復し，径 3 mm Kirschner 鋼線（以下，K-wire）をジョイスティックとして用いる（図 3）．

内反転位した骨頭骨片の整復方法は，ジョイス

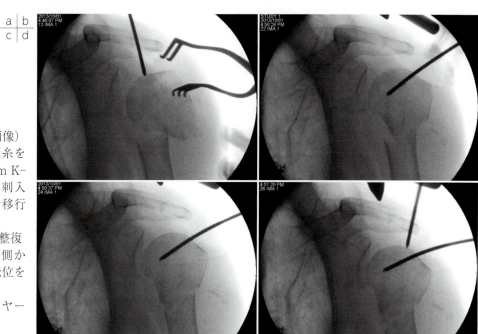

図 3

ジョイスティック法
(Neer 分類 2-part 骨折，術中透視画像)

a：腱板の大結節付着部近傍に絹糸を掛けて整復しながら，径 3 mm K-wire を骨頭骨片に刺入する(刺入部位は，大結節前方の骨軟骨移行部)．
b：前外側に鋼線を傾け，後屈を整復
c：その位置で回旋(左肩では頭側からみて反時計回り)し，回旋転位を整復
d：整復位を保持し，ガイドワイヤーを刺入

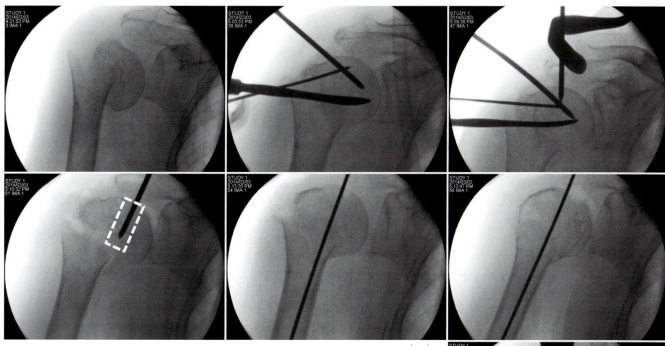
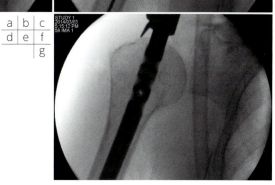

図 4

骨頭骨片の内反転位の整復(術中透視画像)

a：内反転位した骨頭骨片．大結節骨片がある症例では，腱板あるいは骨片に骨孔をあけて，絹糸を掛ける．
b：ジョイスティックテクニックだけでは整復不十分で，多くはエレバトリウムを骨折部より挿入して整復を行う．エレバトリウム先端は骨内に留め，内側の連続性を温存する．
c：整復位を保持し，ガイドピンを上腕骨軸よりやや内側に傾けて(外側に向けて)刺入する．
d：ガイドピンを刺入した方向にエントリーリーマーで開窓し，挿入孔を作製する．
e，f：ガイドワイヤーを挿入(肩関節外旋位，内旋位)
g：Nail height gauge を装着してネイルを挿入すると整復される．

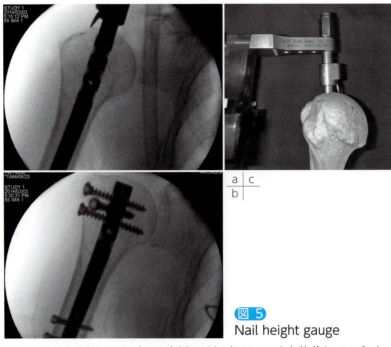

図5 Nail height gauge
a：Nail height gauge（この症例では深度 2.5 mm）を装着して，ネイルを挿入（術中透視画像）
b：術中透視画像でネイル近位端が骨頭軟骨直下に位置し，head anchoring が有効である．
c：Nail height gauge

ティックテクニックやエレバトリウムを骨折部より挿入して整復する．内反を整復する際には，骨頭内側骨折部を温存するように注意し，過矯正にならないようにする（図4）．ネイル挿入のためのガイドピンは，内反型では上腕骨軸よりやや内側（正中側）から外側に傾けて刺入してネイル挿入孔を作製することで，ネイルを挿入すると整復位が得られる．

(2) 骨幹部

骨幹部の内側方転位は，ネイル挿入用のガイドワイヤーを挿入した状態で行う．後述するように径3 mm K-wireをブロッキングワイヤーとして使用し，整復する．この操作には，ネイル先端がテーパー形状であるほうが有利である．この整復位を保持し，肘頭より長軸中枢方向に圧迫して骨折部を嵌入させて安定させる．

3）髄内釘固定

整復位を保持した状態で，骨頭頂点から径3 mm K-wireを刺入する．刺入点は，骨頭内旋位で骨頭中央，骨頭外旋位で骨頭中央やや外側の軟骨部分である．透視下に至適位置であるかどうかを確認する．位置が適切であれば，鋼線刺入部より外側に腱板を切開する．切開部から内側に小エレバトリウムを挿入し，上腕二頭筋長頭腱を損傷しないように保護し，内側を切開する．腱板はリーマーガイドが無理なく挿入できるよう十分に切開する．エントリーリーマーで開窓し挿入孔を作製するが，筆者は head anchoring を有効にするため，径9 mm と10 mm の2種類のリーマーを使用している．Polarus 2 は，近位端径が10 mm であるため，骨質がしっかりしている症例では，径10 mm を使用し，通常は径9 mm で開窓する．また，エントリーリーマーを用いての開窓時には，骨粗鬆症症例でも抵抗感がある．容易に開窓できた場合は，骨頭前方から刺入されている場合が多い．Nail height gauge（図5）を装着して，ネイル挿入深度を調整する．近位横止めドリルガイドを2本あるいは3本挿入し，それぞれが近位骨片を捉えていることを確認してからドリリングを行う．ドリルガイドは，近位骨片の把持としても有効であり，ドリリングは，透視下に深度を確認する．遠位横止めスクリューは，挿入前に肘頭より長軸中枢方向に圧迫し，頸部の離開をなくした状態で2本挿入する．最後に骨頭軟骨直下になる長さのポララス

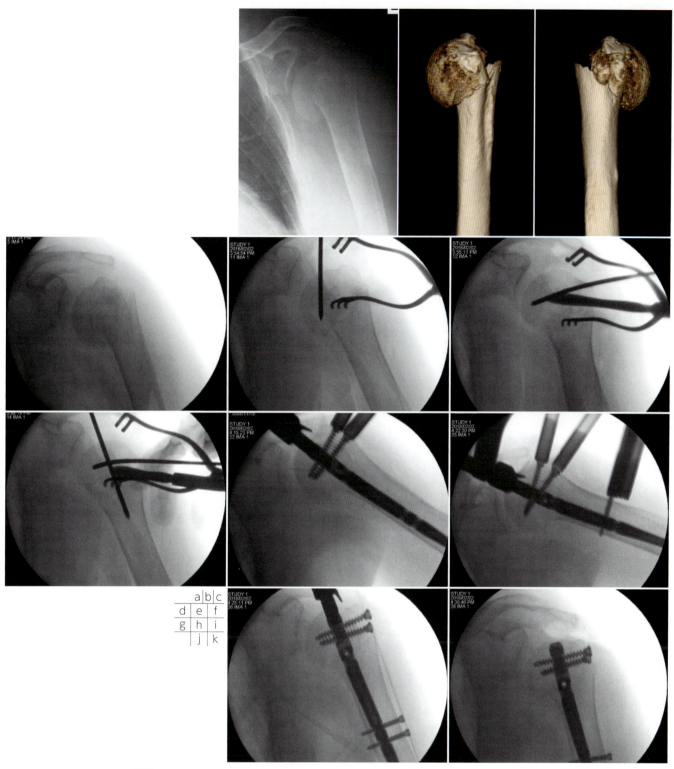

図6 症例1：手術時年齢77歳，女性
a：受傷時単純X線像．骨頭骨片が内反している仲川分類短頚型である．
b, c：3D-CT画像
d〜k：術中透視画像．前述した整復方法で上腕骨頭を整復する．肩関節外転位で近位横止めスクリュー固定を行った．

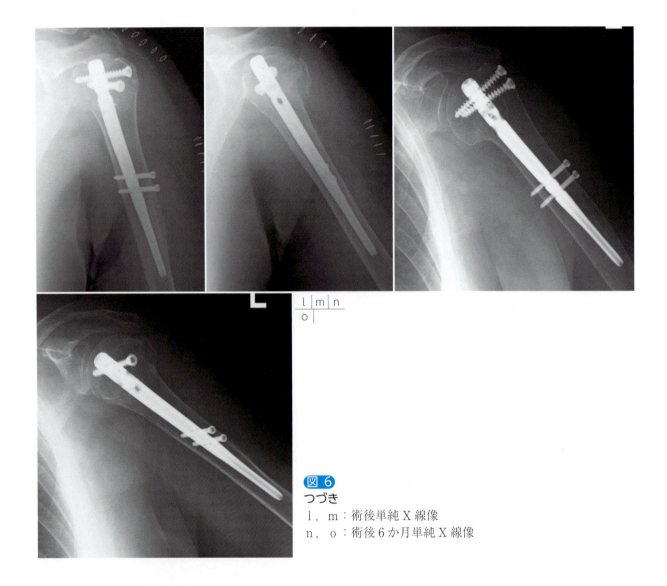

図6 つづき
l, m:術後単純X線像
n, o:術後6か月単純X線像

キャップスクリューを選択し挿入する.

4) 創閉鎖

腱板は,非吸収糸を用いて縫合し,滑液包は吸収糸を用いて可及的に縫合する.

5) 後療法

術後1週以内に背臥位で,健側上肢で患肢を保持し,前方挙上訓練を行い,90°以上他動挙上が可能となれば,他動的回旋運動も加えて拘縮予防を行う.自動挙上運動は,術後3週目以降に許可する.

2. 2-part 骨折症例提示

2-part 骨折においても様々な骨折型がある(図6〜10).通常の2-part 骨折症例,仲川分類[18]の短頚型,長頚型症例,骨折線が近位内側から遠位外側である特殊症例と変形癒合症例を提示し,その整復のポイントを述べる.

症例1:手術時年齢77歳,女性(図6)

受傷時単純X線像では,症例1と同様に骨頭骨片が内反している仲川分類短頚型である.

髄腔が広く,至適挿入点からネイルを挿入しても骨頭骨片の内反が遺残する.ブロッキングワイヤーを使用してもよいが,この症例では肩関節外転位で近位横止めスクリュー固定を行い,外転位のままで肘頭から中枢方向に軸圧をかけたあと,遠位横止めスクリューを挿入した.

術後6か月の調査時,挙上120°,内旋L3,外旋40°であり,単純X線像で骨癒合が得られており,整復位の損失もない.

症例2:手術時年齢74歳,女性(図7)

受傷時単純X線像では,症例1と同様に骨頭骨片が内反している仲川分類短頚型である.

ネイル挿入時に挿入孔外側の骨を温存するために,

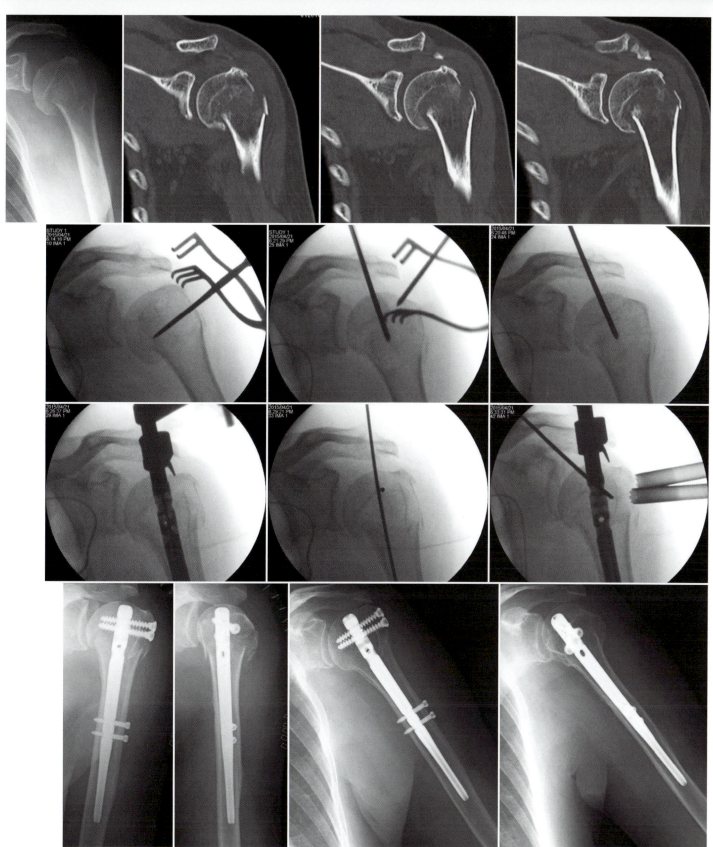

図7 症例2：手術時年齢74歳，女性

a：受傷時単純X線像．骨頭骨片が内反している仲川分類短頚型である．
b〜d：CT画像
e〜j：術中透視画像．前述した整復方法で上腕骨頭を整復する．ネイル挿入時に挿入孔外側の骨を温存するために，ブロッキングワイヤーを使用してワイヤーを支点にして挿入すると骨頭骨片が整復された．
k，l：術後単純X線像
m，n：術後15か月単純X線像

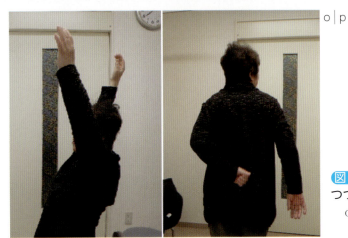

図7 つづき
o, p：術後15か月画像（挙上位，内旋位）

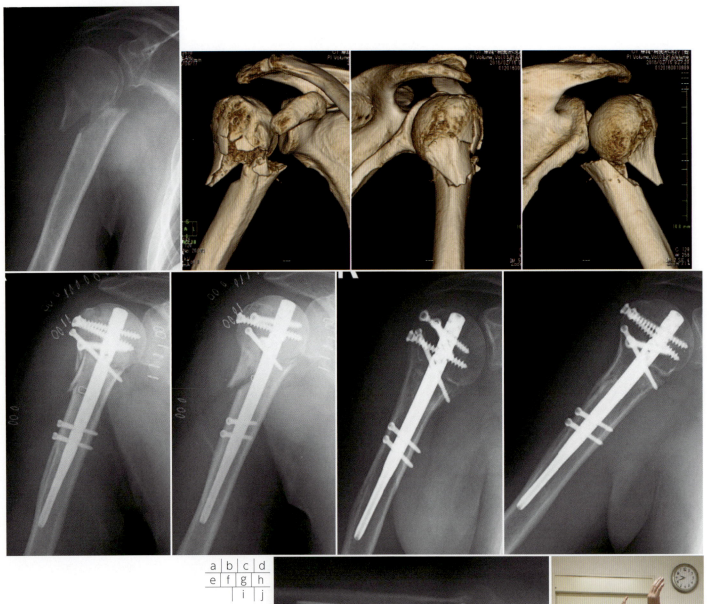

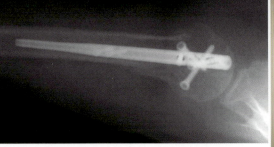

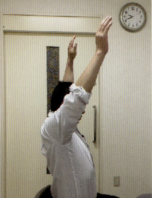

a	b	c	d
e	f	g	h
	i	j	

図8
症例3：手術時年齢54歳，男性
　a：受傷時単純X線像
　b〜d：3D-CT画像
　e, f：術後単純X線像
　g〜i：術後6か月単純X線像
　j：術後6か月画像（挙上位）

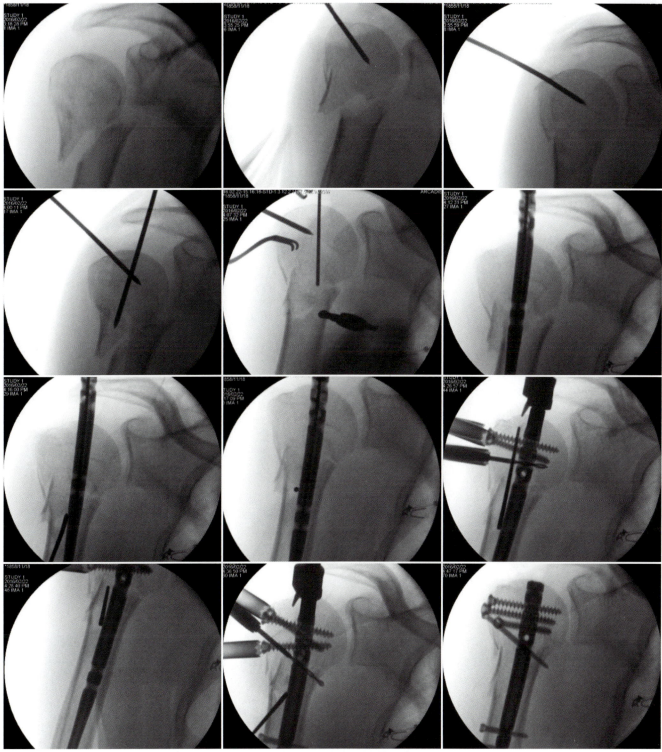

a	b	c
d	e	f
g	h	i
j	k	l

図 9 症例3：術中透視画像

a：骨折線が近位内側から遠位外側にあり，骨幹端内側部が beak 状で内側に転位
b〜d：骨頭骨片を整復し，ガイドピンを刺入
e：軟部組織が骨幹部の整復障害となっており，deltopectoral approach の小皮膚切開を加えて整復し，エレバトリウムで整復位を保持
f：ネイルを挿入後，骨幹部の側方転位が遺残
g, h：ブロッキングワイヤーを用いてネイルを挿入すると，骨幹部が整復された．
i：近位横止スクリューを刺入
j：ブロッキングワイヤーを刺入した状態で，肘頭から中枢方向に軸圧を加える．
k：骨折部を貫通するスクリューを挿入
l：整復位良好

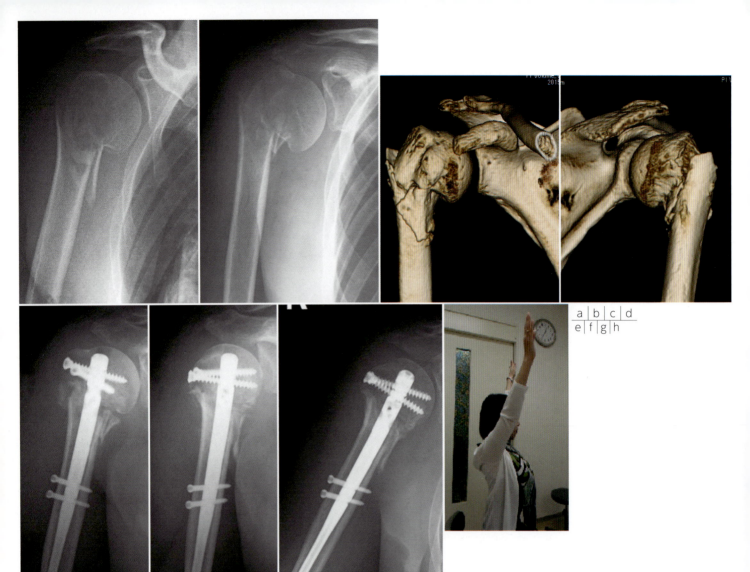

図10 症例4：手術時年齢48歳，女性
a, b：初診時単純X線像　　c, d：3D-CT画像
e, f：術後単純X線像　　　g：術後9か月単純X線像
h：術後9か月画像（挙上位）

ブロッキングワイヤーを使用してワイヤーを支点にして挿入すると骨頭骨片が整復された．図4に示したようにネイル挿入孔の作製方向が正しければ，ネイル挿入と同時に整復位が得られる．この症例では問題ないが，ネイル挿入後骨幹部の側方転位が遺残する場合は，ブロッキングワイヤーで整復する．

術後15か月の調査時，挙上150°，内旋Th12，外旋60°であり，単純X線像で骨癒合が得られており，整復位の損失もない．

症例3：手術時年齢54歳，男性（図8, 9）

受傷時単純X線像では，骨頭骨片が軽度内反している．

前述した症例と異なり，骨折線が近位内側から遠位外側にあり，骨幹端内側部がbeak状で内側に転位している．この症例では，軟部組織が骨幹部の整復障害となっており，deltopectoral approachの小皮膚切開を加えて整復し，エレバトリウムで整復位を保持した．ネイルを挿入すると髄腔が広く骨幹部が内側に再転位したので，ブロッキングワイヤーを用いて整復した．

術後6か月の調査時，挙上170°，内旋L3，外旋60°であり，単純X線像で骨癒合が得られており，整復位の損失もない．

症例 4：手術時年齢 48 歳，女性．変形癒合症例（図 10）

　階段で足を踏み外して転落して受傷し，初診医で上腕骨外科頚骨折を認め，外固定による保存的治療となった．経過中骨折部の内反転位を認めたため，固定期間を延長し，保存的治療を継続した．受傷後 3 か月時に骨癒合遷延と肩関節拘縮のために当科を紹介初診となった．初診時可動域挙上 10°，外旋 0°，内旋殿部

と著しい可動域制限を認め，骨折部は 30°以上内反し，変形癒合していた．

　Polarus 2 を用いて偽関節手術を行った．術後 1 週以内に他動的挙上訓練を開始した．術後 9 か月の調査時単純 X 線像で骨癒合が得られており，肩関節可動域は，挙上 160°，内旋 Th10，外旋 80°と良好で，疼痛もない．

③ 3-part 骨折，4-part 骨折に対する髄内釘骨接合術の基本手技

Advance

テクニックのコツ―ポイント[8)~17)]

・ネイル挿入前にアライメント・回旋転位の整復を得る．
・大結節近位端が上腕骨頭近位端より下方になるように整復位を保持．
・大結節骨片が粉砕している場合には，主要骨片に付着している軟部組織に非吸収糸を掛け，スクリュー固定に軟部組織の縫合固定を追加．
・小結節骨片は，大結節骨片に非吸収糸で縫合固定．
・至適な位置（骨頭頂点）でのネイル挿入点の決定．
・ネイルの挿入深度の調整（head anchoring，大結節骨片の固定）．
・骨幹部の側方転位はブロッキングワイヤーを用いて整復し，骨幹部近位端を骨頭骨片内に嵌入させる．
・遠位横止めスクリュー挿入前に，再度肘部から中枢に圧迫を加えて，骨折部離開をなくす．

1. 髄内釘骨接合術の手技

　基本的操作は，2-part 骨折と同じである．3-part 骨折，4-part 骨折の整復に必要な手技を述べる．

1）骨片の整復[13)~17)]

（1）骨頭骨片

　外反転位した骨頭骨片の整復方法は，エレバトリウムを大結節骨片前方の骨折部より挿入して整復する．外反を整復する際には，骨頭内側骨折部を温存するように注意し，過矯正にならないようにする（図 11）．ネイル挿入のためのガイドワイヤーは，外反型では外側から内側に傾けて刺入すると，ネイル挿入孔を作製し，ネイルを挿入すると整復位が得られる．

（2）大結節骨片，小結節骨片

　腱板に非吸収糸を掛け，大結節近位端が上腕骨頭近位端より下方になるように整復を行う．小結節骨片は多くは，結節間溝より外側の大結節の前方部分を含んでいる．大結節部分に骨孔をあけ，非吸収糸を掛けて整復し，大結節骨片に穴をあけて縫合固定する．大結

節骨片は後上方に転位し，小結節骨片は内側に転位するのでこの骨片を縫合固定することで安定性が得られる．

2）後療法

　術後 1 週以内に背臥位で，健側上肢で患肢を保持し前方挙上訓練を行い，90°以上他動挙上が可能となれば，他動的回旋運動も加えて拘縮予防を行う．自動挙上運動は，仮骨形成を確認後許可する．内外旋運動は全例，術後 3 週以降で許可する．

2. 3-part 骨折，4-part 骨折症例提示

症例 5：69 歳，女性，3-part 骨折（図 12，13）

　受傷時単純 X 線像では，骨頭骨片が内反している．3D-CT 画像では，大結節骨片の転位を認め，小結節は骨頭骨片と連続性があり 3-part 骨折（骨頭＋大結節）と診断した．

　大結節が骨頭骨片の上方に転位している症例では，骨頭骨片内反型では骨頭骨片の辺縁が大結節骨片骨折

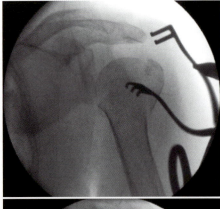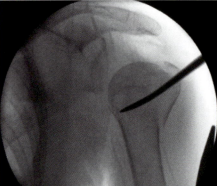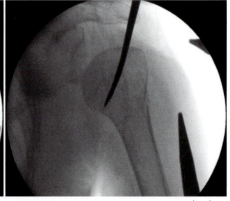

a|b|c
d

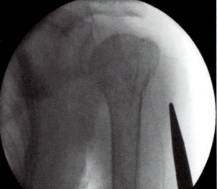

図11
骨頭骨片の外反転位の整復(術中透視画像)
　　a：外反転位した骨頭骨片．大結節骨片あるいは小結節骨片がある症例では，腱板(小結節では軟部組織)あるいは骨片に骨孔をあけて，絹糸を掛ける．
　　b：エレバトリウムを骨折部より挿入して整復
　　c，d：大結節骨片がある場合，骨頭骨片と大結節骨片間のやや前方よりエレバトリウムを挿入し，骨頭骨片下に大結節骨片を嵌入させると整復位は安定

面に嵌入している場合が多い．腱板に絹糸を掛け，小エレバトリウムで骨片間の嵌入を外して，大結節骨片が整復位をとれるようにする．骨頭の内反転位を整復するため，大結節骨片が整復されれば，径1.8 mm K-wireで仮固定を行う．ジョイスティックとエレバトリウムで骨頭骨片を整復し，ガイドワイヤーを刺入する．ネイルを挿入すると髄腔が広く骨幹部が内側に再転位したので，ブロッキングワイヤーを用いて整復した．さらに近位骨片(骨頭骨片＋大結節骨片)が内反位となったため，径2 mm K-wireを骨頭骨片に刺入して，ブロッキングワイヤーとして整復した．

　術後4か月の調査時，挙上130°，内旋L5，外旋60°であり，単純X線像で骨癒合が得られており，整復位の損失もない．

症例6：67歳，女性，4-part外反嵌入型骨折(図14)
　受傷時単純X線像では，骨頭骨片が外反している．3D-CT画像では，大結節骨片，小結節骨片の転位を認める．

　腱板に絹糸を掛け，大結節骨片が整復されることを，透視下に確認する．小結節骨片は，小さい場合は付着している軟部組織に絹糸を掛けるが，この症例のように結節間溝を越えて大結節の一部を含む症例では，骨片に骨孔をあけて絹糸を掛ける．骨頭骨片が外反位であるので大結節骨片の前方より整復用エレバトリウムを挿入する．エレバトリウム先端は，骨内に留め，内側の連続性を温存し愛護的に整復する．腱板に掛けた絹糸を用いて，大結節骨片を整復し，大結節近位端が骨頭近位端より下方になるように整復する．骨頭骨片の外側端に大結節骨片を嵌入することができれば，整復位は安定する．大結節骨片の整復位を確認し，近位横止スクリューのガイドスリーブで保持する．小結節骨片は，大結節骨片と縫合固定する．

　術後整復位は良好で，1週時より他動挙上訓練を開始した．術後4年で肩関節可動域は，挙上170°，伸展40°，内旋Th12，外旋60°と良好で，疼痛もなく，単純X線像で骨頭壊死の所見も認めない．

まとめ

(1) 術前戦略
　　・画像で骨頭骨片，大結節骨片，小結節骨片の転位方向，回旋方向を評価する

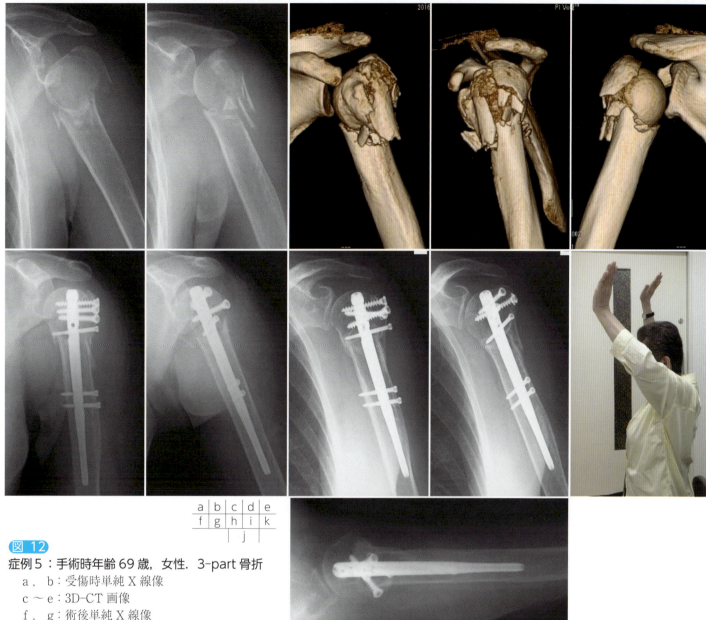

図 12
症例5：手術時年齢69歳，女性．3-part骨折
a，b：受傷時単純X線像
c〜e：3D-CT画像
f，g：術後単純X線像
h〜j：術後4か月単純X線像
k：術後4か月画像(挙上位)

(2) ネイル挿入前に整復位を得る
- 術中整復は，大結節(小結節)骨片の整復を確認後，骨頭骨片を整復
- 骨頭骨片の整復は，ジョイスティック法(径3mm K-wire)を用いる

(3) ネイルの挿入点決定にこだわる
- 挿入点は，前方になりやすいので注意する
- ガイドピンの刺入点，クラウンリーマーの挿入方向に注意する

(4) ネイルで骨頭骨片を把持(head anchoring)
- 挿入深度が重要であり，nail height gaugeを使用して，軟骨下骨の骨質が良好な部分にネイル近位端を置くことで固定性を増す

3．上腕骨骨折に対する髄内釘固定　1)上腕骨近位端骨折　145

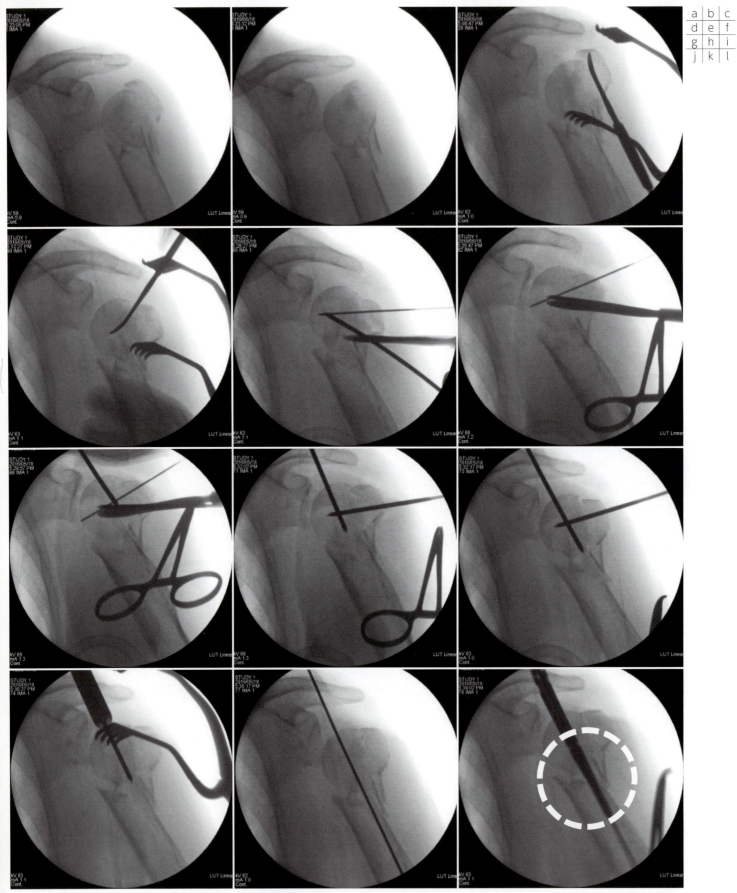

図 13 症例5:術中透視画像

a,b:腱板に絹糸を掛ける.
c,d:小エレバトリウムで骨頭骨片,大結節骨片間の嵌入を外して,大結節骨片が整復位をとれるようにする.
e,f:骨頭骨片が内反位であるので,エレバトリウムとジョイスティック法を用いて骨頭骨片を整復
g〜i:ガイドピンを刺入し,透視下に刺入点を確認
j,k:エントリーリーマーで挿入孔を作製し,ガイドワイヤーを挿入
l:ネイルを挿入すると,骨幹部の内側転位が遺残(破線)

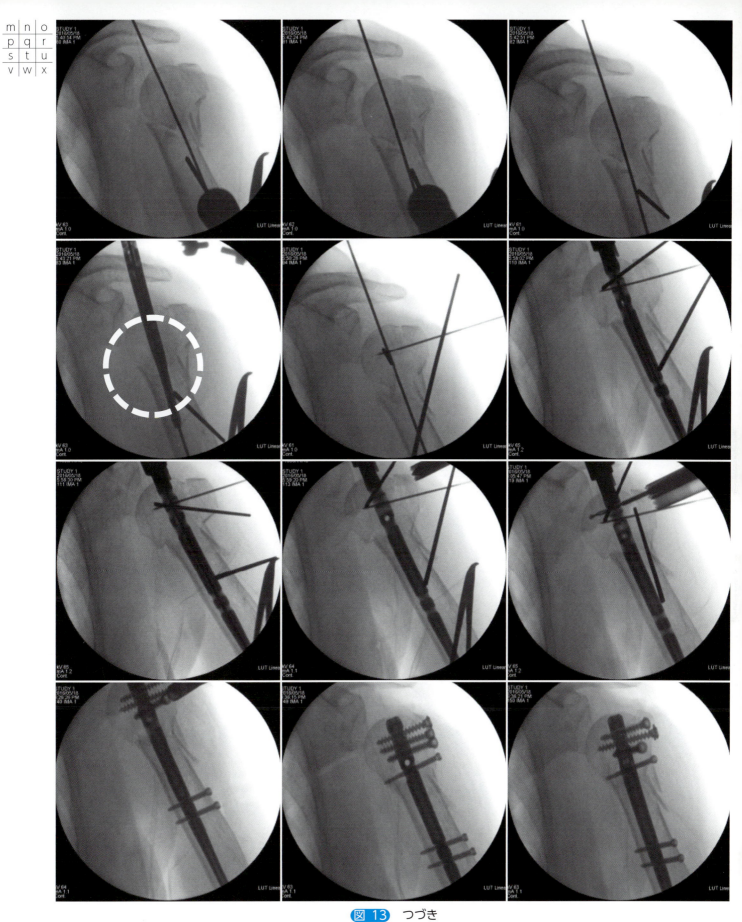

図 13 つづき

m～o：径3 mm K-wire をブロッキングワイヤーとして刺入．ブロッキングワイヤーを刺入する目標の前方骨皮質を貫通後，ガイドワイヤー近位部を外側に傾けると髄腔内では内側に移動，この状態で後方骨皮質を貫通する．

p，q：近位骨片の内反が遺残したため，骨頭骨片に径2 mm K-wire をブロッキングワイヤーとして刺入

r～v：Nail height gauge を用いてネイルを挿入すると整復位が得られた．大結節骨片の整復位を確認し，近位横止めスクリューのガイドスリーブで保持して近位横止めスクリュー挿入

w，x：透視下肩関節内旋外旋画像

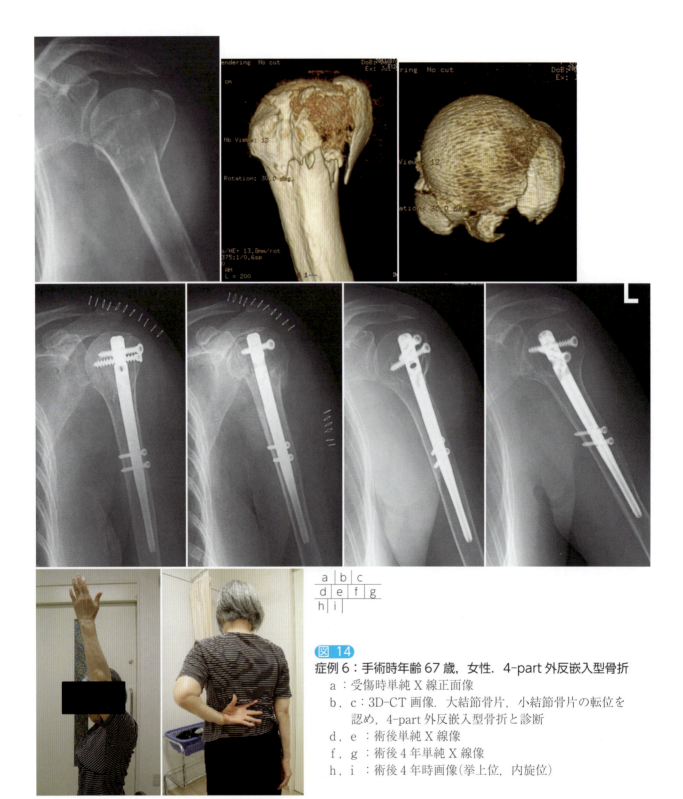

図 14

症例6：手術時年齢67歳，女性．4-part 外反嵌入型骨折

a：受傷時単純X線正面像
b，c：3D-CT 画像．大結節骨片，小結節骨片の転位を認め，4-part 外反嵌入型骨折と診断
d，e：術後単純X線像
f，g：術後4年単純X線像
h，i：術後4年時画像(挙上位，内旋位)

(5) 骨幹部の整復
・骨幹部の整復は，径3 mm K-wire でブロッキングワイヤー

(6) 骨折部の整復
・骨頭骨片の整復は，径2 mm K-wire でブロッキングワイヤー
・頚部の gap を残さない

（井上尚美）

文　献

1) Neer CS：Displaced proximal humeral fractures, part I. classification and evaluation. J Bone Joint Surg. **52-A**：1077-1089, 1970.
2) Neer CS：Displaced proximal humeral fractures, part II. treatment of three-part and four-part displacement. J Bone Joint Surg. **52-A**：1090-1103, 1970.
3) Neer CS：Four-segment classification of proximal humeral fractures：Purpose and reliable use. J Shoulder Elbow Surg. **11**：389-400, 2002.
4) Jacob RP, et al.：Four-part valgus impacted fractures of the proximal humerus. J Bone Joint Surg. **73-B**：295-298, 1991.
5) Brooks CH, et al.：Vascularity of the humeral head after proximal humeral fracture. An anatomical cadaver study. J Bone Joint Surg. **75**：132-136, 1993.
6) Resch H, et al.：Reconstruction of the valgus-impacted humeral head fracture. J Shoulder Elbow Surg. **4**：73-80, 1995.
7) Hertel R, et al.：Predictors of humeral head ischemia after intracapsular fracture of the proximal humerus. J Shoulder Elbow Surg. **13**：427-433, 2004.
8) 井上尚美, 佐藤克巳：上腕骨近位端骨折に対する髄内釘骨接合術. 整・災外. **50**：309-317, 2007.
9) 井上尚美, 佐藤克巳：上腕骨近位端骨折に対する髄内釘骨接合術―手術手技の注意点と工夫―. 骨折. **32**：321-325, 2010.
10) 井上尚美：上腕骨近位端骨折；髄内釘法. MB Orthop. **23(11)**：1-11, 2010.
11) 井上尚美：上腕骨近位端骨折. 玉井和哉編. p.101-106, 髄内釘固定, 金原出版, 2010.
12) 井上尚美：高齢者の上腕骨近位端骨折―手術療法―糸満盛憲ほか編. p.78-88, 達人が教える外傷骨折治療, 全日本病院出版会, 2012.
13) 井上尚美：上腕骨近位端骨折. 関節外科. **31**：1133-1141, 2012.
14) 井上尚美：上腕骨近位端粉砕骨折に対する髄内釘固定. 関節外科. **32**：728-738, 2013.
15) 井上尚美：上腕骨近位端骨折 ①―髄内釘固定―. 関節外科. **32**：1020-1027, 2013.
16) 井上尚美：上腕骨近位端骨折の最小侵襲手術―Polarus nail による治療―. J MIOS. **70**：35-46, 2014.
17) 井上尚美：上腕骨近位部骨折. 澤口　毅編. p.10-23, 髄内固定治療マイスター, メジカルビュー社, 2016.
18) 仲川喜之ほか：上腕骨外科頚骨折 2, 3-part 骨折の細分類―Polarus Humeral Nail の治療経験より―. 肩関節. **30**：435-439, 2006.

Ⅱ. 新鮮骨折に対する髄内釘の実践テクニック

3 上腕骨骨折に対する髄内釘固定

2）上腕骨骨幹部骨折

① 順行性髄内釘の基本手技：体位，整復法

Basic

テクニックのコツ―ポイント

・骨折型，骨折部位，骨質などを把握し，適切な髄内釘を選択する．
・長さ，回旋，軸を合わせるように整復し，変形や骨折部の離開を残さない．
・髄内釘の挿入，横止め時には神経，血管，腱などの周囲組織に注意する．
・近位と遠位に十分固定性のある横止めを行う．

上腕骨骨幹部骨折に対する治療法

上腕骨骨幹部骨折の治療においては，保存療法により良好な成績が報告されている[1]．

手術の適応としては，開放骨折，多発外傷，両側例，floating elbow，血管損傷例などが挙げられる．また，保存療法では整復位の保持が難しいもの，偽関節，病的骨折，橈骨神経麻痺例なども手術の適応となる[2]．横骨折や短い斜骨折，長い螺旋骨折では保存療法で偽関節になりやすいといわれている[3]．

手術における固定材料としては，プレート，髄内釘，創外固定などが挙げられる．プレートによる固定法では，近年 MIPO による方法も行われる．髄内釘では，順行性髄内釘，逆行性髄内釘の他にも Ender 釘，Rush ピンなど elastic nail による方法もある．また，重度の軟部組織損傷，骨欠損のある症例などには創外固定が用いられる．骨折型，骨質，合併症，患者の社会的背景などを考慮して治療法を選択する必要がある．

上腕骨骨幹部骨折での髄内釘の適応 ―利点と欠点―

髄内釘は骨折部を展開することなく手術が可能であ

り，骨膜を温存でき骨癒合に有利である．特に分節型骨折や病的骨折には有用とされている．ただし，髄腔が十分な広さを持つこと，骨折部の近位遠位に横止めスクリューを打てるスペースがあることが必要である．また，橈骨神経麻痺の可能性のあるものは，神経を確認せずに閉鎖性に髄内釘手術を行うことは禁忌である．欠点として，順行性髄内釘では，近位挿入部における腱板や上腕骨頭軟骨の損傷による肩関節の疼痛や可動域制限の問題がある．また，順行性，逆行性髄内釘ともに上腕骨顆上部での医原性骨折の危険性がある．

以下，順行性髄内釘の手術手技について述べる．

手術手技

1．診断，骨折型の把握

分類としては AO/OTA 分類が用いられる．通常は単純 X 線撮影のみでよいが，骨折部が近位遠位端に近い場合は CT 撮影を施行し，関節への骨折線の有無を確認する．神経血管損傷の有無を確認しておく．

2．髄内釘の選択

上腕骨骨幹部骨折に使用する髄内釘として，骨幹部用髄内釘と，近位端骨折用髄内釘のロングネイルが選

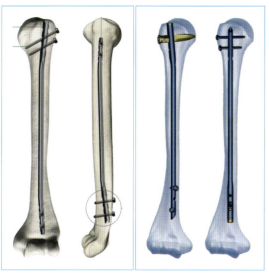

図1 上腕骨骨幹部用ネイル
（順行性，逆行性）
a：T2（ストライカー社）
b：EXPERT™（デピューシンセス社）

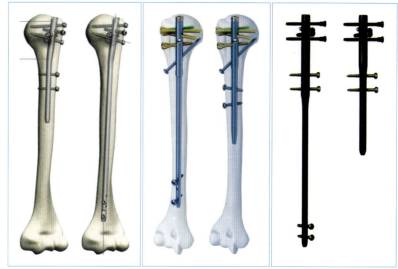

図2 上腕骨近位端骨折用ネイル（ショートとロング），ベンドネイル（a）とストレートネイル（b，c）
a：T2（ストライカー社）
b：MULTILOC（デピューシンセス社）
c：Targon PH-P（ビー・ブラウンエースクラップ社）

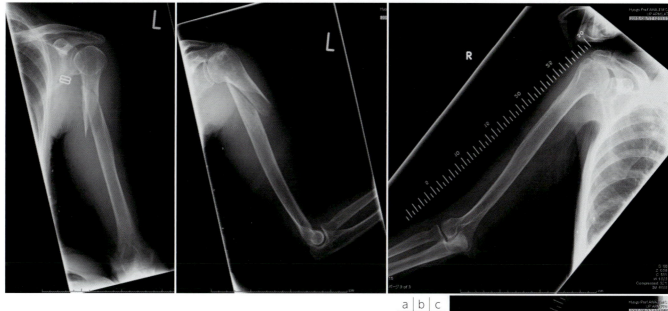

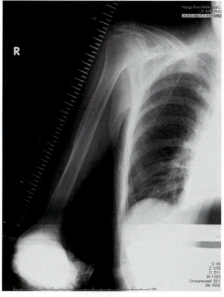

択可能である．髄内釘近位の形状には角度のついたベンドネイルと，主に近位端骨折用に作られたストレートネイルがある．骨幹部用としてのネイルは近位の形状はベンドネイルであり，逆行性髄内釘としても使用できる（図1，2）．

3．術前計画

健側の上腕骨のX線写真をメジャー入りで撮影する（図3）．テンプレートをあて，髄腔の広さ，ネイル

図3
90歳，女性．
左上腕骨骨幹部骨折
a：患側正面
b：患側側面
c，d：健側メジャー入り

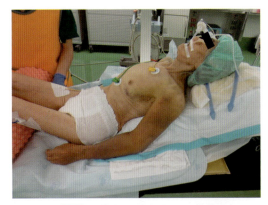

図4 背部に枕を入れた体位

長，カーブなどを確認しておく．極端に髄腔の狭い症例やカーブの強い症例には適応できない．長すぎる釘では骨折部に離開を生じ偽関節の原因となるため，適切なネイル長を選択する．また，骨折線が近位の横止めスクリューにかかるような場合には，近位端骨折用のネイルを選択する必要がある．特に高齢者では骨幹部の骨折部位にかかわらず，近位端骨折用ネイルを考慮してもよい．骨折部位が遠位の横止めスクリューにかかる場合には髄内釘の使用は難しく，プレート，スクリューなど追加の固定が必要となる．また，螺旋骨折で転位の大きい場合にはケーブル，ワイヤーなどによる追加の固定も考慮する[3]．

4．手術体位

透視可能な，できればカーボン製の手術台と，透視装置が必要である．仰臥位またはビーチチェアポジションとする．イメージの配置は健側より，あるいは頭側より行う．背部に枕などを入れ，できるだけ肩関節を伸展することで，刺入部となる上腕骨頭が肩峰より前方に移動できるようにする（図4）．また，遠位横止めを施行する際に上腕を安定した位置に置けることも確認する．透視下に肩関節正面，側面（肩甲Yビュー）および骨幹部，上腕骨遠位がみえることを確認しておく（図5）．

5．皮切，アプローチ

肩峰の外側前縁より20〜30°前方に振った5cm程度の皮切（図6-a）．三角筋の筋膜を切開し筋肉を線維方

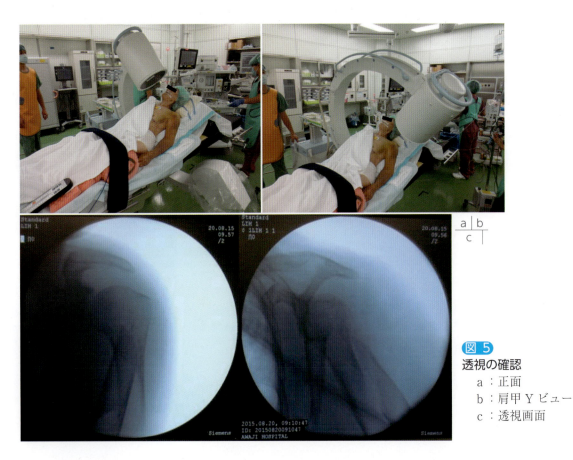

図5
透視の確認
a：正面
b：肩甲Yビュー
c：透視画面

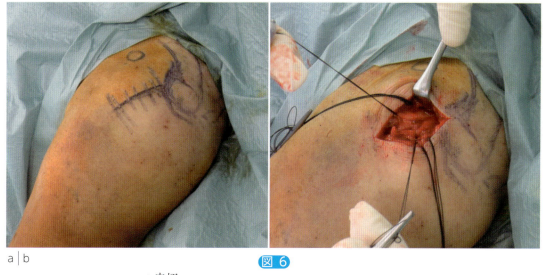

図6
a：皮切
b：三角筋の筋膜．肩峰下滑液包に糸をかけておく．

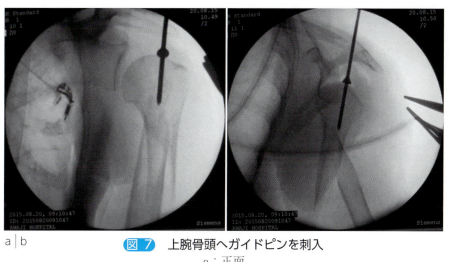

図7　上腕骨頭へガイドピンを刺入
a：正面
b：側面

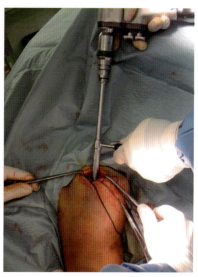

図8　リーマーでの骨孔作製

向に分ける．肩峰下滑液包を切開し糸をかけておく（図6-b）．腋窩神経は肩峰から5〜6 cm遠位の三角筋の裏面を横走しており，三角筋を遠位まで分けると損傷する可能性があるので注意する．滑液包の深部を切開すると棘上筋が確認できる．棘上筋を切開し糸をかける．糸を手前に引っ張りながらより中枢側まで切開していく．高齢者において，すでに棘上筋が断裂していればそこから進入できる．エレバトリウムなどで骨頭を確認する．必ずしも上腕二頭筋長頭腱を直視する必要はないが，損傷しないように注意しながら腱の後方に骨孔を作製する．骨孔は選択したネイルにより作製位置が決まってくる．ストレートネイルであれば上腕骨頭の直上であり，ベンドネイルであれば上腕骨頭関節面の外側縁と大結節の間となる．外側の棘上筋付着部を損傷すると痛みの原因になる．ガイドピンを上腕骨骨頭から刺入し透視位置を確認する（図7）．スリーブで腱を保護しつつ，ガイドに沿ってキャニュレイテッドリーマーで骨孔を作製する（図8）．

6．整復法

上腕骨骨幹部骨折は骨折部位と筋付着部との関係で転位方向が変わってくる．大胸筋の上腕骨付着部より近位に骨折部位があれば，近位骨片は三角筋に引かれて外転し骨頭は内反する[4]．上腕骨骨幹部の整復は，

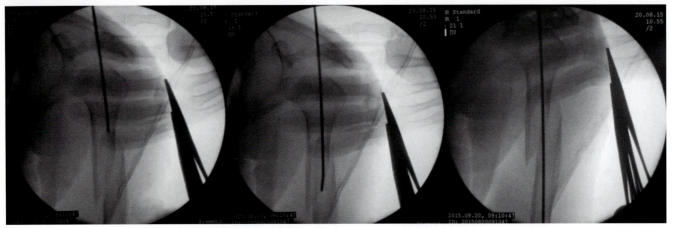

図 9　整復とガイドワイヤーの挿入

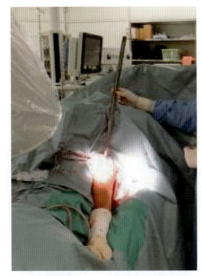

図 10　ネイル長の計測

遠位に牽引をかけつつ徒手的に行う．術前に創外固定を立てていれば整復位の保持に利用できる．整復した状態で上腕骨髄内釘誘導用のガイドワイヤーを挿入する(図 9)．アンリームドネイルでガイドワイヤーを挿入しない場合には，髄内釘で近位骨片を操作し整復しながら挿入する．

リーミングは基本的には必要ないが，若年者など髄腔の狭い症例などには施行する．

リーミング時には近位部では腱板を損傷しないように十分保護する．骨折部を通るときには神経損傷の可能性があるため，リーマーを回さないようにする．また，遠位部位は髄腔が狭くなっており，無理にリーミングすると医原性骨折を起こす可能性がある．ガイドワイヤーを用いて計測し髄内釘長を決定する(図 10)．

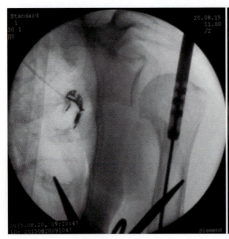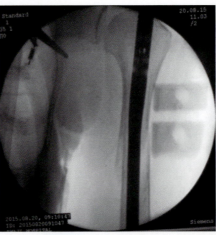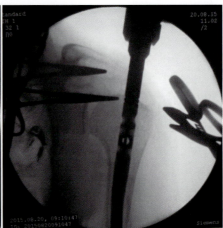

図 11　ネイルの挿入
a：ガイドワイヤーに沿って挿入
b：整復しつつ進めていく．
c：挿入深度の確認

a｜b｜c

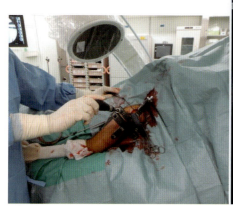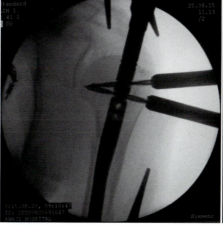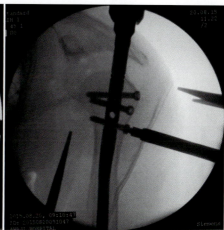

a|b|c

図12 近位横止めスクリューの挿入
　　a：ターゲットデバイス
　　b：ドリリング
　　c：スクリュー挿入

7. 髄内釘の挿入

ガイドワイヤーに沿ってネイルを挿入していく．用手的に挿入し無理に叩き込まないようにする（図11）．

8. 転位の残存した場合の整復法

髄内釘を挿入しても，近位骨片の内外反変形と骨折部の離開が残存する場合がある．このような場合に，ブロッキングピン（2.4〜3.0 mm の Kirschner 鋼線）やブロッキングスクリューを前方から刺入し，髄内釘を誘導する方法がある[5]．ただし，骨皮質や骨折部に近いところに挿入すると骨片が割れてしまうので注意する．また，周辺の神経，血管や腱の走行にも気を付けて行う．

接触面積の少ない横骨折や短い斜骨折では，離開を残すと骨癒合が得られず偽関節になることがある．近位の横止め施行後に遠位部を可及的に近位方向に押し戻し離開を残さないようにする．あるいは，遠位横止めを施行後に髄内釘を近位方向に打ち戻すバックストロークテクニックを用いる．また，髄内釘によっては，髄内釘内に挿入したスクリューを回すことで近位の横止めスクリューを押し進め，骨折部を圧迫する機構を備えたものがある．また，長い螺旋骨折で骨片間の接触が得られない場合には，観血的に整復しワイヤーでの締結後に髄内釘を挿入することも考慮する[3]．

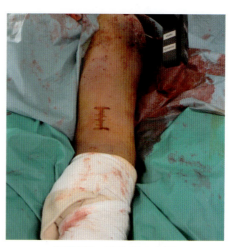

図13 遠位部の皮切

9. 近位横止め，遠位横止め，エンドキャップ

近位横止めはターゲットデバイスを用いて行う．皮膚を切開後，三角筋の裏面を横走する腋窩神経を損傷しないように筋肉を鈍的に分ける．近位のスクリューは骨頭軟骨面に向かうものもあり，この場合は関節面を貫かないようにする必要がある．近位スクリューは少なくとも2本挿入する（図12）．

遠位横止めの皮切は，スクリュー2本が挿入できるように十分に長くとり，筋肉を鈍的に分ける（図13）．上腕骨遠位前方の骨皮質が直視できるぐらいまで筋鉤で十分引いて展開する．内側には正中神経，上腕動脈があり注意する．我々は1 m*l*シリンジの先端を切った

3．上腕骨骨折に対する髄内釘固定　2）上腕骨骨幹部骨折

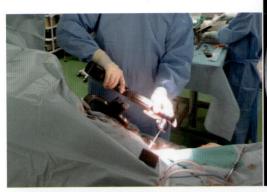
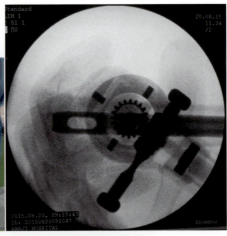

図 14 遠位横止めスクリューの挿入
 a：ラジオルーセントドリル
 b：透視像

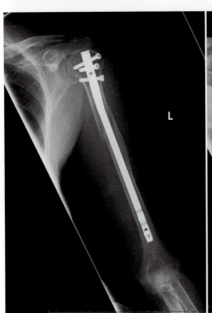
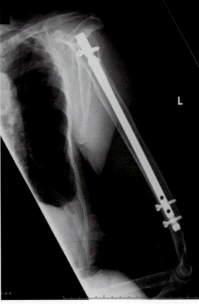

図 15 術後X線像
 a：正面
 b：側面

ものをイメージ透過性のドリルスリーブとして使用している．ラジオルーセントドリルを用いて，フリーハンドで行う（図 14）．

エンドキャップを挿入する場合は骨頭の関節面から突出しない長さを選択する（図 15）．

10．後療法

肩肘の運動は早期から開始するが，回旋抵抗運動については数週間待って仮骨形成をみながら開始する．

合併症

1．肩関節でのインピンジメント

髄内釘が近位に突出するとインピンジを起こす．十分深く挿入し，エンドキャップの長さにも注意する．また，横止めスクリューがバックアウトを起こすこともある．

2．腋窩神経損傷

三角筋展開時や近位スクリュー挿入時に損傷する可能性がある．挿入部は丁寧に鈍的に分ける．

3．橈骨神経損傷

術前から麻痺のある場合には術中に骨折部で神経を確認する．術前にはなく，術後に麻痺の出た場合には，術中に神経を損傷している可能性があり観血的に確認する．

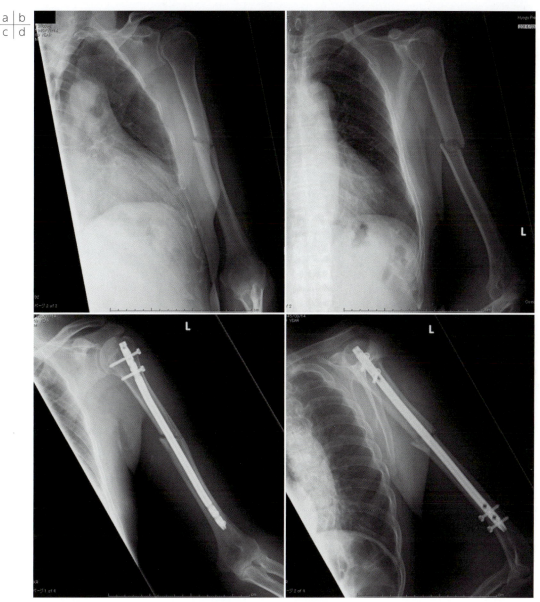

図16 症例1:70歳，男性
a, b：受傷時
c, d：術後

4. 偽関節

偽関節の場合の再手術法としてはプレート固定に変更する方法がある．萎縮性偽関節では骨移植も併用する．髄内釘で治療する場合にはより太い径のものに変え，近位遠位が十分固定される必要がある．

5. 医原性骨折

順行性髄内釘においても，強くたたき込んだりすると骨折部での粉砕や，遠位の顆上部で骨折を起こす．

症　例

症例1：70歳，男性．転倒し受傷．上腕骨骨幹部斜骨折にて髄内釘を挿入した．この症例はバックストロークテクニックで骨折部の離開を閉じるようにした（図16）．

症例2：64歳，男性．転倒し受傷．上腕骨骨幹部骨折に対し髄内釘挿入したが偽関節となった．プレート固定と骨移植により骨癒合を得た（図17）．

（櫻井敦志）

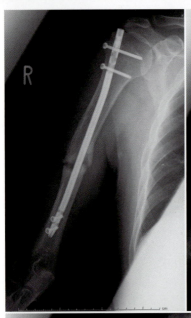
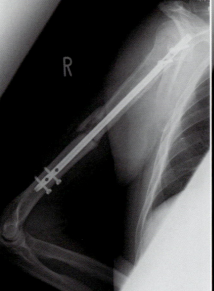
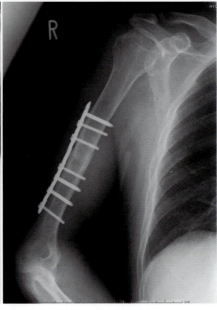
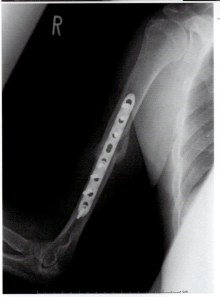

a	b	c
d		

図 17
症例2：64歳，男性
 a，b：偽関節（初回手術後1年）
 c，d：プレート固定に変更
　　　（再手術後半年）

② 分節型骨折，粉砕骨折に対する髄内釘固定

Advance

テクニックのコツ―ポイント

・分節型骨折，粉砕骨折は髄内釘のよい適応とされているが，手技上の注意が必要である．
・短縮を許容し，できる限り離開を残さない．
・回旋を合わせることが難しく，横止め時に注意が必要である．
・遠位近位の固定性がより重要となる．

適　応

　分節型骨折，粉砕骨折は，開放骨折や軟部組織損傷，神経血管損傷を伴うこともあり，創外固定の適応となることもある．髄内釘の適応かどうかを十分検討し，判断する必要がある．

短縮，離開について

　健側を参考に長さを調整するが，上腕骨においては5cmまでの短縮は問題ないという報告もあり，2〜3cmまでは十分許容される[3]．ただし分節型，粉砕型では全体で短縮していても，どこかで1か所離開を残す

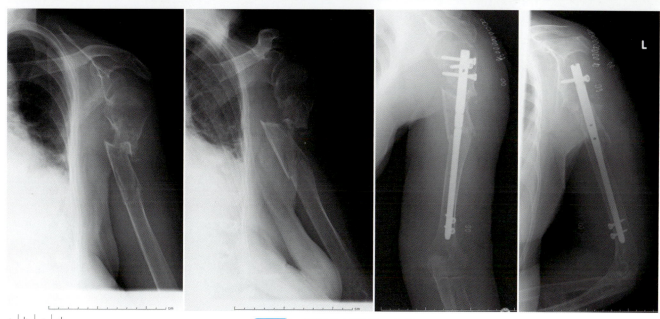

図 18　症例 3：82 歳，女性
a，b：受傷時
c，d：術後 10 か月

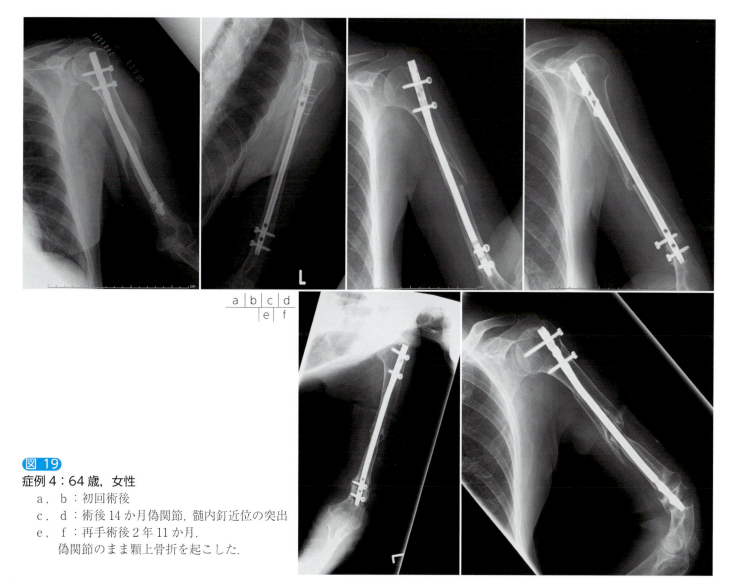

図 19
症例 4：64 歳，女性
　a，b：初回術後
　c，d：術後 14 か月偽関節，髄内釘近位の突出
　e，f：再手術後 2 年 11 か月．
　　　偽関節のまま顆上骨折を起こした．

3．上腕骨骨折に対する髄内釘固定　2）上腕骨骨幹部骨折

とその部位で偽関節となる可能性がある.

回旋について

分節型骨折や粉砕骨折では,骨折部の形状だけをみて回旋を合わせることは難しい.肘関節の伸展屈曲する方向を基準に上腕の正面を決め,近位肩関節の正面像と肘の正面像を健側を基準に把握しておく.患側の近位肩関節を正面に合わせ,遠位の肘関節部も正面に合わせるようにして回旋を決める.

近位遠位の固定

骨幹部での支持が期待できないため,近位遠位に十分固定性のある横止めが必要である.近位の固定性に関しては,固定性のよい上腕骨近位用のネイルを考慮する.また,遠位スクリューの本数も可能であれば増やすことが望ましい.

症　例

症例3:82歳,女性.すでに上腕骨近位部骨折の偽関節があったところに転倒し,骨幹部にも骨折を起こした.頚部,骨幹部で分節型骨折となっている(図18-a, b).髄内釘を施行し,骨幹部は癒合したが,近位部は偽関節のままである(図18-c, d).

症例4:64歳,女性.大きな第三骨片を伴う上腕骨骨幹部骨折に対し髄内釘を施行した(図19-a, b).術後1年2か月の時点で,骨折部の離開が残存したまま偽関節となり,また髄内釘近位部が突出している(図19-c, d).髄内釘の入れ替えを行ったが固定性は十分でなく,再手術後2年11か月,骨幹部は偽関節のまま遠位部のスクリュー周囲でルーズニングが進み,顆上骨折を起こした(図19-e, f).

(櫻井敦志)

③ 腱板疎部(RI:rotator interval)アプローチによる順行性髄内釘固定法

Advance

テクニックのコツ―ポイント

- ・烏口肩峰靱帯下縁に沿った約4 cmの皮切が必要である.
- ・三角筋を縦に線維方向に分けて,その下に触れる陥凹が腱板疎部(RI)である.
- ・RI部分の関節包を切開し,直下の上腕二頭筋長頭腱(LHB)を前方に,棘上筋(SSP)を後方にレトラクトして,肩関節を伸展して骨頭頂部を露出する.
- ・やや骨頭前方からのネイル刺入は許容されるが,ネイル近位端の突出を回避すべく挿入深度は深めに設定し,エンドキャップで調節する.

はじめに

上腕骨骨幹部骨折に対する順行性髄内釘は,通常,骨頭上部に存在する腱板を切開しなければ挿入できないため,腱板の医原性損傷ならびに癒着などに伴う肩関節機能障害が常に危惧されてきた.事実,近年これを避けるがために,様々なアプローチによるMIPO法の有用性が報告されている.しかしながら,髄内釘に比べてMIPO法で至適整復固定を得ることは困難であり,遷延癒合や偽関節の報告も散見される.一方,髄内釘固定法においても,腱板付着部のフットプリントに決して切り込まず,かつ腱板切開部を愛護的に扱え

ば,肩関節機能は早期に回復することは経験上明らかであるが,術者の手技の優劣に依存することが問題であった.そこで,腱板を切開せずに腱板疎部(rotator interval;以下,RI)から髄内釘を挿入する「RIアプローチ」による順行性髄内釘固定法を紹介する.

腱板疎部(RI)とは?

RIとは,烏口突起外側にある棘上筋(以下,SSP)と肩甲下筋腱(以下,SSC)との間隙のことである(図20).よって,解剖学的には腱板が存在しないため,肩関節鏡の前方ポータルに用いられる部位である(図21).

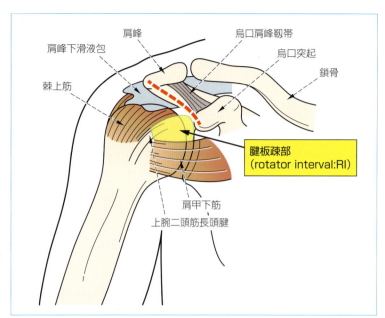

図 20
腱板疎部（RI）ならびに周辺解剖「上腕二頭筋長頭腱」
赤線：皮膚切開部分

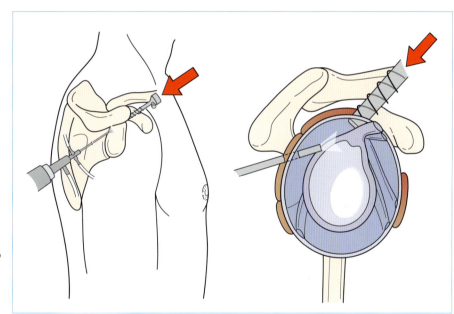

図 21
腱板疎部（RI）から挿入する肩関節鏡前方ポータル（赤矢印）

局所解剖に基づく皮膚切開位置決定・深部展開方法

体位は側臥位でも可能であるが，ビーチチェアを原則とする．X線イメージCアームは健側から入れ，モニターは尾側に置く（※その他，セッティングについては他項（p.152～）参照）．

1. 皮 切

「肩峰前角」と「烏口突起」の間に索状に触れる「烏口肩峰靱帯」の下縁に沿って約4 cmの皮膚切開を置く（図20）．

2. RIアプローチにおける深部展開

皮下に存在する「三角筋」の前方部分を筋線維方向に分割して，深部の「RI」の陥凹を触診する．RI部分の「滑液包」ならびに「関節包」を摂子でつまみ上げ，剪刀で小切開を置く．直視下に「上腕二頭筋長頭腱（以下，LHB）」を確認してから，関節包切開を内外側に広げる．「SSP」を後上方に，「LHB」と「SSC」を前

3．上腕骨骨折に対する髄内釘固定　2)上腕骨骨幹部骨折　　161

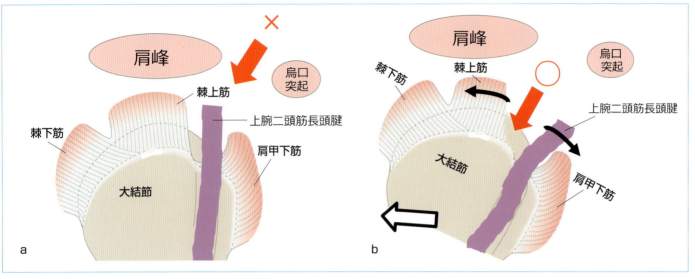

図 22 RIアプローチにおける深部展開
a：RIからそのままネイルを挿入しようとすると(赤矢印)，上腕二頭筋長頭腱や棘上筋が邪魔になる．
b：上腕二頭筋腱長頭腱を肩甲下筋腱とともに前方へ，棘上筋を後方にレトラクト(黒矢印)し，肩関節を伸展(白矢印)すれば，RIの直下にエントリーポイントとなる骨頭頂部が来るので，ここからネイルを挿入する(赤矢印)．

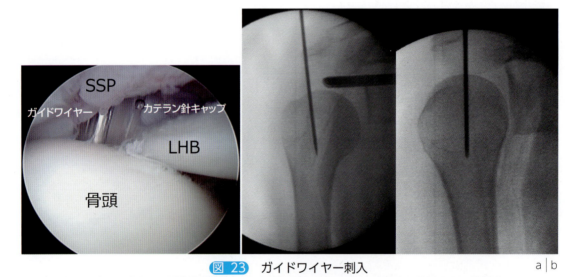

図 23 ガイドワイヤー刺入
(※本法第1例目：関節鏡併用例，2例目以降は鏡視なしで透視と直視のみで施行)
a：後方ポータルからの鏡視像．上肢を軽度伸展させ，前方ポータル(RIと同一)からカテラン針のキャップを保護スリーブにしてガイドワイヤー刺入
b：2方向X線イメージによる確認．骨頭頂部の至適位置にガイドワイヤーが刺入されていることを確認
(SSP：棘上筋，LHB：上腕二頭筋長頭腱)

下方に避ける．肩関節を伸展して，エントリーポイントとなる「骨頭頂部」を露出する(図22)．

3. ガイドワイヤー刺入

至適位置と思われる部位に21Gあるいは18G針を仮刺入して，2方向X線イメージで確認後にガイドワイヤーに交換する(図23)(※これ以降の処置は，通常の上腕骨順行性髄内釘手術手技と同一のため他項(p.150～)に準ず)．

4. 閉創処置

切開した関節包は無理に縫合せずに閉創する(図24)（※関節包を1～2針吸収糸で縫合してもよいが，その際は深部のLHBを引っ掛けないように十分注意する）．

現状と手技上の課題

Parkら[6]が最初に報告した「RIアプローチ」は，RIの固定ならびに軟部組織処理のために大きな展開を要した．そこで我々は本法の施行が小切開下で可能であるかを，第1例目において関節鏡を用いた検証を行った．結果，RI直下にLHBとSSPは存在するが，RIからのガイドワイヤー刺入は可能であった(図23)．そこで，その後のリーミングならびにネイルの挿入を考慮してRI直上となる部位(烏口肩峰靱帯下縁)に約4cmの切開を置き，直視下にLHBを前方かつSSPを後方にレトラクトすることで同アプローチをさらに低侵襲化することを可能とした．当院における初期症例(n=7)の臨床成績[7]において，全例アライメント不良なく，平均16.6週で骨癒合を得た．術後2日目での平均肩関節可動域は，臥位他動前方挙上155°(130～170°)，立位自動挙上106°(90～120°)，立位自動外旋31°(15～60°)，立位自動内旋はS～Th12と良好であった．この

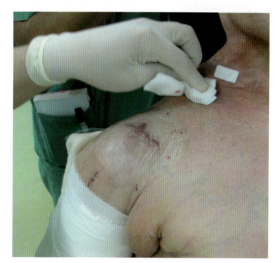

図24　閉創処置

「RIアプローチ」は肩関節前方からの進入となるため，若干刺入部位が前方寄りになりがちである．上腕骨近位端骨折と異なり骨折部は骨幹部にあるため，前方寄りからの刺入自体は近位側の固定性には影響しにくいが，挿入深度が浅くなるとネイル近位端の一部が骨頭前方部に露出することとなるため，気持ち深めに挿入しエンドキャップで調節するほうが安全である(図25)．

（最上敦彦）

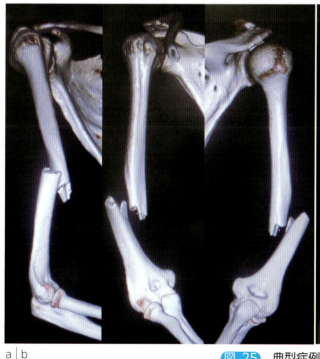

a | b

図25　典型症例
　a：術前画像
　b：術後画像

文　献

1) Sarmiento A, Kinman PB, Galvin EG, et al.：Functional bracing of fractures of the shaft of the humerus. J Bone Joint Surg Am. **59(5)**：596-601, 1977.

2) Rommens PM, McCormack R：Humeral shaft. Ruedi TP, et al. p.594-607, AO principle of fracture management, Thieme Medical Publishers, 2007.

3) Blum J, Rommens PM：Humeral Shaft. Rommens PM et al. p.135-145, Intramedullary nailing, Springer-Verlag, 2015.

4) Ganavaos C：Humeral shaft fractures. Court-Brown CM et al. Rockwood and Green's Fractures in adults ed8th, Wolters Kluwer Health, 2015.

5) Stedtfeld HW, Mittlmeier T, Landgraf P, et al.：The logic and clinical application of blocking screws. J Bone Joint Surg Am. **86-A**：17-25, 2004.

6) Park JY, et al.：Antegrade Humeral Nailing Through the Rotator Cuff Interval：A New Entry Portal. J Orthop Trauma. **22**：419-425, 2008.

7) 塩田有規，最上敦彦，桐村憲吾：腱板疎部からの順行性上腕骨髄内釘挿入の工夫．肩関節．**36**：477-480, 2012.

II. 新鮮骨折に対する髄内釘の実践テクニック

3 上腕骨骨折に対する髄内釘固定

3)上腕骨遠位部骨折

① 何故，ネイルを使うか？

Advance

テクニックのコツ─ポイント

・髄内釘による遠位骨片の固定性に不安を感じないことが最も重要！
・髄内釘の適応範囲の広さを再度認識すべき！

はじめに

上腕骨遠位部骨折は，骨粗鬆を有する高齢者において，転倒などの低エネルギー外傷として発生する場合と，比較的若い年齢層に高エネルギー外傷として発生する場合に大別される．高エネルギー外傷の場合は，関節面に粉砕を伴うことが多く，低エネルギー外傷の場合には，通顆骨折の形態をとることが多い．このような，いわゆる顆部骨折（AO分類13-type AおよびC）に対してはプレートを核とした内固定法が主流である．近年は多種のアナトミカルプレートが選択可能であり，良好な成績が報告されている[1)2)]．しかし，骨幹遠位部に及ぶ顆部（関節外，関節内）骨折や，AO分類12のなかでも遠位寄りの，上腕骨骨幹遠位部骨折（distal third humeral shaft fracture，以下，distal third 骨折，図1)では，遠位端用にデザインされたプレートや，既存の直線型プレートなどをベンディングして用いても，小さな遠位骨片に対して強固な固定性を得ることが困難であり，内固定法の選択に難渋する症例がある．本項では髄内釘の適応，手術手技およびピットフォールを中心に述べる．

診断と術前計画

上腕骨全長の単純X線撮影に加えて，肘関節の単純X線撮影を行い，関節内骨折の有無を確認することが重要である．髄内釘固定を予定している場合は，術中に関節内骨折が判明した場合，対応が煩雑となる場合があるため，術前のCT撮影が望ましい．術中に関節面を含む遠位骨片に新たな骨折が生じた場合や，髄内釘による固定性が不十分となった場合に備えて，常にプレートのバックアップを用意する慎重な対応が望まれる．

上腕骨骨折においては，術前の神経麻痺の有無の評価が非常に重要である．橈骨神経麻痺は上腕骨骨幹部骨折の8％に合併するといわれ，さらに，Holstein-Lewis骨折では22％と合併率が高いとされている[3)]．術前に神経症状がある場合には，神経損傷の有無を直視下に確認することが推奨されており[3)]，術前の評価が必須である．

骨折型と手術適応

AO分類13に相当する関節内骨折や，高齢者に多い通顆骨折に対しては，後方アプローチからのanatomical locking plate固定が好まれ，近年はvariable angle

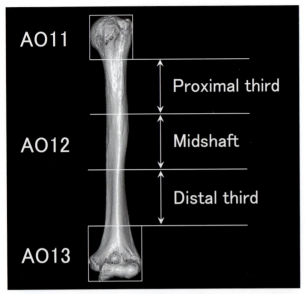

図1　上腕骨骨幹部骨折（AO12）を3領域に分類

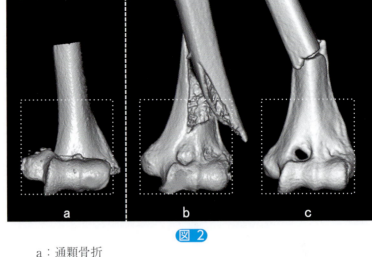

図2
a：通顆骨折
b：骨折部の中心は，AO12と13領域の境界に存在する．
c：Distal third 骨折

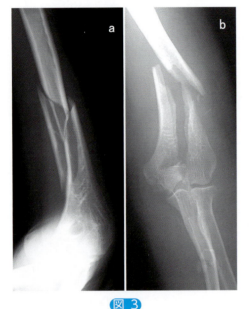

図3
a：第三骨片を伴う，distal third 骨折（AO12-B1.3）
b：AO13-C2だが，distal thirdに至る．

の locking plate も使用可能となり，さらにプレートが low profile 形状に改善され，この領域においては，髄内釘固定は原則として適応外と考えられる（図2-a）．

AO分類12の領域における単純な横骨折，斜骨折の場合は遠位骨片の髄腔長の確認が容易であるため，十分な長さの髄内釘と2本以上の横止めスクリューが挿入可能と判断されれば，distal third 骨折はよい適応である（図2-c）．らせん骨折の場合は open reduction から，ワイヤリングなどの併用により，髄内釘の遠位骨片に対する固定性の増加が期待できるため，遠位骨片の髄腔長が短い場合でも適応と考えている（図2-b）．また，第三骨片を伴う distal third 骨折や，関節内骨折が単純で骨幹遠位部にいたる骨折も適応となる場合がある（図3）．

機種選択

髄内釘自身の形状（直線型，外反型），遠位横止めスクリューの本数，方向などが機種選択の論点となる．筆者は Stryker 社 T2 humeral nail を主に使用している．T2 humeral nail は順行性と逆行性共用のデザインのため，髄内釘自身が近位で6°，さらに遠位でも4°の外反を有することが最大の特徴である（図4）．外反型デザインであるが，エントリーポイントを内側の骨頭頂点付近から刺入することにより，髄内釘遠位部を遠位骨片の外顆へ誘導することが可能で（図8），さらに，遠位横止めスクリューは4本の挿入が可能である（図4）．

臨床成績と髄内釘を選択する理由

Distal third 骨折に対する内固定法の選択には議論の余地がある．従来の open reduction からの外側あるいは後方プレート固定は，軟部組織の広範囲な展開を要し，骨膜の血流障害から偽関節率が5.8％，さらに医原性橈骨神経麻痺が5.1〜17.6％と報告されている[4]．

Midshaft 骨折に対する MIPO 法を用いた前方プ

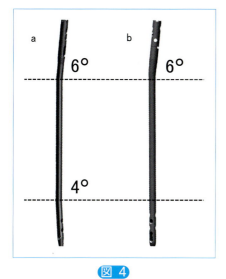

図4
a：T2 humeral nail（骨幹部骨折用，順行性と逆行性共用）
b：T2 proximal humeral nail long（近位端骨折用のロング）

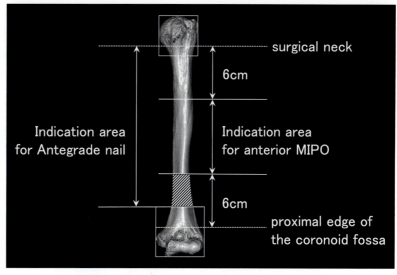

図5 前方MIPOと順行性髄内釘の適応領域
■は，distal third 領域（本項における『骨幹遠位部』）

レート固定は，肩関節および肘関節の可動域が早期に正常化し[5]，プレート遠位部の展開における筋皮神経損傷と，midshaftへのスクリュー挿入の際に，後方皮質骨を貫通させずに mono-cortical screw 固定するなどの工夫により橈骨神経麻痺の頻度は極めて低い．しかし，3本のスクリュー挿入のために，近位骨片に対して外科頚から遠位へ6 cm，遠位骨片に対して鉤状突起窩頭側縁から近位へ6 cmの領域をそれぞれ要する[5]（図5）．過度のプレート遠位設置は橈骨頭とのインピンジメントを生じ[5]，本稿の論点となっている distal third 領域へのよい適応とはいいがたい（図5）．しかし，distal third 骨折に対する前方MIPO法において，冠状面における5°以上の角状変形を38.5%に認めたものの，偽関節や神経損傷なく良好な臨床成績を得た報告[4]もあり，さらなる大規模な研究が待たれる．

Distal third 骨折に対して順行性髄内釘を用いた治療成績の報告は少ない．Radulescu らは，82例のプレート固定と，102例の髄内釘を比較し，髄内釘が橈骨神経麻痺，術後感染，手術時間，入院期間において有意に優れており，さらに，有意差はないものの偽関節率が低かったと報告している[6]．国内からは興味深い手術手技が報告されている．野々宮は経肘頭的に逆行性にガイドワイヤーを刺入し，次いで順行性髄内釘を肘頭窩へ挿入することにより3点支持を獲得する手技を報告している[7]．問題点として，肘関節内からのリーミングによるリーミングダストの関節内進入，および感染が生じた場合に関節内に波及する危険性があることも指摘している．また，岡崎ら[8]は遠位骨片を内反させ，髄内釘を可及的に長く遠位骨片の外顆に挿入する手技により，carrying angle が最終調査時平均176°と内反傾向があったものの，短期成績は1例を除き肘関節可動域制限は生じなかったと報告している．本骨折に対して髄内釘が選択されにくい理由は，遠位骨片の固定性に不安を感じるためであり[7]，そのために症例報告が少ないが，外科頚からAO分類13領域の頭側縁までの広範囲に適応可能であり（図5），従来のプレート固定法による偽関節や橈骨神経麻痺の高率な合併症を軽減でき，軟部組織の展開量が少なく，適切な整復位が獲得された場合には，優れた臨床成績が得られることが魅力といえる．

（寺田忠司）

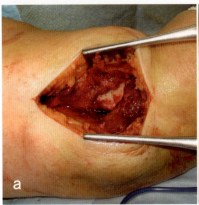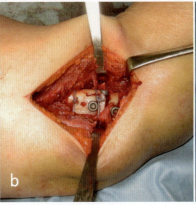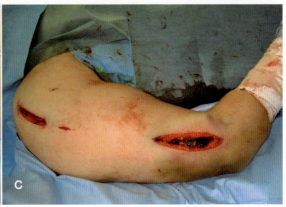

図6 骨折部に対するアプローチ
a：骨折部，断裂した上腕筋を認める．
b：L-M方向，A-P方向の横止めスクリュー固定は同一皮切内で行う．
c：術後の全皮切

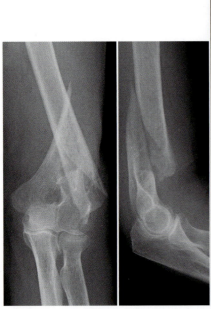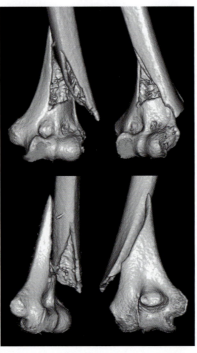

図7
85歳，女性
AO12-A1.3，受傷時

② どうすれば固定できるかの理論と実践

Advance

テクニックのコツ―ポイント

・髄内釘遠位端が，外顆へ無理なく誘導されるように綿密に作図を行う．
・本骨折に限っては，太い髄内釘よりも，長さを優先する．
・遠位横止めスクリューは，鉤状突起窩のすぐ頭側に挿入する．

手術手技とピットフォール

1. セッティングとアプローチ

全身麻酔下あるいは斜角筋間ブロック麻酔下に行う．仰臥位で行い，ラジオルーセントベッドが使用可能であれば術中透視像の確認が容易である．上腕骨近位端骨折に対する髄内釘[9]と同様に，deltoid splitting approach（anterolateral acromial approach）を用いる．

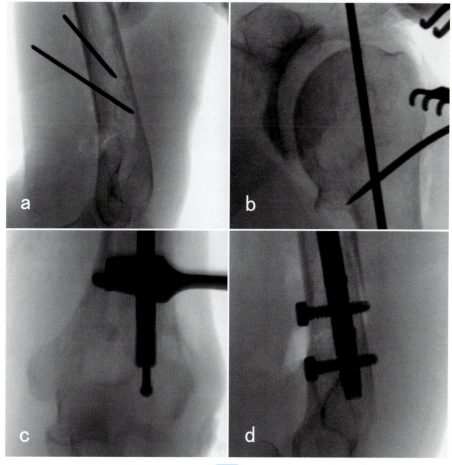

図 8
a：骨折部を直視下に整復，Kirschner 鋼線は髄内釘挿入とともに抜去
b：エントリーポイントは，骨頭頂点
c：ガイドワイヤー先端は，鉤状突起窩のすぐ外側を狙う．
d：肘頭窩中央部のレベルまで挿入された髄内釘

肩峰前外側端から遠位へ向かう 5〜6 cm の皮膚切開（以下，皮切）を加え，腋窩神経損傷に注意しつつ，前方線維（鎖骨部）と中間線維（肩峰部）の筋間，いわゆる deltoid raphe を鈍的に線維方向に分け，滑液包を同切し腱板，大結節部に達する．次いで骨折部の操作へ移行する．

骨折部の整復は直視下に行う．上腕骨遠位部に対する外側アプローチを用いる．皮切は通常 10 cm 程度を要する．上腕骨外上顆縁に沿って，上腕三頭筋と腕橈骨筋間から進入すると容易に骨折部に達する．骨折部で上腕筋が損傷していることが多く，上腕筋と腕橈骨筋間で橈骨神経を確認し，保護する．遠位横止めスクリューは，L-M 方向および A-P 方向ともに同一皮切内で行う（図 6）．

2．エントリーポイントと髄内釘挿入

本術式は直線型よりも外反型髄内釘を用いるほうが容易である．エントリーポイントを通常よりも軽度内側，骨頭頂点（図 8-b）とすると髄内釘遠位端が外顆に挿入しやすくなる．さらに，腱板付着部を損傷しないため，術後の腱板に由来する愁訴を軽減することができる[10]．遠位骨片の固定性を増すためには，鉤状突起窩のすぐ外側に髄内釘を誘導し（図 10-a, b），遠位横止めスクリューを，鉤状突起窩の頭側で，外側から内側へ向けて bi-cortical screw として挿入することが重要である（図 8-d，図 10）．

症　例

85 歳，女性．屋内転倒により受傷した（AO 分類 12-A1.3）（図 7）．骨折線は鉤状突起窩頭側縁の 1 cm 近位

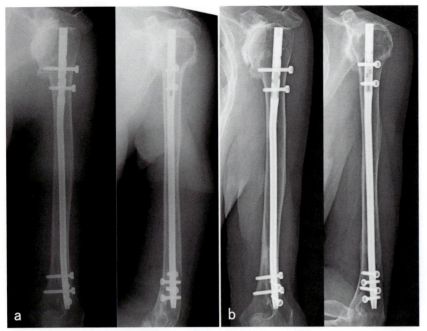

図9
a：術直後
b：術後6か月

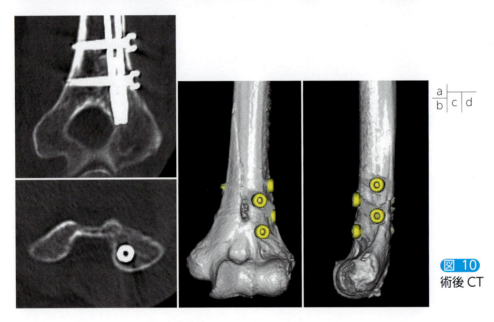

図10
術後CT

まで達しているが，らせん骨折であり，open reduction による anatomical reduction に加え，遠位骨片に2本の横止めスクリューの挿入により十分な固定性が得られると術前に判断した．外側アプローチから骨折部に達し，直視下に整復後，Kirschner 鋼線（以下，K-wire）で仮固定を行い（図8-a），2号 Fiberwire®（Arthrex 社）2本で締結すると，らせん骨折部は安定化した．順行性髄内釘の手技に従い，ガイドワイヤーを遠位骨片へ挿入し，新規骨折を生じないように愛護的にリーミングを行った（図8-c）．T2 humeral nail 径7 mm，長さ220 mm（Stryker 社）を髄腔内に挿入し，遠位横止めスクリューを4本挿入後，近位横止めスクリューを2本挿入した（図9-a）．固定性は良好であり，上肢荷重と重量物を持つこと以外は，術後の後療法に制限を設けなかった．術後6か月では，良好な骨癒合が得られ，肩関節および肘関節の可動域制限，腱板切開に起因する愁訴は認めなかった（図9-b）．術後のCTでは，遠位横止めスクリュー4本のうち，純粋に遠位骨片内に挿入されているスクリューは2本，近位2本は近位および遠位骨片の両方にまたがる形で挿入されていることが確認される（図10）．

（寺田忠司）

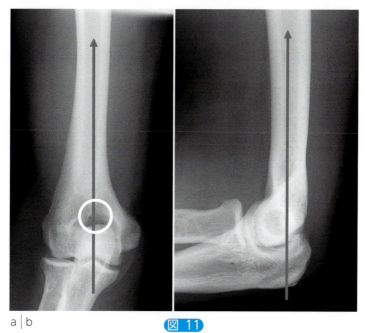

a | b 　図 11

X線正面像(a)では，鉤突起先端と肘頭窩中心を通る線は上腕骨髄腔の中央を，側面像(b)では髄腔中央を通る線は肘頭窩の底面を通り肘頭先端から約1cmの点を通る．

③ 経肘頭アプローチ

Advance

テクニックのコツ─ポイント

・手術体位を側臥位で行い上腕骨の全長を透視する．
・タオルなどで高さを調節して上腕骨を床面と平行に置き，肘関節を90°屈曲位に保つ(carrying angleを十分考慮する)．
・リーミング・ネイル挿入時も整復位の保持に十分注意する．

　上腕骨遠位端部の特徴は，他の長管骨の骨幹端構造のように薄くなった皮質骨と関節軟骨で形作られた骨端形状のなかに海綿骨が詰まっている構造とは異なり，肘頭窩を中心に上腕骨外顆には外側柱，上腕骨内顆には内側柱，関節面には滑車という3本の面トランス構造の骨筒が三角形を組む構造となっている．そのために上腕骨遠位骨端部には髄内釘を刺入できるスペースが存在しない．さらに，上腕骨外顆，内上顆に前腕筋群の付着部があり上腕骨骨端部には回旋力が強く作用していることである．したがって，上腕骨遠位骨幹端骨折に髄内釘を適応するためには，遠位骨片にしっかりとした3点固定を行う必要がある．つまり，肘頭窩に髄内釘先端を差し込み1点の支持を得る必要がある．この1点の支持が最重要である．

NONOMIYA approach

　肘頭窩に髄内釘の先端を刺入させるための手技である．
　図11のX線正面像で鉤状突起先端と肘頭窩中心を通る線は上腕骨髄腔の中央を，側面像で髄腔中央を通る線は肘頭窩の底面を通り肘頭先端から約1cmの点を通ることがわかる．つまり，「肘関節90°屈曲位で肘頭先端から約1cmかつ肘頭のX線正面像中央(尺骨稜)を通る位置でK-wireを刺入すれば肘頭窩底面を

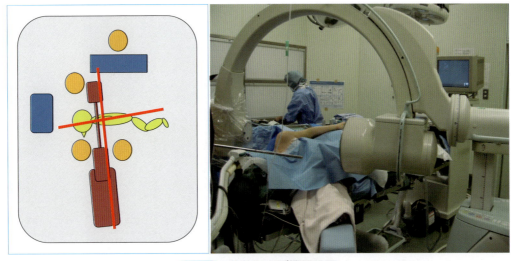

図12 体位および機器設置
Cアームは上腕正面になるように上腕の伸展角にあわせて設置する.

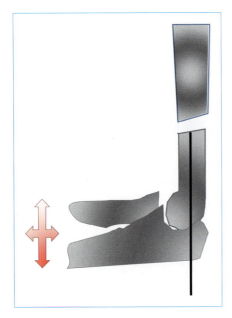

図13 骨幹端の短い骨片はガイドワイヤーで肘関節90°の位置で前腕に固定されているため, 前腕で短い骨幹端の骨片をコントロールすることができ, 整復操作が容易である.

通り上腕骨髄腔内中央に刺入できる.」に基づいた手技である.

1. 体位
患側を上にした側臥位とする.

2. 機器配置
透視装置モニターは足方に, 透視装置は患者腹側からCアームをオーバーハングさせて設置する. 術者は患者背側に立ち, 助手は腹側から患肢を保持する(図12).

3. 手術手技
〈肘頭からのガイドワイヤー刺入〉
肘関節90°屈曲位で肘頭先端から約1cm尺骨稜の延長線部より3.0mm K-wireを上腕骨髄腔内に刺入する. 正・側面透視像で肘頭窩底面を通り上腕骨髄腔内中央に刺入されたことを確認する. 次に, K-wireを抜去しK-wire刺入孔にストレートガイドワイヤーを挿入し上腕骨髄腔内まで通す.

4. 骨折の整復
透視下に骨折部を整復する. 整復に際しては, 骨幹端の短い骨片はガイドワイヤーにより肘関節90°の位

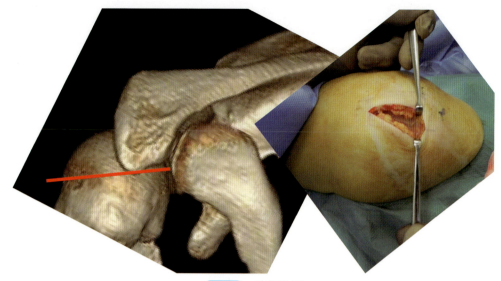

図 14　皮切位置
皮切は肩峰前縁線を遠位に延長した外側進入

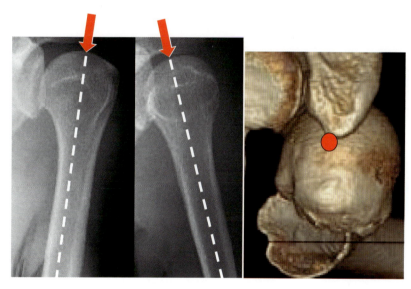

図 15　髄内釘のエントリーポイント

置で前腕に固定されている．したがって，前腕で短い骨幹端の骨片をコントロールすることができ，整復操作は容易となる（図 13）．整復ができたら整復位を保持しながらガイドワイヤーを中枢骨片内に進め骨頭海綿骨まで挿入する．

5. 髄内釘挿入孔の作製

皮切は肩峰前縁線を遠位に延長した外側進入を用いている（図 14）．三角筋筋膜を切開し線維方向に筋肉を鈍的に展開し肩峰下滑液包のルーフを縦切開する．骨頭と肩峰の間を指で十分に剝離を行うことで上腕骨の引き下げが可能となる．2.0 mm K-wire を透視下にて骨頭中心に刺入し，正・側 2 方向透視で刺入位置が正しいことを確認する（図 15）．K-wire を中心に腱板を切開する．切開は中枢方向に行い腱板付着部は切開しないようにする．スリーブで腱板を傷つけないように保護し，エントリーリーマーで骨孔を作製する．

6. ガイドピンの入れ替え

骨頭エントリーよりストレートガイドワイヤーを中枢骨片髄腔内に挿入する．この時点で，上腕骨髄腔内には遠位・近位から 2 本のガイドワイヤーが挿入されている（図 16-a）．上腕骨エントリーよりガイドワイヤーエクスチェンジャーを近位刺入ガイドワイヤーに通して挿入する．挿入深度は，2 本のガイドワイヤーが交差する位置までとする（図 16-b）．次に，肘頭か

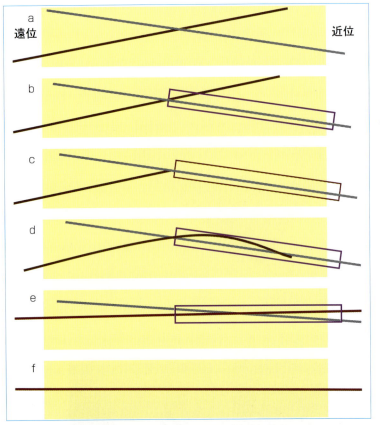

図16
ガイドピンの入れ替え
a：近位からもガイドワイヤーを挿入する．骨幹部の髄腔内で2本のガイドワイヤーが交差する．
b：近位のガイドワイヤーにエクスチェンジャーをガイドワイヤーの交差部まで挿入する．
c：遠位からのガイドワイヤーを交差部の遠位まで引き抜く．
d：遠位のガイドワイヤーをそのまま進めるとガイドワイヤーは自然にエクスチェンジャーのなかに誘導される．
e：遠位からのガイドワイヤーをエクスチェンジャー内を進めて中枢側端まで通す．
f：中枢からのガイドワイヤーおよびエクスチェンジャーを抜去する．遠位からのガイドワイヤーが遠位から近位端まで骨折部を整復して通ることになる．

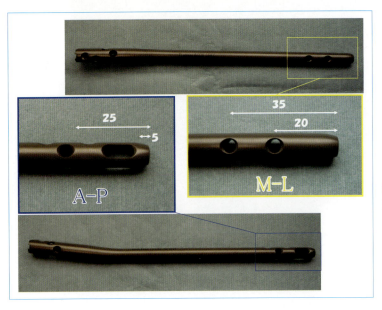

図17
Stryker社 T2上腕骨ネイル近位骨折用ロング
遠位部はストレートでA-P方向ではネイル先端から5 mmの位置に横止めホールがあり，ネイル先端から30 mmの長さの間でA-P方向に2本，M-L方向に1本の計3本の横止めスクリューを固定可能である．

ら挿入したガイドワイヤーをガイドワイヤーが交差した位置より少し遠位まで一度抜去し，その後，中枢方向に再度挿入する（図16-c, d）．エクスチェンジャーがガイドワイヤー交差部で開口しているので中枢方向に進めた肘頭からのガイドワイヤーは自然にエクスチェンジャー内を通って骨頭部のエントリーまで通すことができる（図16-e）．近位からのガイドワイヤー およびエクスチェンジャーを抜去する．この時点では，骨頭部のエントリーから肘頭部まで1本のガイドワイヤーが骨折部を整復して通る状態になる（図16-f）．

7．リーミング

リーミングは予定髄内釘サイズの1 mmアップまでリーミングする．肘頭窩は骨幹部のリーミング終了時

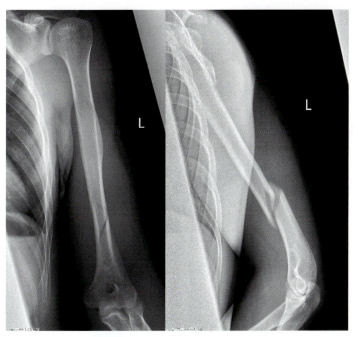

図18 症例1：受傷時X線像
骨幹端部に螺旋骨折がみられる.

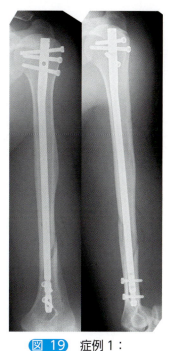

図19 症例1：術後X線像
NONOMIYA approach
300 mm T2 PHN long 使用

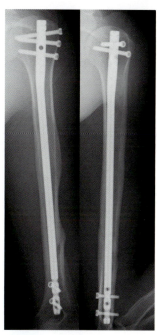

図20 症例1：術後5か月X線像
外仮骨良好である.

点で予定サイズの1 mm 細いリーマーでリーミングする．肘頭窩に骨孔をあけるにとどめて深くリーミングしない．肘頭窩の骨孔は髄内釘のテーパー形状の先端を固定することが目的である．

8. 髄内釘の選択

髄内釘はストレートタイプを選択する．先端がストレートな髄内釘を使用しないと転位を生じるからである．Stryker 社 T2 proximal humeral nail long がストレートタイプであり多用している．ネイル長はエンドキャップで調整可能であるが，できるだけ正確に健側で測定して決定する（図17）．

9. 髄内釘の打ち込み

骨折部を通過させるときは前腕を利用して遠位骨片を保持して整復位を維持しながら慎重に行う．肘頭窩へ髄内釘の先端を5 mm 程度刺入させる．1サイズダウンで骨孔を作製しているので十分に先端がロックされる．

10. 横止めスクリュー固定

遠位横止めより固定を行う．P→A および L→M の2方向の横止めが可能であれば実施する．L→M 方向は尺骨神経に十分注意する．近位横止め実施前に軽くバックストライクを行い骨折部を圧着させる（横止め固定前に肘頭を叩いて圧着してもよい）．

11. 後療法

手術翌日より肘関節の自動屈曲・下垂伸展にて肘関節の可動域訓練を開始する．
肩関節は振り子運動および理学療法士による可動域訓練を開始する．

症例1：20歳，男性．友人と腕相撲をしていて受傷した．初診時X線では骨幹遠位1/3に螺旋骨折を認めた（図18）．受傷5日目にNONOMIYA approachによる髄内釘固定術を実施した（図19）．術後5か月，骨癒合良好で肩関節・肘関節に可動域制限はない（図20）．

NONOMIYA approach（変法）

肘頭を経由してガイドピンを上腕骨髄腔内に通すの

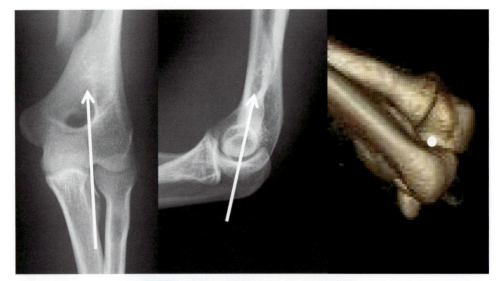

図 21　NONOMIYA approach（変法）
肘頭を経由せずガイドピンを刺入する方法である．
肘90°屈曲位で上腕骨滑車と小頭の間から上腕骨髄腔内にガイドピンを刺入させる．
○印が刺入孔となる．

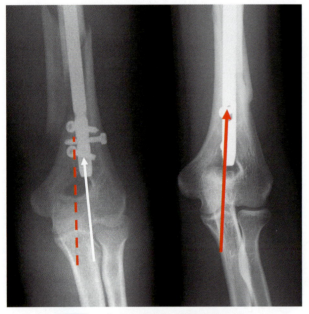

図 22　ネイル先端の設置位置の違い
上腕骨滑車と小頭の間でガイドピンを通す変法では，ネイルは肘頭窩中心よりやや橈側にアンカーされる．

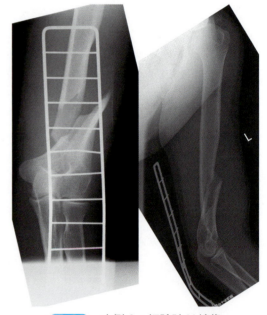

図 23　症例 2：初診時 X 線像
肘頭窩より約 2 cm 近位まで骨折線が入っている．

は大変であると考える人や，肘頭を経由してのガイドピン挿入が困難な場合のオプション手技である．

肘関節を屈曲することで橈骨頭は前方へ移動する．したがって，上腕骨遠位関節面に直接アプローチすることができる．上腕骨滑車と小頭の間（滑車の橈側）で上腕骨側面の中央線の交差点にガイドピン刺入孔を作製する（図 21）．この場合，肘関節は 90°に保持する必要がないため，刺入孔の正・側面位置の透視が容易である．さらに，肘頭を経由しないのでガイドピンは 1 個の刺入孔を通過するだけで上腕骨髄腔内に誘導される（本来の NONOMIYA approach では，肘頭の外側・関節面および滑車関節面の 3 か所の刺入孔を通過する必要がある）．ネイル先端の設置位置はガイドピンの位置に規定され，通常よりもやや橈側に設置されることに

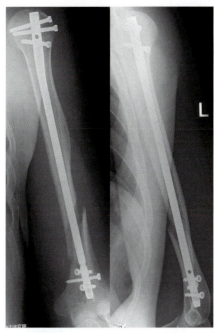
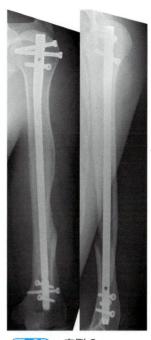
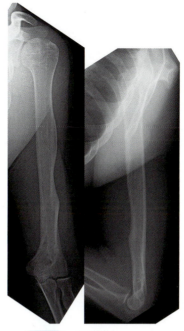

図24 症例2：術後X線像
NONOMIYA approach変法でガイドピンを挿入し，T2 PHN long 300 mmで固定した．

図25 症例2：術後1年X線像
骨癒合は良好である．

図26 症例2：抜釘術後X線像

なるので遠位骨片の変位が生じる可能性がある（図22）．

症例2：18歳，男性．腕相撲に負けそうになり力を思いっきり入れた瞬間にボキッという音とともに上腕に疼痛が走り受傷した．初診時X線では，左上腕骨骨幹端に螺旋骨折を認めた．骨折線最遠位は肘頭窩から約2 cmまで達していた（図23）．受傷5日目にNONOMIYA approach変法を用いた髄内釘固定術を実施した（図24）．術後1年で抜釘術を実施した（図25, 26）．最終時，肩関節可動域制限なく肘関節に屈曲120°と10°の屈曲制限が残存した．

（野々宮廣章）

文献

1) 今谷潤也：高齢者の上腕骨遠位端骨折に対する手術療法―ONI Elbow System™を中心に―. 関節外科. **32**：758-765，2013.
2) 寺田忠司ほか：Locking plateを使用した成人上腕骨遠位端関節内粉砕骨折（AO/OTA type C）の治療経験．中部整災誌．**54**：437-438，2011.
3) Ekholm R, et al.：The Holstein-Lewis humeral shaft fracture：Aspects of radial nerve injury, primary treatment, and outcome. J Orthop Trauma. **22**：693-697, 2008.
4) Zhiquan A, et al.：Minimally invasive plate osteosynthesis (MIPO) of middle and distal third humeral shaft fractures. J Orthop Trauma. **21**：628-633, 2007.
5) Kobayashi M, et al.：Early full range of shoulder and elbow motion is possible after minimally invasive plate osteosynthesis for humeral shaft fractures. J Orthop Trauma. **24**：212-216, 2010.
6) Radulescu R, et al.：Osteosynthesis in fractures of the distal third of humeral diaphysis. Maedica. **9**：44-48, 2014.
7) 野々宮廣章：上腕骨骨幹遠位部骨折に対する髄内釘固定術―新手技：経肘頭ガイドピン刺入法を用いて―．骨折．**30**：415-418，2008.
8) 岡崎良紀ほか：上腕骨骨幹部遠位部骨折に対する髄内釘治療の工夫．中四整会誌．**24**：97-101，2012.
9) 寺田忠司：上腕骨近位端骨折の治療 髄内釘(1)．MB Orthop. **27**(8)：43-55，2014.
10) Lopiz Y, et al.：Proximal humerus nailing：a randomized clinical trial between curvilinear and straight nails. J Shoulder Elbow Surg. **23**：369-376, 2014.

Ⅱ. 新鮮骨折に対する髄内釘の実践テクニック

4 前腕骨骨折に対する髄内釘固定

1）橈骨骨折（遠位端・近位端）に対する髄内釘固定

① 橈骨遠位端骨折に対する髄内釘固定

Basic

テクニックのコツ―ポイント

・適応は背側転位型関節外骨折である．
・ネイル挿入前に完全な整復を得る必要がある（整復できないものは髄内釘をあきらめ掌側ロッキングプレートなどに切り替える）．
・開窓，ネイル挿入時に橈骨神経を巻き込まないように注意する．

現在，本邦で橈骨遠位端骨折に使用できる髄内釘はWright Medical 社製の MICRONAIL® のみであり，本項では MICRONAIL® を使用した橈骨遠位端骨折の治療について述べる．

MICRONAIL® は，橈骨遠位端骨折用に開発された髄内釘であり，他部位に用いる髄内釘と同様に低侵襲で手術が行える．横止めスクリュー以外は髄内に埋没するため術後に腱・皮膚など軟部組織の刺激症状が少ない．外固定の必要のない十分な固定性が得られるなどの特徴がある．しかし，適応は背側転位型関節外骨折と経皮的に整復できる単純な矢状面関節内骨折に限定される．また，抜釘後には大きな骨欠損が生じることから抜釘を希望する患者への適応も制限される[1]～[3]．

手術手技のコツ

1. MICRONAIL®

MICRONAIL® は，橈骨茎状突起の橈側より髄内に挿入するネイル本体と，軟骨下骨を支持する 3 本の 2.5 mm 径ロッキングスクリューと，2.7 mm 径の近位横止めスクリューにより構成される．ネイルサイズは 1～4 の 4 段階の大きさから選択できる．サイズ 2 にはロングがある（図 1）．

2. 経皮的整復と仮固定

遠位骨片のネイル挿入口を作製する段階で固定位置が決まるため，まず最初にほぼ完全な整復位を得ておく必要がある[3]．ネイルの低侵襲性を活かすためには経皮的に整復することが望ましい．仮固定のKirschner 鋼線（以下，K-wire）は，ネイルの挿入口となる茎状突起先端近位背側部と近位骨片の橈側部を避けて挿入する．筆者は通常 1.5～1.8 mm の K-wire 2,3 本を背側と橈側から infrafocal に挿入し整復と仮固定を行っている．掌側皮質の整復が得られないときには，背側から骨折部に 2～2.5 mm の K-wire を掌側皮質を越えて挿入し，梃子として末梢骨片を持ち上げて整復する．

手関節を軽く掌屈して茎状突起の直上に 2～3 cm の縦切開を加える．皮下組織は鈍的に分けて，橈骨神経を確実によける．第一区画と第二区画の間で伸筋支帯と骨膜を縦割し骨皮質を露出する．関節面から 5～6 mm のところに近位尺側に向けてガイドピンを刺入し，6.1 mm 径のドリルを手回しで用いて開窓する．軟骨下骨直下に開窓し，かつ関節面損傷しないようにするため，透視コントロール下に行う．開窓部より橈側皮質に沿ってスターターオウルを髄腔内に挿入する．

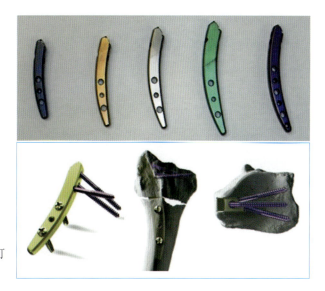

図1 MICRONAIL®
本邦で使用できる唯一の橈骨遠位端骨折用髄内釘

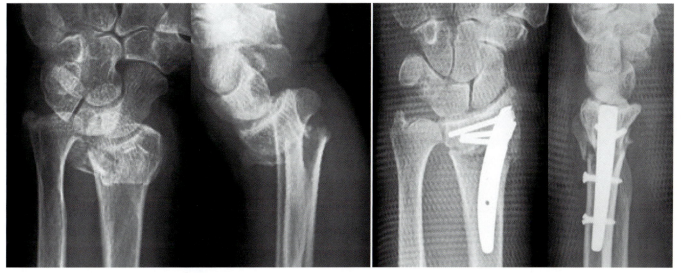

a. 受傷時　　　　　　　　　　　　　　　b. 術直後

図2 症例：63歳，女性．背側転位型関節外骨折（AO A3）

　ブローチも橈骨皮質に沿って小さいものから順に挿入し，至適サイズを決定する．挿入できる最大のサイズを選択する．このとき前腕を回旋中間位で保持し，回旋転位が生じないようにする．

　ジグを用いてネイルを挿入する．最遠位のロッキングスクリューが軟骨下骨直下に位置するようにネイルの高さを調節し，手背とジグが平行になるように保持し，最遠位スクリューを挿入するためのドリリングを手回しで行う．最遠位のロッキングスクリューを挿入しネイルの位置を決定する．残り2本の遠位ロッキングスクリューを挿入する．

　近位スクリューを2本挿入する．この際も回旋転位が生じないように前腕回旋中間位で行う（図2）．

　切離した骨膜と支帯を縫合してから閉窓する．

　術後は，遠位橈尺関節の不安定性がない場合には肘下のシーネを腫脹が取れるまで約1週間装着する．不安定性がある場合にはsugar tong型シーネとし3週間回内外を制限する．骨癒合までは着脱可能な装具やシーネを継続する．

② 橈骨近位端骨折に対する髄内釘固定

Basic

テクニックのコツ―ポイント

- 小児の頚部骨折が適応となる.
- 回旋不安定性に注意する.

橈骨遠端から逆行性に髄内釘を挿入し，橈骨頭を髄内より突き上げて固定する方法である．本邦で使えるインプラントはK-wireのみである．先端を曲げたものでは1本，真っ直ぐのものでも2本までしか挿入できないため，固定性は弱い．ある程度安定性があり，外固定が併用できる症例が本法の適応となる．ゆえに本法は，骨膜が厚く，ある程度長期の外固定が許容できる小児が適応となる．少ないながら成人でも良好な成績が報告されているが，一般的には，手術適応となる転位のある骨折ではプレート固定など回旋安定性のある内固定法が推奨される．

小児においても，徒手整復ができる程度の転位であれば，そのまま外固定で十分対応できる．また，小切開からK-wireや小エレバトリウムなどで傾斜を起こして整復した場合には，そのままK-wireを用いてピンニングを行うのが通常であり，そのまま外固定を追加することで十分な固定性が得られる．髄内釘固定による良好な成績が報告されているが[4]，小児で早期運動療法を行うメリットは少なく，あえて髄内釘による固定を選択する理由は少ないように思える．ピンニングだけで十分な固定性が得られないときに，髄内釘による固定を追加することは可能である．

Metaizeauらは，曲げたK-wireを髄内釘の先端部を用いて整復を行う方法を紹介している（Metaizeau法）[5]．追試もされており，良好な成績が報告されているが，K-wireの先端を成長軟骨に貫通させるため，整復操作時に成長軟骨を損傷する可能性があり注意が必要である．

手術後は，回旋安定性があれば，1週間程度の外固定後に自動運動を開始する．少しでも不安があれば，3〜4週間の外固定を行い，仮骨形成がみえるまで肘の屈伸と回内外を制限する．

（岩部昌平）

文　献

1) Nishiwaki M, et al.：Prospective study of distal radial fractures treated with an intramedullary nail. J Bone Joint Surg Am. **93**：1436-1441, 2011.

2) Safi A, et al.：Treatment of extra-articular and simple articular distal radial fractures with intramedullary nail versus volar locking plate. J Hand Surg Eur. **38**：774-779, 2013.

3) 西脇正夫：橈骨遠位端骨折に対するMICRONAILを用いた手術治療. 整形外科 Surgical Technique. **4**：53-61, 2014.

4) Klitscher D, et al.：Evaluation of severely displaced radial neck fractures in children treated with elastic stable intramedullary nailing. J Pediatr Orthop. **29**：698-703, 2009.

5) Metaizeau JP, et al.：Reduction and fixation of displaced radial neck fractures by closed intramedullary pinning. J Pediatr Orthop. **13**：355-360, 1993.

髄内釘による骨接合術—全テクニック公開，初心者からエキスパートまで—

Ⅱ．新鮮骨折に対する髄内釘の実践テクニック

4 │ 前腕骨骨折に対する髄内釘固定

2）前腕骨骨幹部骨折に対する髄内釘法

Basic

テクニックのコツ―ポイント

・思春期よりも前の小児がよい適応である．
・思春期以降ではプレートが適さない患者に相対的に適応となる．
・橈骨の弯曲を再現するように曲げた髄内釘を挿入する．
・髄内で釘を回旋し，釘先端の位置をコントロールする．
・橈骨の短縮（尺骨の相対的延長）に注意する．
・回旋固定性が十分ではないので，術後は外固定を併用する．

　橈骨と尺骨は両端同士が近位・遠位橈尺関節でリンクしており，尺骨を軸として橈骨が尺骨周りに回転する回旋運動（回内外運動）を行っている．回内外運動においては，あたかも前腕全体が1つの関節のように機能しているため，他の長管骨と比較すると変形が許容される範囲は狭く，原則的に解剖学的整復位での治癒が求められる．角状変形は10°以内に抑える必要がある[1]．また，ほぼ平行に並ぶ2つの長管骨の回旋を許容するために，橈骨と尺骨にはそれぞれ三次元的な弯曲がある．特に橈骨の弯曲は重要であり，この弯曲が失われると回旋運動に障害をきたす．また，前腕骨は髄腔が細く，他の部位の髄内釘のように横止めスクリューが使えないため，専用の髄内釘でも確実な回旋安定性は得られない．そのため髄内釘では術後もある程度の期間，肘関節を含めた外固定を要する．以上のような理由から，前腕骨骨幹部骨折の内固定には，解剖学的整復が得られ強固に固定ができるプレート固定がgold standardとなる．髄内釘がよい適応となるのは，骨癒合が早く，拘縮が起こりにくく，成長によりリモデリングが期待できる小児の骨折である．小児においては良好な成績が多数報告されている[2][3]．成人

例での適応は，何らかの理由でプレートが使用できない場合に限られる[4]．本項では小児例と成人例に分けて記述する．

小児前腕骨骨幹部骨折に対する髄内釘法

　髄内釘では完全な整復は得られない．リモデリング能力の少ない思春期の患者には成人と同じ基準を適応し，プレート固定を選択する．

　髄内釘にはKirschner鋼線（以下，K-wire）を用いる．髄腔の太さに合わせて髄腔径の半分程度の太さ，1.5〜2 mm径の髄内釘を選択する．太い髄内釘は骨折部を越えての挿入に手間取る可能性が高い．尺骨には真っ直ぐのピンをそのまま挿入するが，橈骨には弯曲を再現するためにピンに曲がりをつけてから挿入する．橈骨の弯曲のある髄腔に，弯曲をつけたK-wireを打ち込んでいくためには，適切なコシの強さとしなやかさが必要であり，1.6 mmもしくは1.8 mmのK-wireが最も扱いやすい．

　両前腕骨骨折では一方を固定すると前腕全体を折ることができなくなるため，もう一方を整復することが難しくなる．尺骨は皮下にあり深部にある橈骨に比較

4．前腕骨骨折に対する髄内釘固定　2）前腕骨骨幹部骨折に対する髄内釘法　181

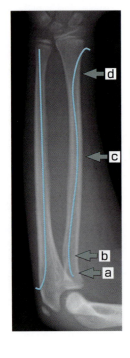

図 1 橈骨用Kirschner鋼線の曲げ方
a：先端が対側皮質に当たるのをかわすための強い弯曲
b：先端の方向をコントロールするためのゆるい弯曲
c：橈骨の弯曲を再現するための弯曲
d：入り口へ導くための弯曲

して，徒手整復も容易で観血的整復が必要になる場合でも小さな皮切で済むため，両骨の固定が必要な場合には橈骨から固定する．

体位は仰臥位で患肢をX線透過性の手台に乗せる．橈骨には肘を伸ばして遠位から，尺骨には肘を曲げて肩を外旋もしくは内旋して近位から挿入する．

橈骨は逆行性に髄内釘を刺入する．弯曲をつけた髄内釘を回旋させながら挿入するため，成長軟骨を貫く茎状突起先端からの挿入では成長軟骨の損傷が大きくなる可能性があり避けたほうがよい．挿入部位は遠位成長軟骨板の近位で，茎状突起基部外側もしくはLister結節すぐ近位の背側面である．皮下脂肪が厚い小児では，皮質の開窓もK-wireの挿入も外側から挿入するほうが容易である．茎状突起の近位部に1～1.5 cmの小皮切を加えて，軟部組織を鈍的に分けて，腱と橈骨神経浅枝を確実によけて骨皮質に達する．イメージ下に骨端線を確認し，その約1 cm近位の外側面に開窓する．挿入するピンの1.5～2倍程度の径のドリルを用いて，ピンの挿入方向を想定しながら開窓する．

橈骨に挿入するピンにはあらかじめ弯曲をつけておく[2)5)]．まず，先端部1 cm以内に鋭い弯曲をつけ(図1-a)，その次の部分3～4 cmにごくゆるい弯曲をつける(図1-b)．この2つの弯曲でK-wireの進む方向を制御しK-wireを進めていく．また，完全整復できていない骨折部を通り抜けるための方向の制御が可能となる．しかし，先端の弯曲が強すぎると髄腔で先端が当たって進まない原因となる．その次には橈骨中央部の弯曲を再現するための大きい弯曲をつける(図1-c)．挿入中に弯曲が減るので，この弯曲は少し強めとする．さらにその根本にK-wireを挿入部に導くための逆の弯曲をつける(図1-d)．

K-wireを挿入するとまず先端は対側の皮質に当たる(図2-a)．曲がった先端を橈側に向けてこれをかわして打ち込み，先に進める．その次は髄腔が狭くなる骨幹部の橈側に先端が当たる(図2-b)．先端を前後に振ってこれをかわしてさらに進める．進まなくなったらK-wireを180°回転して先端を尺側に向ける(図2-c)．ここでもまた前後に先端を振って当たりをかわしながら先に進める．先端を尺側に向けても皮質に当たり進まないときには先端の弯曲が強すぎるので，一度抜いて調節してから再度挿入する．先端が最峡部を越えたら，再度先端を橈側に向けてさらに進め(図2-d)，先端を頚部まで挿入する(図1)．骨折が遠位骨幹部にあると比較的容易にK-wireを近位骨片に送り込むことができるが，骨折が中央から近位骨幹部にあるとK-wireを最峡部に進めることが難しいことがある．

K-wireの打ち込みで整復が崩れることがあるので，整復前にK-wireを骨折の手前まで挿入しておき，次に整復操作を行い骨折端をかみ合わせる．徒手整復ができない場合には，2 mmのK-wireを経皮的に骨折部に挿入し，靴べら状に使って骨折端をかみ合わせる．かみ合ったら，先端を髄腔に落とし込みintrafocal pinとしてさらにズレを押し込み断端を合わせる．その状態を保持しつつ髄内釘を打ち込み，骨折部を越える．K-wireを使っても容易に骨折端がかみ合わないときは，筋肉などが介在していることがあるため無理せず，観血的整復を行う．繰り返しの徒手整復操作は術後の腫脹の原因となり，コンパートメント症候群となる危険性が増すため，閉鎖的整復にこだわらない．背側から進入すれば3 cm程の切開で整復可能である．骨折部を越えたらあらかじめつけたK-wireの弯曲が外側凸になるように回して誘導し，先端を頚部まで送り込む．

尺骨には，肘頭の成長軟骨板の遠位で背側稜のすぐ外側部に開窓して，先端だけ少し曲げたK-wireを叩き込むか，肘頭先端からパワーをつけたK-wireをそ

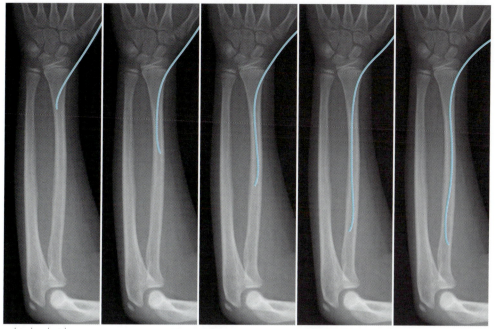

図2 橈骨へのK-wireの挿入
a：先端を橈側に向けて対側の皮質をかわす．
b：先端が橈側皮質に引っ掛かるまで進める．
c：橈骨中央部の弯曲を越えたら先端を尺側に向ける．
d，e：先端が峡部を越えたら先端を橈側に向けて最終位置まで進める．

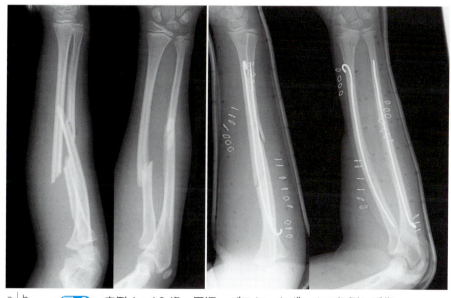

図3 症例1：10歳，男児．バスケットボールで転倒し受傷
a：受傷時単純X線像
b：術後単純X線像．橈骨の弯曲が整復されている．

のまま真っ直ぐ成長軟骨板を貫いて挿入するかのどちらかを選択する．後者のほうが挿入は容易であるが，何回も挿入を繰り返すと成長障害の原因となる．また，K-wire尾端の刺激による痛みは必発である．

尺骨も同様に，骨折手前までK-wireを挿入してから徒手整復する．橈骨が固定されると整復が難しくなるが，皮下に触れるため，intrafocal pinを使う整復は容易である．K-wireを骨折部を越えて頚部まで挿入

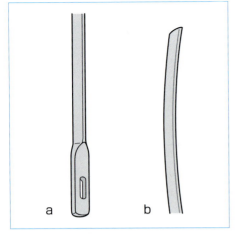

図4　釘の形状
a：3.0 mm Ender nail の尾部
b：Ender nail や Rush pin の先端部．先端は斜めにカットされて60°程度に尖っており，先端部を必ず尖ったほうへ曲げる．

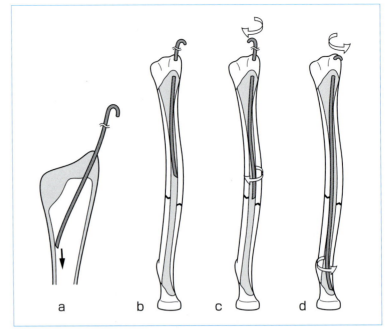

図5　橈骨の釘は回旋しながら進める
a：釘の先端は骨幹端部の尺側の骨皮質に当たるが，先端の傾斜と先端部の曲がりの作用で，先端は骨皮質表面を滑る．
b：釘全体が「しなり」つつ近位に進んで行く．
c：釘先端が弯曲の頂部に近づいたら，釘を180°回旋して髄腔の形状に合わせて進める．
d：釘を打ち込みつつ回旋を最終的な方向に戻す．

する．尺骨の弯曲は小さく，髄内釘は真っ直ぐのままでよい(図1)．

骨癒合まで2か月程度を要することがあるので，K-wireの尾端を曲げて短く切り，皮下に埋めておく．

K-wireだけでは十分な固定性はなく，術後の外固定は必須である[6]．着脱可能な状態としてもよいが，十分な仮骨がみられるまで，肘上までの外固定を継続する(図3)．

成人前腕骨骨幹部骨折に対する髄内釘法

1. 特　徴

Elastic あるいは flexible nail (または rod あるいは pin) と呼ばれる内固定方法で，商品名では Ender nail (ミズホ株式会社) や Rush pin (＝MR-500 型髄内釘，ミズホ株式会社) が代表的である．釘の先端部を少し曲げ，釘を回旋することで先端の方向をコントロールし，ハンマーで叩いて髄内を進める．Interlocking nail やプレートと異なり，固定性は強固ではなく「しなり」がある．また短縮と回旋の抑制が不確実である．そのため早期の患肢負荷には不利だが，仮骨形成が旺盛で骨癒合はむしろ早い．Interlocking nail やプレートが適さない状態では，有用性が相対的に優位となる．本手技が使えると，治療困難な症例に直面したときに助かる(図10～13)．

2. インプラント

成人の前腕では直径3.0 mm の釘が適するが，髄腔が狭い場合は直径2.0～2.5 mm を用いる．Ender nail の直径3.0 mm は，釘尾部が扁平で打ち込み器としっかり連結して釘の回旋に好都合だが(図4-a)，抜釘を考慮して打ち込むと釘尾部が少し突出する(図13-b, c)．Ender nail の直径2.0 mm と2.5 mm は，釘尾部がJ字型で打ち込み器との連結は少し緩いが，突出しないように打ち込んでも抜釘が容易である．Rush pin (図5，図9～12) の前腕用は直径3.0 mm で，釘尾部と打ち込み器の連結はさらに緩く，釘の回旋にはペンチを要する．いずれもステンレス製で，先端は斜めにカットされて60°程度に尖っており，先端部を必ず尖ったほうへ曲げて打ち込む(図4-b)．インプラントの手配ができなかった場合は，K-wireを同様の形状

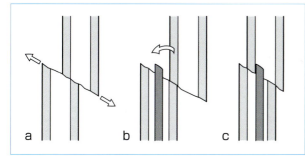

図6 斜骨折で整復できない場合
a：斜骨折で骨片同士がかみ合わないと，整復位を維持できない．
b：このような場合は，釘先端を一方の骨片から数mm突出させる．
c：反対側の骨片をかぶせるように整復する．

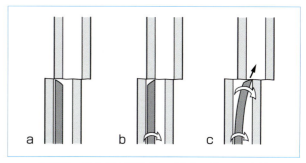

図7 釘を反対側骨片の髄内に入れる方法
a：骨折の整復が不完全だと，釘の先端が反対側骨片の骨皮質に当たって髄内に入らないことがある．
b：ズレが1～2mmの場合は，釘を回旋して先端の傾斜を利用すると髄内に入る．しかし，ズレが3mmを超えると釘を回旋しても骨皮質に当たり，髄内に入らない．
c：先端から1～2cmで釘を少し曲げると，釘先端の届く範囲が広がり，反対側骨片の髄内をとらえやすくなる．この際，釘は360°回旋させてかまわない．

に折り曲げて自作することもできるが，先端を斜めにカットすることが肝要である（図11-b）．

3．準　備

麻酔は全身麻酔あるいは腕神経叢ブロックを用いる．腕神経叢ブロックで痛みを訴えた場合は静脈内区域麻酔（Bier block）を追加する．上腕にターニケットを装着する．体位は仰臥位で，X線透過性の上肢台の上で患肢を自由に動かせるようにする．イメージは頭側に設置すると術者の妨げになりにくいが，尾側や患側に設置してもよい（図8）．

4．手術手技

1）橈　骨

橈骨のほうが整復と釘の挿入が難しいので，まず橈骨から内固定するのがよい．患肢を手台の上に置き，前腕の回内外で橈骨の2方向を透視する．刺入点は橈骨茎状突起先端である．リスター結節の近位（ECRBとEPLの間）も使用可能だが，筆者は経験がない．小切開から軟部組織を剥離し，2方向透視で位置を確認して3.5mmドリルで穿孔する．この際，橈骨神経浅枝を巻き込まないよう注意する．釘は橈骨の形状に合わせてあらかじめ曲げてから挿入する（図5，10～13）．

釘をハンマー（金属製がよい）で打って進めると，釘の先端が骨幹端部の尺側の骨皮質に当たるが（図5-a），先端の傾斜と先端部の曲がりの作用で，先端は骨皮質表面を滑り，釘全体が「しなり」つつ近位に進んで行く（図5-b）．この際，釘先端部が骨皮質に直角に近い角度で当たると釘先端が滑らないので，釘の打ち込み方向を修正するか釘の曲がりを修正する．次に釘先端が橈骨骨幹部弯曲の頂部に近づいたら，釘を180°回旋して髄腔の形状に合わせて進める（図5-c）．

釘先端が骨折部に達したら骨折を整復する．整復が困難なときは，骨折部にK-wireやエレバトリウムを挿入して骨片をコントロールする．骨片同士がかみ合わない場合は，釘を骨折部から数mm突出させ，反対側の骨片をかぶせるように整復する（図6）．骨片がかみ合った状態なら，釘を回旋して釘先端の尖ったほうを近位骨片の髄腔に向けてから打ち込む（図7）．この際，釘は360°回旋させてかまわない．

骨折部の通過後は，釘を打ち込みつつ回旋を最終的な方向に戻す（図5-d）．これにより橈骨骨幹部の弯曲が回復する．もし打ち込みによって骨折部が離開した場合は，患者の手関節を背屈させ，手掌を術者の手で長軸方向に叩打して骨片同士を接触させる．

2）尺　骨

尺骨の2方向透視には肩関節の回旋を要する．側面像をみるには肩関節外転／肘関節屈曲位で肩関節を外旋90°または内旋90°とする（図8）．正面像をみるには肩関節内外旋中間位で肘関節を伸展するか，肩関節を屈曲して前腕を空中で水平に保持して透視する．刺入

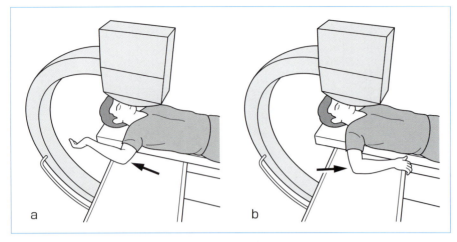

図 8
釘を尺骨へ挿入する際の体位
 a：肩関節外転／肘関節屈曲位で肩関節を外旋90°とする.
 b：または肩関節を内旋90°とする.

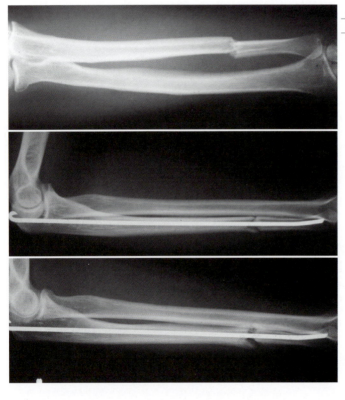

図 9
尺骨遠位の単独骨折は注意が必要
 a：尺骨遠位の単独骨折
 b：術直後は良好で，骨癒合が得られると思われた.
 c：偽関節となった．両骨骨折(図11)とは異なり，単独骨折は軸圧がかかりにくいためと思われた.

点は肘頭で，小切開から2方向透視で位置を確認して3.5 mmドリルで穿孔する．釘は直線状でよいが，先端から1～2 cmを少し曲げておくと，反対側骨片の髄腔をとらえやすい(図4-b，図7)．先に橈骨を内固定するため，尺骨の整復は手間取ることがある．その場合は小切開からポイント付き骨把持鉗子などを用いて直視下に整復する．

なお，橈骨が折れていなくて尺骨のみ比較的遠位で単独骨折の場合は，髄内釘では骨癒合が得られにくいのでプレートのほうがよい(図9)．

5. 後療法

骨折の固定性に応じて1～4週間外固定とする．骨折部の凹凸がかみ合うので回旋に対しても比較的安定しており，日常生活での患肢の使用はあまり問題とならない．しかし，力を入れて強く回内外したり重量物を持つのは仮骨出現後とする．抜釘時期はプレートよりも早く，X線像によるが8か月程度で可能なことがある．

6. 症例提示

前腕の骨幹部骨折はプレートがgold standardだが，プレートが適さない状態では髄内釘が相対的に優位と

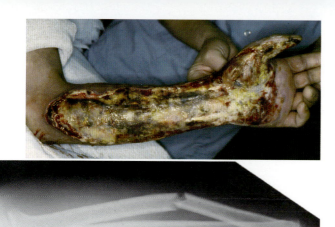
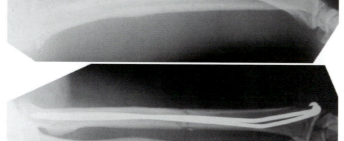
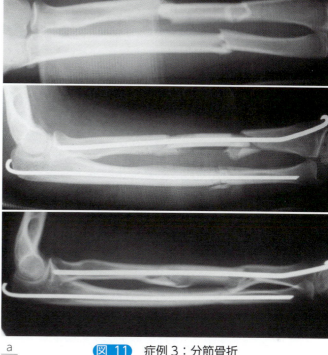

a
b
c

図10 症例2：皮膚欠損のある骨折

a：ローラーに巻き込まれて受傷し，前腕に広範な皮膚壊死が発生した．
b：橈骨骨幹部の単独骨折
c：直径3 mmのRush pinを橈骨茎状突起より挿入した．Pinの形状に注意．この症例は髄腔が広いのでpinを2本挿入したが，通常は1本しか入らない．

a
b
c

図11 症例3：分節骨折

a：橈骨は2か所で骨折しており，プレート固定には長大な展開を要する．
b：直径3 mmのRush pinを橈骨茎状突起より挿入した．Pinの形状に注意．尺骨は髄腔が狭いため，直径2.4 mmのK-wireをRush pin様に加工して挿入した．
c：骨癒合が得られた．

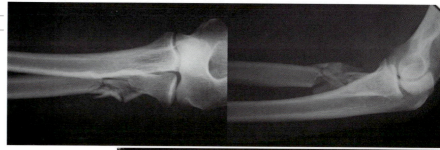
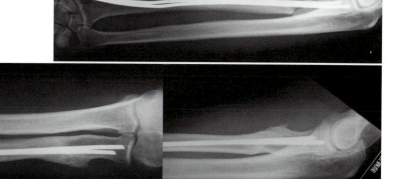

図12

症例4：開放骨折

a：橈骨近位の開放骨折で粉砕していた．プレート固定は感染リスクを増し，創外固定は固定性に不安があった．
b：新たな剝離を加えることなく，変形を指で整復して，直径3 mmのRush pinを橈骨茎状突起より挿入した．回旋安定性のために2本挿入した．
c：骨癒合が得られた．

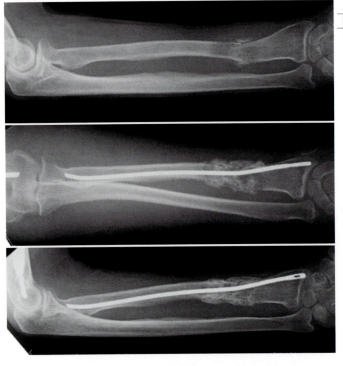

図13

症例5:病的骨折

a:癌の化学療法中の患者.骨転移による病的骨折が発生した.外固定で治療したが背屈変形が進行した.
b:同側の上腕骨骨幹部骨折が続発したため,両骨ともEnder法で手術した.橈骨には直径3.0 mm Ender nailを挿入した.
c:術後5か月間QOLは良好だった.このあと死去された.

なる.髄内釘が有用であった症例を提示する.

症例2:前腕に広範囲の皮膚欠損があった(図10).

症例3:20歳代の小柄な女性で,橈骨は2か所で折れていた(図11).

症例4:開放骨折であった(図12).

症例5:癌の転移による病的骨折(図13).

(岩部昌平,高畑智嗣)

文献

1) Younger AS, et al.: Accurate prediction of outcome after pediatric forearm fracture. J Pediatr Orthop. **14**:200-206, 1994.
2) Pugh DM, et al.: Intramedullary Steinmann pin fixation of forearm fractures in children: Long-term results. Clin Orthop Relat Res. **376**:39-48, 2000.
3) Lee S, et al.: Intramedullary fixation for pediatric unstable forearm fractures. Clin Orthop Relat Res. **402**:245-250, 2002.
4) 高畑智嗣:前腕骨幹部骨折.関節外科.**32**:61-69, 2013.
5) Lascombes P, et al.: Elastic stable intramedullary nailing in forearm shaft fractures in children: 85 cases. J Pediatr Orthop. **10**:167-171, 1990.
6) Calder PR, et al.: Diaphyseal forearm fractures in children treated with intramedullary fixation: Outcome of K-wires versus elastic stable intramedullary nail. Injury. **34**:278-282, 2003.

II. 新鮮骨折に対する髄内釘の実践テクニック

5 鎖骨骨折に対する髄内釘固定

1) 経皮ピンニングの手技

Basic

テクニックのコツ―ポイント
- 鎖骨の 3D 像をイメージしながら手術を行う．
- 軟部組織を意識して整復を行い，骨把持を通じて骨折部での骨の接触を感じながら整復・保持を行う．
- 術前に Kirschner 鋼線の挿入位置を計画し，近位骨片の穿孔位置を決める．

骨折パターン

受傷急性期に 3D-CT を撮影し骨折線の走行方向を検討すると，頭側からの view で骨折線は近位腹側から遠位背側に入らず，近位背側から遠位腹側に入るかもしくは横骨折となることがわかった（図 1）．また，骨片の位置，折れる順番はランダムではなく一定の傾向があることもわかった．2 part の骨折型は横骨折または骨折線が近位背側から遠位腹側に入り，斜骨折の腹側が折れ 3 part となるパターンが多い．4 part 以上の骨折型は，前記のパターンに続き尾側，最後に頭側が折れる（図 2）[1]．

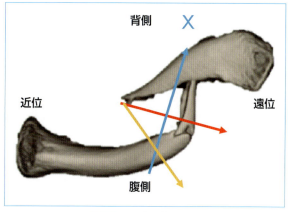

図 1　骨折パターン
3D-CT の頭側からの view で骨折線は近位腹側から遠位背側に入らず，近位背側遠位腹側に入るか，もしくは横骨折となる．

適　応

骨幹部骨折．図 3 に示した遠位骨片の背側・頭側に骨折がなければピンニング可能である．

術前検査

X 線鎖骨 3 方向（正・側・軸），3D-CT を撮影する．初心者の場合は，3D-CT は必須である．骨折部の開口方向，第三骨片の状態，鎖骨全体の立体構造を十分に把握できていなければ手術は行えない（図 4）．さらに，鎖骨周囲の骨膜を含む軟部組織を把握・想像できなければ整復手技ならびに保持を行うことができない（図 5）．

手術配置

当院では，図 6 に示すようにイメージなどの配置を決めている．イメージモニターは足方に設置，Cアームは健側より体軸に垂直になるように設置する．直接介助・術者は患側に，助手は健側に位置する．手術用ベッドは通常支柱が頭側にあるため，頭と足の位置を逆にしてCアームを頭側・尾側に振ったときのベッド下方の可動域が広くなるようにする（図 6）．

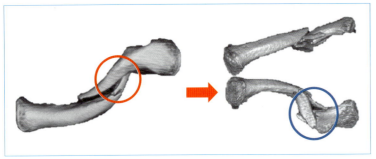

図2

骨片の位置，折れる順番はランダムでなく一定の傾向がある．
2 part の骨折型は横骨折または骨折線が近位背側から遠位腹側に入る斜骨折になる．
斜骨折の腹側が折れて 3 part となるパターンが多い．4 part 以上の骨折型は 3 part 骨折パターンに引き続き，尾側そして頭側が折れるパターンとなる．

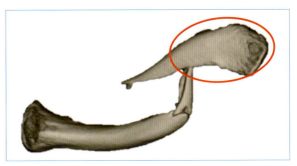

図3

烏口突起から遠位の骨片の背側・頭側に骨折がなければピンニング手術可能である．

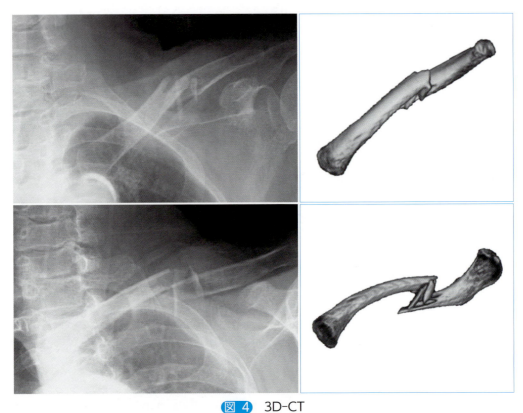

図4　3D-CT
骨折部の開口方向，第三骨片の状態，鎖骨全体の立体構造を十分に把握するために必要である．

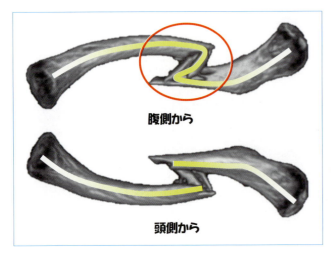

図5
骨膜
骨膜を含む軟部組織を把握・想像できなければ整復および整復保持ができない．

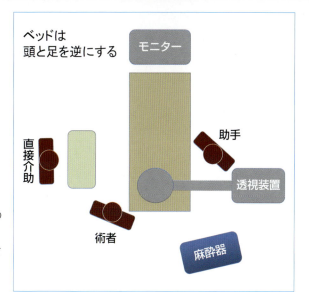

図 6
手術配置
図は左鎖骨症例の場合の設置位置.
手術用ベッドは頭と足を逆にして頭部のベッドの下の空間を広くするようにする.
イメージCアームを頭側・尾側に傾けるための空間を確保するためのものである.

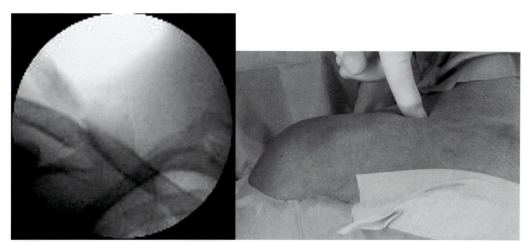

図 7
骨折部の確認

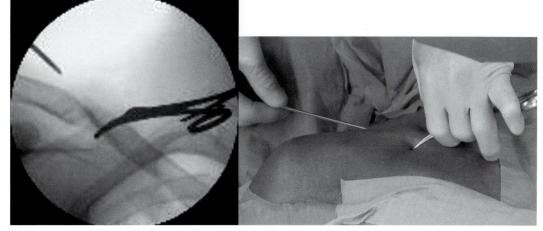

図 8
K-wireの刺入

体　位

仰臥位とし，胸椎部に丸めたバスタオルを入れて患者が胸を張ったような状態にする．

手術手技

骨折部を触診で確認（図7）し，鋭布鉗子型の骨把持を用いて皮膚上から近位骨片を把持する．近位骨片の長軸延長上で遠位骨片の真上で両尖の3.0 mm Kirschner鋼線（以下，K-wire）を皮下に刺入する．遠位骨片上で操作することで誤って鎖骨下の神経血管を

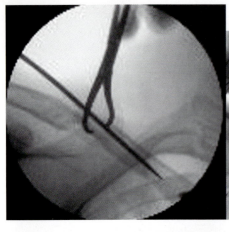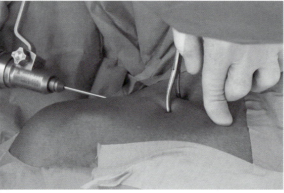

図9 近位骨片へK-wire刺入

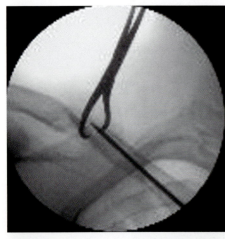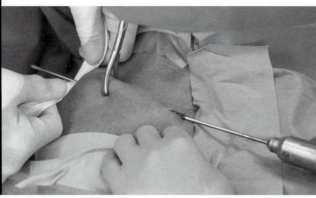

図10 K-wireを近位骨片内へ引き込む

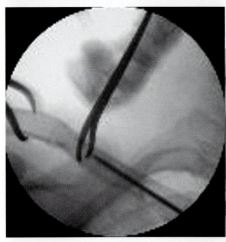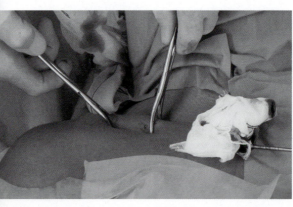

図11 骨折の整復・保持

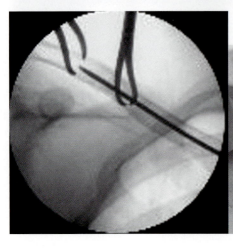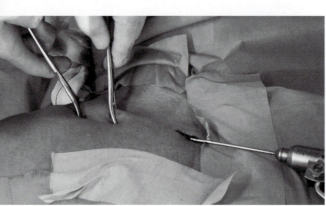

図12 遠位骨片へK-wire刺入

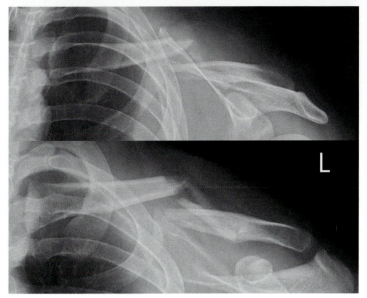

図13 症例：初診時X線
第三骨片は粉砕骨折となっている．

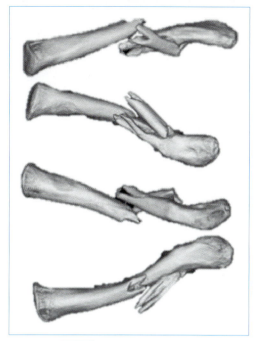

図14 症例：3D-CT像

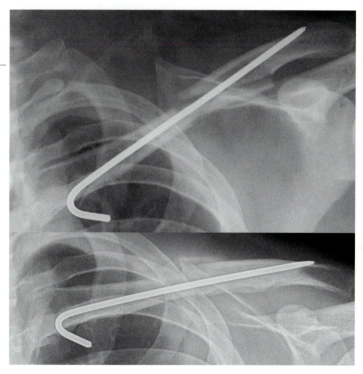

図15 症例：術後X線

損傷しないようにする．近位骨片を持ち上げるようにして近位骨片の骨折部よりK-wireを近位骨片髄腔様内に刺入する(図8)．骨折部が固い場合は，ハンマーを用いてK-wire先端を髄腔様海綿骨部に固定する．イメージで髄腔様内にあること，先端が十分に固定されていることを確認したらドリリングを行う．十分に髄腔様内に入るまでは，高回転にしないように注意する(図9)．近位骨片の刺入方向でK-wireの設置位置が決定するので術前に計画した位置で皮質骨を貫くようにする．約1cmの皮切を行いK-wireを皮膚上に誘導し，助手にK-wireが近位骨片内に収まるように反対側に引き抜いてもらう(図10)．

遠位骨片にも骨把持鉗子をかけ，2本の骨把持鉗子で骨片をコントロールし整復を行う．整復のコツは，骨把持鉗子を通して骨片間の接触を感じながら行うことである．イメージ像のみに頼るとねじれの位置関係で整復できないことが多い(図11)．整復が終わったら助手にK-wireを遠位骨片に刺入してもらう．髄腔様組織部に達したら抵抗感があることを確かめ，抵抗感のない場合は刺入を中断して整復を再確認する．遠位骨片の髄腔様海綿骨部に少し刺入した時点でイメージを頭・尾側方向に動かし整復を確認し，遠位骨片の回旋を合わせてK-wireをさらに刺入し，遠位後方の皮質を穿孔させる(図12)．骨把持2本を動かし骨片の固定性を確認する．固定性が良好であれば近位端のK-wire余剰部を切断し，迷入防止にKirschnerベンダーで曲げて皮下に埋没させる．

術後管理

術後4週間は90°以上の挙上・重量物の保持は禁止とし，その他の運動(体幹筋力強化・下肢筋力強化・肘をついてのダンベル運動など)に関しては制限しない．

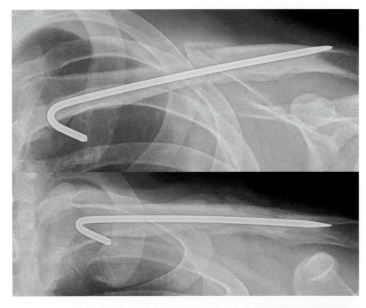

図 16
症例：骨癒合時 X 線

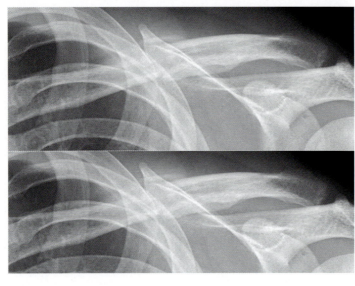

図 17
症例：抜釘術後 X 線

症　例

28歳，男性．競輪選手．

レース中に転倒し受傷した．受傷4日目に紹介初診となった．初診時X線では，左鎖骨骨幹部骨折で骨折部に粉砕を認めた（図13）．3D-CT像では，中枢骨片斜骨折部の粉砕骨片を認めた（図14）．翌日，全身麻酔下に3.0 mm K-wireを用いた経皮ピンニング法を実施した（図15）．術後4か月，肩関節可動域制限はなく骨癒合良好となり（図16），局所麻酔下に抜釘術を実施した（図17）．

（野々宮廣章）

文　献

1) 中島大輔，野々宮廣章：3D-computed tomography（3D-CT）を用いた鎖骨骨幹部骨折の骨折型の検討．第39回日本骨折治療学会学術集会口演，2013. 6. 29

II. 新鮮骨折に対する髄内釘の実践テクニック

6 | 小児下肢骨折に対する elastic nail 固定
―小児大腿骨骨幹部骨折に対する Ender nail 法―

Basic

テクニックのコツ―ポイント

・Nail 挿入口は X 線透視下に慎重かつ，正確に，やや大きめに作製する．
・髄腔が狭いため，nail を大きく曲げてしまうと挿入できない．先端を少し曲げるのがコツ．
・Nail を互いに反張させるようにして挿入し，可能な限り X 型の形を作る．

はじめに

小児の長管骨の骨折は，成人と異なりいくつかの特徴がある．① 変形の自家矯正力が大きい，② 骨癒合が良好である，③ 骨端線が存在し，離開を起こしやすい．また，損傷すると成長障害をきたす可能性がある，④ 解剖学的に整復すると，患肢が延長する可能性がある，などである．

特に 10～12 歳までの小児ではこの傾向が強く，保存療法が原則であるとされてきた．また，多くの小児の第二次性徴期が終了する年齢である 13 歳以上でも骨端線が残存している場合には，その損傷を防ぐため，保存療法が選択されることが多いのが現状である．

しかし，自家矯正能力が強いとの過信から安易な整復で妥協され，保存療法が継続されることがある．自家矯正能力には限界があり，後に変形が残存すると歩容異常や易疲労性，隣接関節の疼痛をきたし，変形性関節症に至ることもある．

転位の大きい長管骨の骨折の保存的療法としては，牽引療法が第一に選択されることが多いが，いくつかの問題点がある．① 長期間の入院が必要であり，最近の DPC の制度にはなじまない，② 長期間のベッド上安静は患児の多大なストレスとなる，③ 付き添いが必要な場合は，保護者の多大な負担となる，④ 骨折部の転位の確認のため，頻回の X 線撮影が必要となるため，X 線被曝量を心配する保護者も多い，⑤ 整復位の保持ができないと malunion となる可能性が高い，⑥ 治療する側の医者にとっても「これが本当に自家矯正されるのだろうか？」という不安にいつも悩まされる，などが挙げられる．

ここでは小児下肢骨折に対する elastic nail 固定，主に大腿骨骨幹部骨折に対する Ender nail 法について，その手術適応と手術手技のコツについて解説する．

小児下肢骨折に対する elastic nail 固定の適応

大腿骨骨幹部骨折によい適応がある．詳細は後に記述する．脛骨骨折では整復位が得られれば，PTB ギプス（または装具）で早期荷重が可能なので，手術適応は少ない．転位が大きく整復困難な場合は原則的に全身麻酔下に整復し，その後，PTB ギプス（または装具），整復位保持が困難な場合は経皮ピンを挿入後，PTB ギプス（または装具）で加療可能である．整復位困難な粉砕骨折のみに適応があり，安易な手術は避けるべきである．

現在，欧米ではチタン製の elastic nail（titanium elastic nail：TEN）が盛んに使用されているが，現在，日本では使用できない．以降 Ender nail 法について述べる．

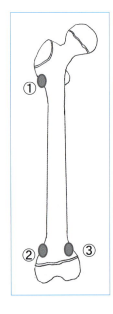

▶図1
小児大腿骨骨幹部骨折に対するnail挿入口
① 大転子直下．大転子無名結節から1cmの位置で大腿骨外側中央
② 顆上部外側．膝蓋骨上縁の高さの位置で大腿骨外側中央
③ 顆上部内側．膝蓋骨上縁の高さの位置で大腿骨内側中央

▶図2
小児大腿骨骨幹部骨折に対するEnder法
B法：大腿骨顆上部内側および外側の2か所より大腿骨近位部に向かってnailを挿入する．
E法：大転子直下から大腿骨遠位部に向かってnailを挿入する．

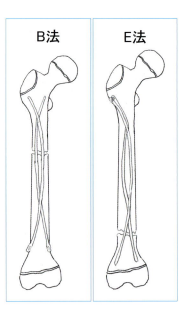

小児大腿骨骨幹部骨折に対するEnder nail法の適応

早期に復学を希望する，10歳から骨端線閉鎖前の15歳前後の小児で，転位のある大腿骨骨幹部骨折によい適応があると考える．10歳未満でも手術適応があるが，髄腔が狭くnailの複数本の挿入が困難で，手術による新たな骨折が発生する危険性があり，十分に注意を必要とする．

手術手技の実際

2本のEnder nailを互いに反張させるようにして挿入し，可能な限りX型の形を作る．釘先端部の挿入深度は深いほど固定性が増すが，骨端線の損傷には十分注意する．小児では髄腔が極めて狭いため，2本で十分である．

小児用のEnder nailは径2.0 mm，2.5 mm，3.0 mm，3.5 mmであるが，下肢に使用する場合，2.0 mm，2.5 mmは荷重に耐えられず，不適である．

現状では3.0 mmのnailは長さが不足する場合があり，長さが適切な3.5 mmのnailは太すぎるという欠点があり，小児専用のネイルの開発が望まれる．

大腿骨骨幹部骨折に対するnail挿入部位は大転子直上，大転子直下，顆上部外側，顆上部内側の4か所がある[1]．小児の場合は骨端線が存在するため，大転子直上は避けるべきであり，その他の3か所が刺入部位となる（図1）．顆上部内側挿入，顆上部外側挿入では，膝蓋骨上縁の高さに挿入口を作製する．挿入口が近位にずれるとnail挿入時の新たな骨折が発生するリスクが増加し，また遠位にずれると骨端線を損傷する危険性がある．挿入口作製の際には透視下に慎重に位置を確認することが重要である．開窓には直径3 mmのKirschner鋼線（以下，K-wire）を使用し，オウルで刺入口を拡大し径5 mm程度とする．大転子直下挿入では大転子無名結節から1 cmの位置で大腿骨外側中央に，やはり直径3 mmのK-wireとオウルを使用し幅1 cm，長さ2 cmの楕円形の挿入口を作製する．挿入口が遠位にずれると皮質が固く，挿入口を作製しづらいだけでなく，nailの挿入も困難となる．

成人の大腿骨骨幹部骨折に対するEnder法にはA，B，C，D，Eの5種類の方法がある[1]．小児では次の2方法を選択するのが一般的である．

B法：大腿骨顆上部内側および外側の2か所より大腿骨近位部に向かって刺入する．

E法：大転子直下から大腿骨遠位部に向かって刺入する．

近位1/3．中位1/3骨折はB法を，遠位1/3骨折はE法を推薦する（図2）．

B法はCカーブの釘，2本を刺入する．互いに交差する釘が髄内で反発し合い，弾性固定を生じる．非常に仮骨形成が旺盛なのが特徴である．B法で大部分の手術が可能である．E法ではCカーブとSカーブを1本ずつ刺入する．Cカーブの釘の刺入は容易であるが，Sカーブの釘は髄腔が狭いため，髄腔を通過する際

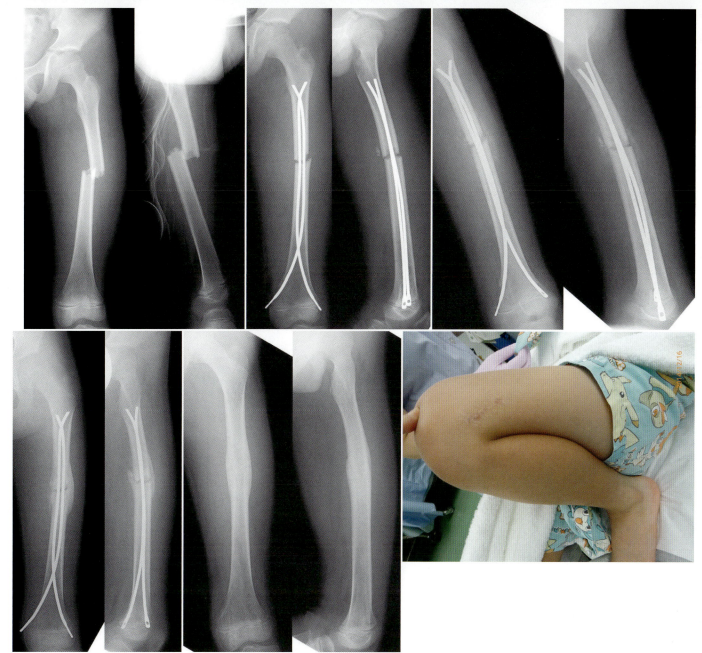

図3 症例：10歳，男児
a：交通事故にて受傷．左大腿骨骨幹部中1/3の横骨折であった．
b：術直後．受傷後4日にEnder nailing施行．B法にて3.0 mm nailを2本挿入．骨折部の圧着ができず，やや離開が残存した．
c：術後2週．仮骨形成がみられ全荷重開始した．
d：術後2か月．受傷後2か月時，旺盛な仮骨形成がみられ，橋状仮骨がほぼ完成している．
e：術後5か月，抜釘後．受傷後5か月にて抜釘術を施行した．
f：術後1年．膝関節の遠位外側に約5 cmの手術瘢痕を認める．非関節可動域はfullである．

あらかじめ作製したカーブの弯曲が消失してしまうため，大腿骨遠位部で分散させるのが困難である．またB法より固定力に劣る．手術手技の熟練が必要であり，成人で十分修練を積んでいない整形外科医が安易に行うべきではない．

症 例

10歳，男児．交通事故にて受傷し，当院へ救急搬送された．左大腿骨骨幹部骨折の診断で入院となった（図3-a）．受傷後4日にEnder nailing施行．B法にて3.0 mm nailを2本挿入．3.0 mmでは適正な長さのnailがなく，挿入深度はやや不十分であったが，固定

性は問題なかった．骨折部の圧着ができず，やや離開が残存した（図3-b）．術後1週から1/2荷重開始．術後2週で仮骨形成がみられ全荷重開始（図3-c），術後1か月にて歩行が安定したため，自宅退院．術後1.5か月にて復学．受傷後2か月で骨癒合（図3-d）．受傷後5か月にて抜釘術施行（図3-e）．受傷後1年時，疼痛はなく，歩行は全く問題なし，体育も可能．膝，股関節の可動域制限もないが下肢脚長はSMDで右67cm，左69cmであり，脚長差を認める．今後，成長期が終了するまで1年に1回の外来フォローとした（図3-f）．

考　察

小児大腿骨骨幹部骨折に対して，保存療法では長期の入院が必要であり，親の負担も大きく，整復が不十分な場合はmalunionの危険性がある．野口は10歳以上では自家矯正能が低下するため，観血的手術の適応が多く，今後は入院期間の短縮が要求されてくるため，観血的内固定術の増加が予想されると述べている[2]．

本骨折に対して今までは創外固定法が一般的に行われてきたが，近年，欧米を中心にelastic nail固定が盛んに行われている．入院期間，臨床成績において創外固定とelastic nail固定は変わりないとされている[3]．しかしながら，創外固定では感染の危険性や固定力が十分に得られない場合があり，創外固定装着のまま通学することに関する本人や親の不安も大きい．

Elastic nail固定の利点として，手術創が小さい，骨端線を損傷せずに良好な整復位保持と骨癒合が得られる，入院期間が短い，歩行可能までの期間が短い，通学可能時期が早い，両親の満足度が高い，malunionがないなどがある．また症例で提示したように仮骨形成が早く，骨癒合が非常によいのも特徴である．一方で欠点としては，抜釘が必要，挿入部の疼痛，不安定型骨折でangulationが大きく，malunion rateが高いなどがある．合併症に関しては，malalignmentと脚長差がかなりの割合であるとされている[4〜9]．Elastic nail固定は小児の長管骨骨折に対して，稀な合併症発生のリスクに関する同意が得られれば，best choiceであるとの報告もある[10]．

現在，日本において使用できるelastic nailはステンレスのEnder nailであるが，欧米で使用されているTENと比較して臨床成績は全く差がなく，むしろ低コストである[11]．

まとめ

小児大腿骨骨幹部骨折に対するEnder法は治療の第一選択として考慮されてよいと思われるが，まずは成人で手術手技を十分に熟達したうえで施行しないと，大きなトラブルとなることを忘れてはならない．

（中澤明尋）

文　献

1) 鈴木一太ほか：図説　髄内釘マニュアル．p.164-166，南江堂，2003．
2) 野口雅夫：小児大腿骨骨幹部骨折の長期予後．骨折．**31**：388-390，2009．
3) Kolecka E, et al.：Treatment of the femoral, tibia and humeral shaft fractures in children with the use of intramedullary nailing or external fixation, a long twrm study. Chir Narzadow Duchu Orthop Pol. **74**：139-144, 2009.
4) Hamid RS, et al.：Titanium elastic nailing versus hip spica cast in treatment of femoral-shaft fracture in children. J Orthopaed Traumatol. **12**：45-48, 2011.
5) 木浪陽ほか：ICU管理における小児四肢骨幹部骨折に対するelastic nailingの有用性．骨折．**37**：463-466，2015．
6) 佐々木和浩ほか：逆行性Flexible Intramedullary Nail法を用いた学童期以降の小児大腿骨骨幹部骨折の治療経験．骨折．**31**：828-831，2009．
7) 村岡辰彦ほか：大腿骨骨幹部骨折に対するEnder法の適応—自験例を踏まえて—．骨折．**35**：689-692，2013．
8) Yang MX, et al.：Case control study on therapeutic effects of elastic stable intramedullary nails in the treatment of stable and unstable fractures shaft in children. Zhongguo Gu Shang. **25**：116-119, 2012.
9) Rampralash L, et al.：Flexible intramedullary nailing in paediatric femoral fractures. A report of 7 cases. J Orthop Surg Res. **6**：64, 2011.
10) Karaman I, et al.：Mid-term results of the elastic intramedullary nailing in paediatric long bone shaft fractures：a prospective study of 102 cases. J Pediatr Orthop B. **23**：212-220, 2014.
11) Goyal N, et al.：Randomaized controlled trial comparing stabilization of fresh close femoral shaft fractures in children with titanium elastic nail system versus stainless steel elastic nail system. Acta Orthop Belg. **80**：69-75, 2014.

Ⅱ. 新鮮骨折に対する髄内釘の実践テクニック

7 特殊症例に対する困ったときの Ender 法

Advance

テクニックのコツ―ポイント

・骨折治療で困ったときは Ender 法を思い出す.
・プラン(挿入孔と釘の配置)を決め,プランに応じて立体的に曲げた釘を打ち込む.
・釘が上手く入らないときは引き抜いて曲げを調整する.やり直しを繰り返しても侵襲は小さい.

はじめに

　長管骨骨幹部骨折に対する治療は,骨折内固定材料の飛躍的な進歩により社会復帰が早く,変形治癒が少なくなったことから,手術治療が積極的に選択されるケースが多い.その方法として,プレート固定と閉鎖式髄内釘固定のどちらを選択するかは議論が分かれている.現在,閉鎖性髄内釘固定では interlocking nail が主流であることには異論がない.Ender 法は,手技に熟練とコツを要すること,合併症が多いことなどにより,敬遠されることが多いが,特殊な症例では大変重宝する[1].ここでは,手術のコツと現在考えている手術適応について述べる.

合併症の予防と手術手技のコツ

　Ender 法の合併症として最も危惧されるのは,釘挿入部の骨折,釘の逸脱,回旋固定力の弱さによる骨癒合不全である.まず,釘挿入部の骨折を予防するためには,適切な挿入口の作製が必要となる.釘の逸脱の予防と回旋固定力を強化するためには,複数の釘を刺入し,お互いに反張させて,内外側の関節面近くの軟骨下骨層まで釘の先端を到達させることが必要である.釘は個々の患者に合わせて独自に曲げ,刺入する.患者の長管骨の形状と挿入孔の位置に合わせて,C

型,S 型の釘を作製する.骨折部の離開があり骨片間の圧迫を必要とする場合は Ender 法では困難である.

Ender 法の利点

　他の手術方法と比較した Ender 法の利点としては,① 軟部組織に対する侵襲が小さい,② 煩雑な器械を要しない,③ 様々な骨折型,部位に対応できる,④ 抜釘が容易である,⑤ 材料費が安価である,⑥ flexible で短縮する内固定なので骨癒合が早い,などが挙げられる.技術を習得すれば,短時間に確実,安全に内固定が可能である.

手術適応

　長管骨骨折に対する Ender 法のよい適応は,
(1) 開放骨折[2)3)]
(2) 多発骨折
(3) インプラント周囲骨折[4)]
(4) 骨粗鬆の強い骨折[5)]
(5) 病的骨折
(6) 小児の骨折
(7) 若い患者で抜釘希望[6)]
(8) Plate や ILN では侵襲が大きくなりすぎる例[7)8)]
などである.

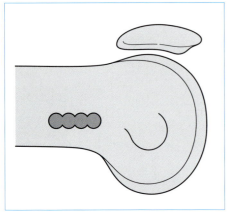

図1　挿入孔の作製
Ender釘は挿入孔で骨皮質を斜めに通過するので，ドリルで挿入孔を作製する際は，釘の挿入方向に斜めに穿孔するか，3〜5孔を隣接して穿孔し，それを連結して楕円の挿入孔とする．

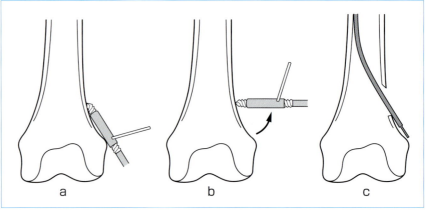

図2　挿入孔の位置
a：骨表面の傾斜に接してドリルスリーブを設置し，ドリル先端を骨皮質に接触させる．
b：ドリルを起こして穿孔し，これを基準に挿入孔を作製する．
c：釘の尾部は骨表面に接触して突出しない．

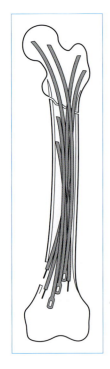

図3　ブロッカーを用いた安定性
骨幹部髄腔内をブロッカーとしての釘で満たす stacking nail の構造で安定性を得ることもある．3点固定の必要がなくなり，釘尾部を髄内に落とし込むことができる．高齢者の転子下骨折では，挿入孔は3×1.5 cm程度に大きく開窓し，大転子へのS型の釘やブロッカーもすべて髄内に落とし込む．これにより骨折部が大きく短縮しても釘尾部が皮下に突出しない．

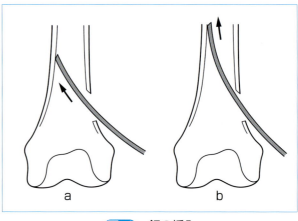

図4　釘の挿入
a：釘先端が反対側の骨皮質に当たると抵抗が増大する．
b：釘の曲げと先端の斜めカットの効果で，釘先端は骨皮質表面を滑り，釘はしなって進んでいく．

るので打ち込み中にしなっても最後は曲げた形状に戻ろうとする．釘の直径は大腿骨／脛骨に4.0 mm，上腕骨に3.5 mm，橈骨／尺骨に3.0 mmが基本で，小児では細くする．4.5 mmはinterlocking Ender釘を除いて使わないほうがよい（骨破壊のリスクが高い）．

釘の特徴

Ender釘（ミズホ株式会社）は，一般的に elastic あるいは flexible nail（または rod あるいは pin）と呼ばれるステンレス製の棒で，先端は斜めに切断され，尾部は打ち込み器や抜去器と連結しやすい形状をしている（直径3.0 mm以上は扁平，直径2.5 mm以下はJ型）．症例に応じて曲げてから打ち込むが，釘には弾性があ

手術手技

Ender釘は症例に応じて立体的に曲げる．その際，打ち込み終了時の釘の形状を想定してその通りに曲げるのが基本だが，髄腔が狭い場合は打ち込み中に曲げが少し伸びるので，その分を強く曲げる．
挿入孔の開窓は釘の直径と同じか少し太いドリルを

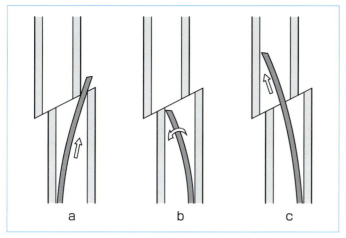

図 5 骨折部の通過
骨折部の転位のために釘先端が骨外に出る場合は(a),釘先端が反対側骨片の髄腔に向くよう回旋する.釘は360°回旋してよい(b).これにより釘先端は骨折部を通過する(c).

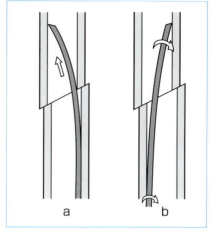

図 6 骨折部の整復
釘を進めるか(a),釘を回旋すると骨折部の整復が改善する(b).

用いる.釘の挿入方向に斜めに穿孔するか,3〜5孔を隣接して穿孔し,それを連結して楕円の挿入孔とする(図1).大腿骨遠位や脛骨近位の挿入孔を作製する際は,骨表面の傾斜にドリルを接触させ,ドリル先端が骨幹部に当たった部位に穿孔すると,釘の尾部が突出しない(図2).なお,高齢者の転子下骨折ではstacking nail法を用いるので,3×1.5 cm程度に開窓する(図3).

釘を挿入孔から挿入したら,釘尾部に装着した打ち込み器をハンマーで打って釘を進める.釘先端が反対側の骨皮質に当たると抵抗が増大するが,釘の曲げと先端の斜めカットの効果で,釘先端は骨皮質表面を滑り,釘はしなって進んでいく(図4).さらに釘を進めるには,釘先端の方向を髄腔の形状に合わせる.すなわち,大腿骨骨幹部の前弯には釘先端を後方に向けて進め,橈骨骨幹部の外弯には釘先端を内方へ向けて進める.

釘先端が骨折部に到達したら,釘先端が反対側骨片の髄腔に向くよう回旋する(図5).ほとんどの場合,釘は360°回旋してよい(ただし骨粗鬆症が高度で,釘の弯曲が大きく,釘が太い場合は骨折誘発の可能性がある).釘先端が反対側骨片の髄腔に入らない場合は,骨折部の整復を改善するか,釘を引き抜いて釘の曲げを修正する.釘先端が反対側骨片の髄腔に入ったら,釘を進めるか釘を回旋すると骨折部の整復が改善する(図6).

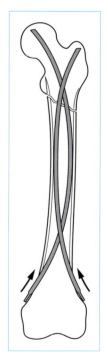

図 7
3点固定による安定性
C型の釘2本を内側と外側から挿入すると,3点固定が対向した構造となり,骨幹部髄腔が広くても釘2本で安定する.

Ender法の安定性

Ender法の安定性はrigidではなくflexibleであり,それは骨癒合に有利である.前腕や鎖骨などの細い長管骨はEnder釘を1本挿入する(本書,成人前腕骨幹部骨折参照.p.181〜).上腕骨,大腿骨,脛骨では,C型の釘2本を内側と外側から挿入するのが基本で,3点固定が対向した構造なので骨幹部髄腔が広くても釘2本で安定する(図7).3点固定の両端をみると,釘先端は骨端部海綿骨を保持し,釘尾部は挿入部の皮

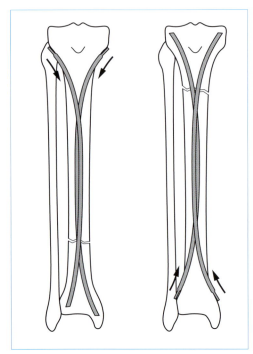

図 8 短い骨片の安定性
短い骨片の安定性を高めるには，釘は長いほうの骨片から短いほうの骨片に挿入する．短い骨片内の釘の有効長は最大となり，釘先端は骨質のよい軟骨下骨を支持する．

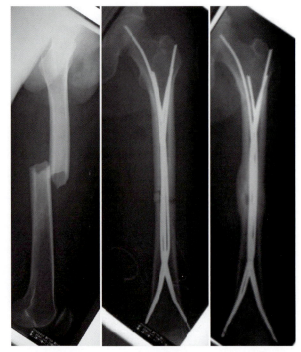

a．初診時　　b．手術直後　　c．骨癒合後
図 9 症例 1

質骨を骨外より保持する．すなわち，釘先端は軟骨下骨まで打ち込めるのに対して，釘尾部はそこまで有効長を取れないので，釘は長いほうの骨片から短いほうの骨片に挿入する，すなわち骨折部から離れた部位より釘を挿入するのが基本である（図 8）．しかし，Ender 釘の尾部をネジ止めする方法を用いると，軟骨下骨と同程度の有効長がとれるので，短いほうの骨片から長いほうの骨片に釘を挿入することが可能となった（症例 4～7，9）．

挿入する釘を 3～4 本に増すと，骨の両端の固定性が増すとともに，骨幹部では stacking nail 的となって釘の安定性が増す．さらに釘を増してブロッカーで髄腔内を満たす stacking nail の構造にすると，3 点固定の必要がなくなり，釘尾部を髄内に落とし込むことができる（症例 8）．高齢者の転子下骨折ではこの手法をとる．これにより骨折部が大きく短縮しても釘尾部が皮下に突出しない（図 3）．

Ender 法は骨折部の短縮を容認するので骨癒合に有利である．しかし，過度に短縮することもあるので骨折型によっては配慮が必要である．螺旋骨折や長斜骨折では仮骨出現まで荷重を遅らせるが，Ender 法は仮骨形成が旺盛なので長期間待機は稀である．過度の短縮を避けたい場合は骨折部周囲を軟鋼線かテープで締結してもよい．粉砕骨折などで短縮を防ぎたい場合は，創外固定や interlocking Ender 釘の併用を考慮する．

骨折部の回旋に対しても 3 点固定を対向して用いた場合は，rigid ではないが flexible に回旋を制限する．しかし，stacking nail の手法の場合は骨折部の回旋を制限する力は弱い．

症例提示（図 9～18）

症例 1：開放骨折．77 歳，男性．Gustilo II 型の大腿骨骨幹部開放骨折に対して一期的内固定術を施行した．大腿骨の創外固定はトラブルが多く，創外固定から ILN へのコンバージョンは感染の恐れがある．整復良好の Ender 法は骨折部に血腫が溜まりにくいので感染しにくい．また初回手術だけで骨癒合が得られ，追加手術を要しない．

症例 2：多発骨折．21 歳，女性．両大腿骨と左脛骨の閉鎖性骨幹部骨折．患者は牽引手術台上仰臥位，執

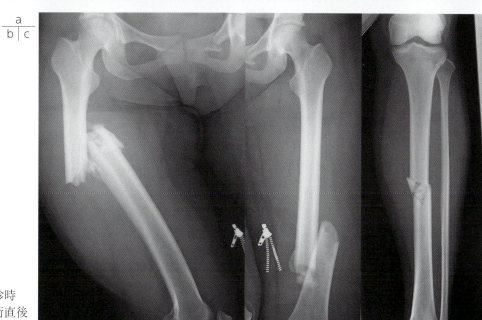

図 10
症例 2
　a：初診時
　b：手術直後
　c：抜釘後

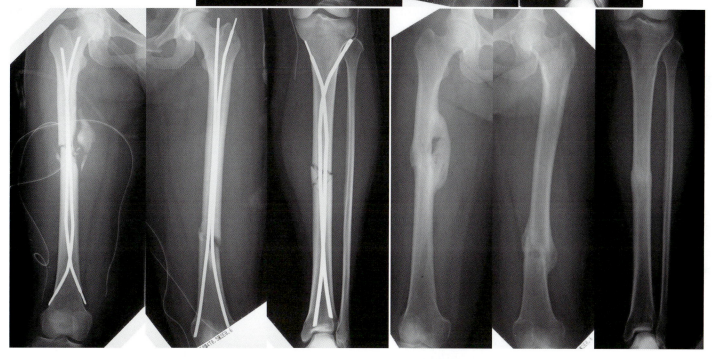

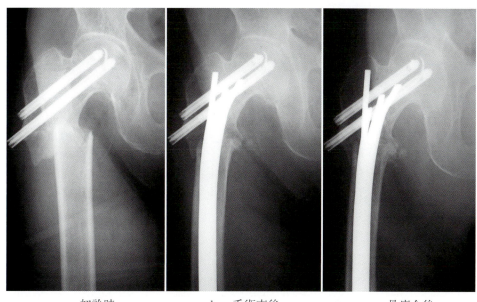

図 11
症例 3

　　a．初診時　　　　　　　b．手術直後　　　　　　c．骨癒合後

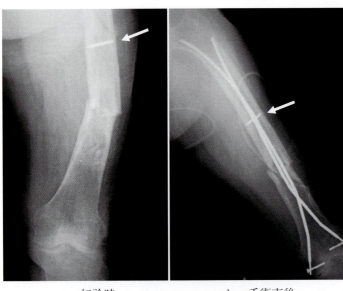

a．初診時　　b．手術直後
図12　症例4

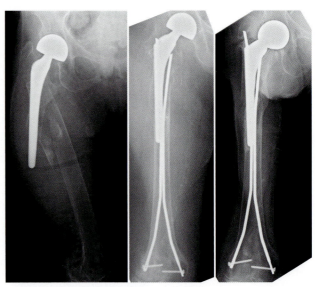

a．初診時　　b．術後早期　　c．骨癒合後
図13　症例5

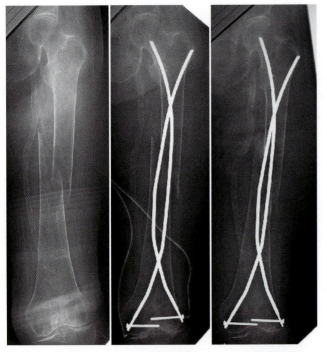

a．初診時　　b．手術直後　　c．骨癒合後
図14　症例6

後に，病棟で転倒して転子下骨折を受傷した．ハンソンピンを抜去せずにEnder釘を挿入し，頚部，転子下部ともに骨癒合した．このようなインプラント周囲骨折に限らず，転子下骨折にはEnder法が最も適している[8]．

症例4：インプラント周囲骨折．78歳，女性．数十年前の骨ネジが折損して遺残した大腿骨骨幹部骨折．この骨ネジに触れることなくEnder釘2本を挿入して内固定した．

症例5：インプラント周囲骨折．96歳，女性．第三骨片を伴う大腿骨ステム周囲骨折．骨折部を非吸収性テープで締結してから，Ender釘をステム周囲の狭い間隙に挿入した．術後3週で仮骨が出現し，4週で全荷重を許可した．Locking plateによる標準的な救済手術に比べて，極めて小侵襲で極めて骨癒合が早かった．

症例6：骨粗鬆の強い骨折．87歳，女性．数年間寝たきりで，体位交換時の軽微な外力で大腿骨骨幹部を骨折した．髄腔は広く，骨皮質は極めて薄かった．Ender釘2本で内固定し，短縮して骨癒合した．強固なインプラントでは骨皮質が破壊されて固定性を失い，短縮しないインプラントでは骨癒合が得られないと思われる．

症例7：病的骨折．46歳，女性．末期癌の治療中に右大腿骨骨幹部に病的骨折が発生した．左大腿骨にも転移巣があった．右は鎮痛と車椅子生活を，左は骨折

刀医は1人で順次Ender法で内固定した．手術時間は覆布交換や透視装置の移動を含めて2時間24分．全肢にILNを用いたら，手術時間が長く，出血量は多くなったと思われる．

症例3：インプラント周囲骨折．94歳，女性．大腿骨頚部骨折（GardenⅡ型）のハンソンピン固定の10日

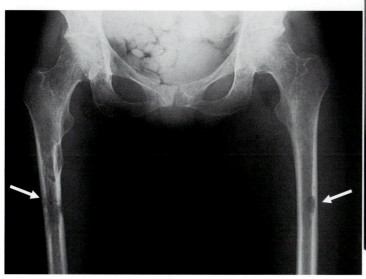
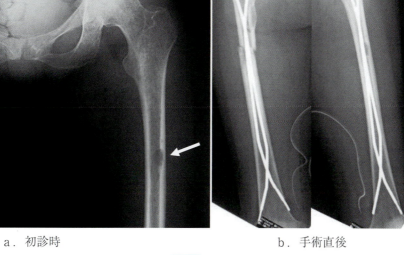

a．初診時　　　　　　　b．手術直後　　　　　　c．最終

図 15　症例 7

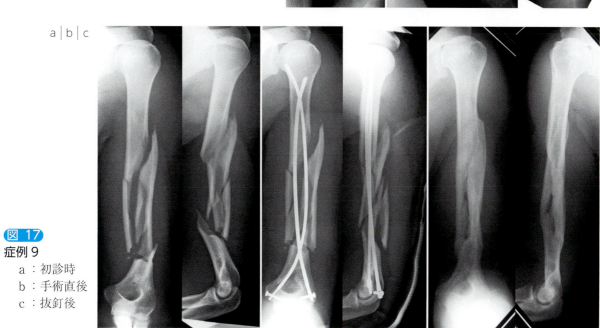

図 16
症例 8
　a：初診時
　b：手術直後
　c：抜釘後

図 17
症例 9
　a：初診時
　b：手術直後
　c：抜釘後

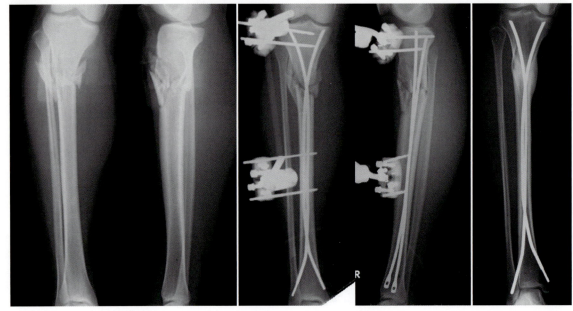

a．初診時　　　　　　　　b．手術直後　　　　　　　c．骨癒合後

図18　症例10

予防を目的にEnder法で内固定した．Ender法は小侵襲で出血が少なく，腫瘍細胞の拡散も少ないと思われる．

症例8：若い患者で抜釘希望．44歳，男性．右上腕骨近位骨幹部の骨折．ゴルフが趣味で，肩関節機能に影響しない手術方法と早期抜釘を希望された．遠位よりEnder釘を挿入し，術後3か月で抜釘した．肩関節機能は速やかに回復した．

症例9：PlateやILNでは侵襲が大きくなりすぎる例．19歳，男性．上腕骨骨幹部の粉砕骨折で遠位骨片は短かった．内側上顆および外顆の小切開よりEnder釘を挿入して内固定した．ILNでは遠位骨片の固定性が悪く，plateでは長大な展開を要して骨癒合が遅いと思われる．

症例10：PlateやILNでは侵襲が大きくなりすぎる例．17歳，女性．脛骨近位骨幹部骨折で前方は粉砕していた．遠位よりEnder釘を挿入し，短縮防止に創外固定を併用した．創外固定は6週で除去した．脛骨近位骨幹部骨折のILNはトラブルが多いが，Ender法は膝伸展位で遠位から挿入することができる．Ender釘と創外固定の併用は可能で，その場合の創外固定は強固でなくてよい．

おわりに

(1) Ender法は他の術式に似ていないonly oneの手術法である．できないよりもできるほうが絶対によい
(2) まず簡単な症例から始めるのがよい．青壮年の脛骨や大腿骨の骨幹部横骨折は初めてでも容易である
(3) Ender法は困ったときに頼りになるので，道具一式を滅菌して手術室に常備することを勧める

（中澤明尋，高畑智嗣）

文　献

1) 町田拓也ほか：図説エンダー法―弾性髄内固定の手技と実際―．南江堂，1999．
2) 高畑智嗣：脛骨骨幹部開放骨折に対するエンダー釘を用いた一期的内固定術．骨折．25：371-374，2003．
3) 萩原博嗣，久我尚之：Gustilo分類3-A，B型下腿骨開放骨折に対するエンダー法による一次的骨接合術．骨折．28：331-335，2006．
4) 岩本　航ほか：人工骨頭置換術後に発生した大腿骨骨幹部骨折に対するEnder釘を用いた小侵襲骨接合術　症例報告．関東整災誌．41(2)：65-69，2010．
5) 高畑智嗣ほか：寝たきり状態の高齢者の大腿骨骨幹部骨折に対するEnder法．骨折．33：913-917，2011．
6) 中澤明尋ほか：上腕骨骨幹部骨折に対するEnder法の手術手技の工夫．骨折．24：513-516，2002．
7) 高畑智嗣ほか：上腕骨骨折に対するend locking elastic nail法．骨折．34：784-787，2012．
8) 高畑智嗣：大腿骨転子下骨折　Ender法．p.160-167，大腿骨近位部骨折　いますぐ役立つ！手術の実際，金原出版，2013．

髄内釘による骨接合術—全テクニック公開，初心者からエキスパートまで—

Ⅱ．新鮮骨折に対する髄内釘の実践テクニック

8 手・足部の骨折に対する髄内ピン，髄内整復法

Basic & Advance

テクニックのコツ—ポイント

＜髄内ピン＞
・髄内釘の先端をできる限り丸く曲げる．
・髄内釘が背側髄内皮質に接するように挿入する．
・鋼線がピンと張った状態になるようにしながら用手的に挿入する．
＜髄内整復＞
・髄内整復子の刺入孔は陥没部が直線で押せる位置に作製する．
・骨片の動きをみながら少しずつ丁寧に押して整復するようにし，一気に押し込まない．
・整復保持の鍵となる位置を整復子で保持しながら，整復子の先端に固定用鋼線を当てるようにして固定する．

髄内ピン固定の適応

　手では指骨（中節骨・基節骨）・中手骨が，足では足趾（中節骨・基節骨）・中足骨が適応となる．骨折型としては，横骨折・短斜骨折がよい適応である．骨折部位としては，骨幹部骨折が適応である．エキスパートには，単純関節内骨折を有する骨端部骨折もヘッドレスピンの併用で適応可能である（図1）．

　使用鋼線は，指（趾）骨が1.0 mm，中手骨が1.2 mm，中足骨が1.2〜1.5 mmの太さの鋼線を使用している．骨孔作製は，使用する鋼線と同じサイズを使用し，骨孔作製には鏃加工がしてある側を使用し，髄内ピンの先端は反対側の四角錐加工がしてある側を使用している．

手術手技

1. 髄内ピンの作製

　髄内ピンは先端約5 mmをできる限り丸く弯曲させる．反対側は約3 cmを先端と同じ方向に90°曲げておく（図2）．

2. 整復操作

　骨折は徒手で整復する．整復可能であるが保持の難しいものは，術中鋼線を刺入することで保持が可能となるので心配することはない．徒手にて整復のできないものは，経皮的にKirschner鋼線を用いた整復手技で整復を行う．

3. 鋼線刺入位置

　中節骨は，セントラルバンド付着部を刺入点とし，基節骨は伸筋腱の両サイドより関節包付着部を刺入点とする（図3）．中手骨（中足骨）はCM関節部を刺入点とする．

4. 骨孔作製

　指骨（趾骨）の近位関節包の付着部に骨孔を作製する．正面での骨孔位置は，骨幹部髄内皮質の長軸接線が関節面に交差する点としている．骨孔作製には，先端が鏃加工したほうを用いる．骨折線が基部骨幹端に及んでいるときは，関節包の付着部直下の関節内関節

8. 手・足部の骨折に対する髄内ピン，髄内整復法　207

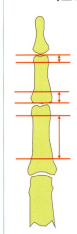

図1 経皮髄内釘固定法の適応

経皮髄内釘固定術の適応は，骨幹基部骨折を除く中節骨，基節骨の顆部から骨幹部骨折とした．開放骨折，major amputationに近い不全切断指も適応として加療を行った．

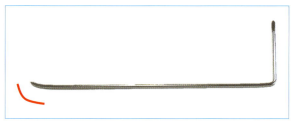

図2 髄内釘の作製

先端を赤い曲線のように丸くカーブさせるように成形する．

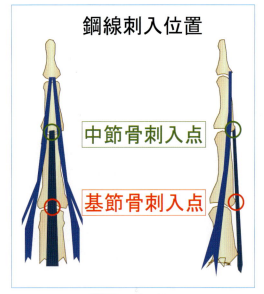

図3 刺入位置

中節骨は，セントラルバンド付着部を刺入点とし，基節骨は伸筋腱の両サイドより関節包付着部を刺入点とする．

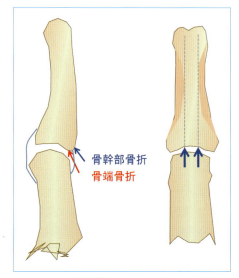

図4 骨孔作製

正面での骨孔位置は，骨幹部髄内皮質の長軸接線の関節面に交差する点．側面での骨孔位置は，骨幹部骨折に場合は関節包付着部に作製する．骨折線が基部骨幹端に及んでいるときは関節包の付着部直下の関節内関節軟骨部に骨孔を作製する．

軟骨部に骨孔を作製する．これは，基部骨折では基部背側皮質が薄くて弱いために，関節包のなかの関節軟骨に骨孔を作製しないと刺入操作時に鋼線が背側皮質をチーズカットする恐れがあるためである(図4)．

5. 髄内ピン刺入

作製した骨孔に経皮的に髄内ピンを刺入する．骨孔作製時の静止画像を保存しておくと刺入の参考になるので必ず保存しておく．髄内ピンを左右に振り子運動をさせて先端が髄内皮質に引っかからないようにして刺入する．骨幹部ではできる限り背側髄内皮質に髄内ピンが長く接するように刺入する．顆部海綿骨内はできる限り海綿構造を壊さないように回さないで差し込むように刺入する．通常は2本刺入する(図5)．

6. 中枢端の処理

中枢端は，曲げずに切断する．切断部はできるだけ短く(近位顆部の前後径よりも短く)なるように切断し皮下に埋没させる(図6)．中手骨・中足骨に用いる合には，第5中手骨(中足骨)以外で用いる場合は，皮

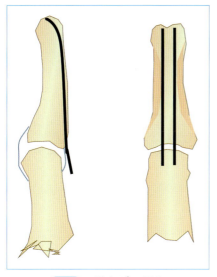

図5 髄内ピン刺入
骨幹部ではピンを長軸に沿って真っ直ぐ刺入する．
顆部掌側の軟骨下骨をピン先端で突き出すようにする．

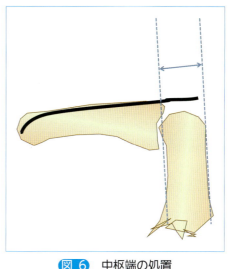

図6 中枢端の処置
中枢端は，曲げずに切断する．切断部はできるだけ短く（近位顆部の前後径よりも短く）なるように切断し皮下に埋没させる．こうしておくと屈曲時にも突出せず皮膚を刺激しない．

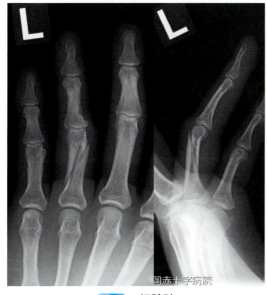

図7 初診時
骨幹部は長斜骨折となっている．

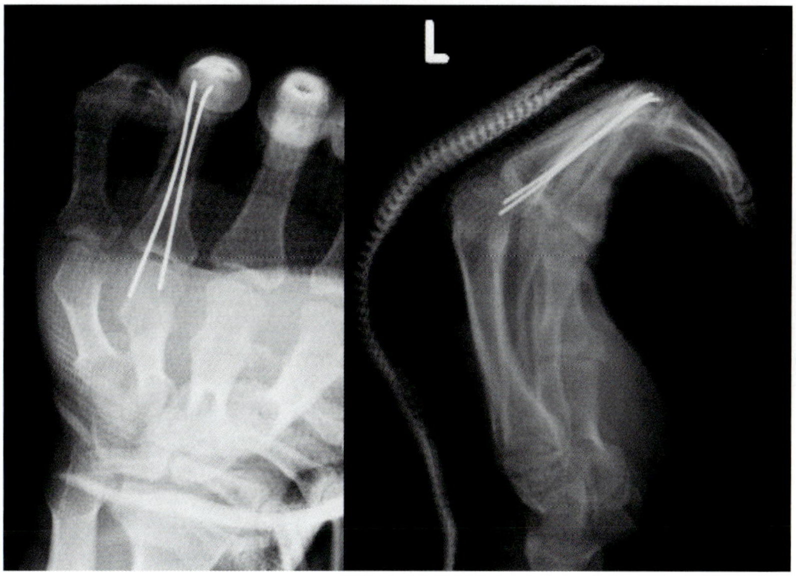

図8 術後X線

下に埋没しない．埋没させると伸筋腱の下に迷入して腱断裂を起こす危険性があるからである．

後療法

術直後はextension block castを行う．粉砕のないものは術翌日より固定なしとして自動運動・日常生活動作での使用を許可する．粉砕があり固定性に不安がある症例は，1週間extension block castを行い，その後隣接指とテーピングを行い日常生活動作での使用を許可する．

症　例

29歳，男性．バスケットボール試合中に受傷した．近医でテーピング固定を受けるも，回旋変形とテーピング固定では自転車修理・組み立てができないとのことで受傷8日目に紹介初診となった（図7）．初診時回旋変形が残存し指交差が認められた．受傷15日目に経皮髄内釘固定術を実施した（図8）．術翌日より指の使

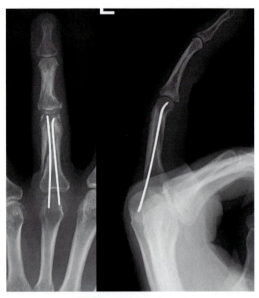

図 9 抜釘術時 X 線

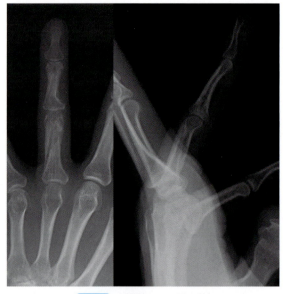

図 10 術後 4 か月 X 線

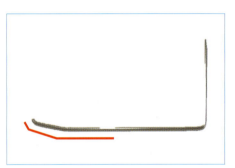

図 11 整復子の作製
赤線のように先端を形成する．

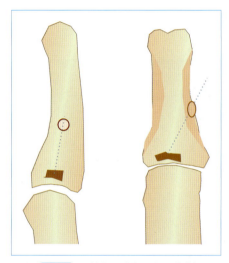

図 12 整復子挿入孔の作製
陥没骨片に対抗する位置に骨孔を作製する．

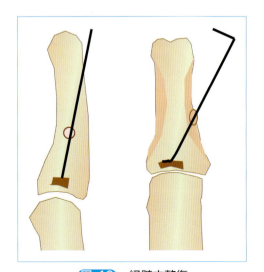

図 13 経髄内整復
骨孔より挿入した整復子で陥没骨片をゆっくり突き出して整復する．
一気に押さないで，少しずつ陥没部全体を押し下げるようにする．

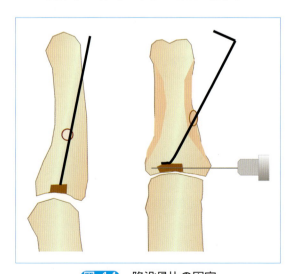

図 14 陥没骨片の固定
陥没骨片を整復しながら整復子先端を目標に鋼線を刺入する．
陥没部をできれば井桁に固定する．

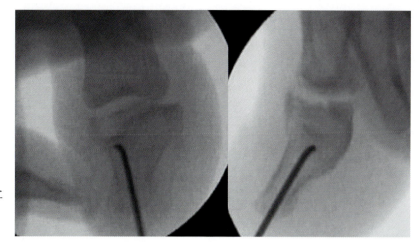

図 15
末節骨陥没骨折髄内整復
髄内整復子を陥没骨片の位置に進める．

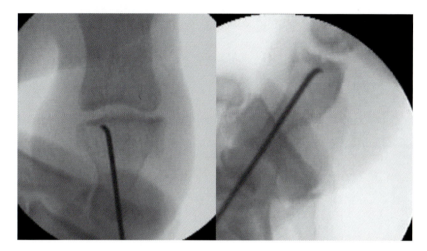

図 16
末節骨髄内整復
整復子で陥没骨片を整復する．
基節骨関節面に押しつける．

用を許可し，術後8週で抜釘術を実施した（図9）．抜釘後1か月，骨癒合良好で可動域制限，仕事上の支障もない（図10）．

髄内整復法

主には，PIP 関節内骨折（陥没骨折）に対する整復に用いる．その他末節骨 DIP 関節面の陥没骨片整復，第1・5中手骨基部関節内骨折陥没骨片整復に用いる．橈骨遠位端関節内陥没骨折をはじめとして，大関節の関節面陥没骨片整復にも応用可能であり覚えておいて損のない整復方法である[1]～[3]．

手術手技

1. 整復子の作製

手部の骨折では主に 1.2 mm 鋼線を利用している．コの字に鋼線を曲げ，一端を短く切り関節骨片の整復用とする．もう一端は手のひらでの保持用とする（図11）．

2. 整復子挿入孔の作製

整復子の挿入孔は，陥没関節面を直線的に押すことができる骨幹狭小部より近位に 1.5 mm 鋼線を用いて骨孔を作製する（図12）．

3. 整 復

骨孔より整復子を挿入し，イメージ装置で陥没骨片の位置を確認し，陥没骨片直下の海綿骨よりゆっくり骨片の動きを確認しながら関節面に押し付けるように整復する．粉砕がある場合や陥没骨片が大きい場合は一度に押さずに少しずつ全体を押し出すように整復する（図13）．

4. 固 定

整復子で整復を維持しながら PIP 関節の場合は，0.7 mm 鋼線を関節面と平行に整復子の先端を通るように刺入し陥没骨片の下支えをする．0.7 mm 鋼線の固定

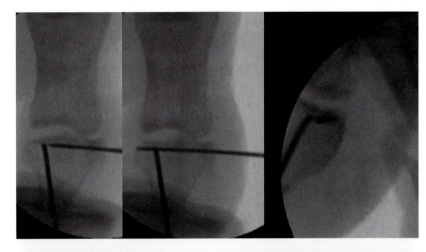

図17 末節骨髄内整復
整復子で整復位を保持しながら，整復子を目標に1.0 mm田島鋼線で陥没骨片を固定する（関節軟骨下骨を下支えする）．

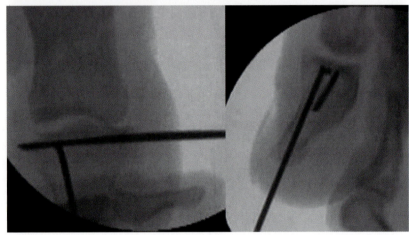

図18 末節骨髄内整復
2本目の田島鋼線で陥没骨片を整復する．

はできればAP・MLの2方向で井桁を組むように陥没骨片の下支えをする（図14）．

症例

症例は母趾末節骨陥没骨折に対する経皮経骨髄整復術である．末節骨先端に1.5 mm鋼線で経皮的に骨孔をあけ，1.2 mm鋼線を曲げ整復子を作製し骨孔より挿入した．陥没骨片部に整復子を誘導し2方向イメージで確認し，少しずつ関節面に向かって整復した（図15）．骨片だけでなく陥没面全体を基節骨関節面に押しつけるようにして整復した（図16）．整復子で整復しながら，整復子先端を目標に1.0 mm鋼線で関節軟骨下骨を下支えするように経皮的に刺入した（図17）．さらに，もう1本の1.0 mm田島鋼線で陥没骨片を固定した（図18）．

（野々宮廣章）

文献

1) Hintringer W, et al.：Perkutane versorgung von intraartikularen frakuturen der flngermittelgrider. Handchir. Mikrochir. Plast Chir. **18**：356-362, 1986.
2) 佐々木 孝：橈骨遠位端骨折―新鮮例・関節内・粉砕骨折について．整形外科MOOK．**64**：1-14, 1992.
3) 野々宮廣章：脛骨遠位端骨折（pilon fractureを含む）に対する髄内釘固定の試み―IC Nail遠位部骨折用（オステオ社製）を用いて―．骨折．**24**：319-322, 2002.

II. 新鮮骨折に対する髄内釘の実践テクニック

9 | 開放骨折に対する髄内釘固定：治療戦略

Advance

テクニックのコツ―ポイント

・骨幹部開放骨折の内固定材には髄内釘が第一選択である.
・軟部組織の処置を容易にするために早期に髄内釘固定を行う.
・強固な固定が感染を予防する.
・リーミング時に峡部で抵抗を感じたサイズを髄内釘径とする.

はじめに

　新鮮開放骨折の治療目標は，閉鎖骨折のそれと何ら変わることはない．つまりそれは早期に骨癒合が得られ，もとの機能を回復することである．両者で異なる点は，開放骨折においては，① 早期対応が求められ時間的制約がある，② 軟部組織損傷が存在するためアプローチや手術手技が制限される，③ 感染率がより高いことが懸念される，ことである．本項ではこれらの違いを解決するために，開放骨折に対する髄内釘固定の治療戦略について，自験例と併せて述べる．ただし，上肢骨折は開放骨折であってもプレート固定を第一選択[1]としているため，ここでは大腿および下腿骨開放骨折の治療を前提に考える.

早期対応が求められ時間的制約がある

　全身状態および局所の状態に問題がなく，施設や医療スタッフなどの環境が整っていれば，すべての骨折手術は早期に行われたほうがよい．臥床期間が短く早期に後療法ができれば深部静脈血栓症などの合併症が予防できるし，多発外傷に伴った大腿骨骨幹部骨折では肺合併症の減少につながる．そして何といっても患者自身が快適である．これは開放骨折に限ったことで

はないが，開放骨折では受傷後早期にデブリドマンと洗浄を行わなければならず，いっそう早い対応が求められる．ここで最も重要なことは，軟部組織の処置で後手を踏まないために，骨折部の強固な安定化を早期に獲得することである[2]．例えば Gustilo type Ⅲ では軟部組織の処置を植皮術のような簡便なものにするため，あるいは皮弁術などの軟部組織再建術が必要な場合も，より安全で確実なものとするためである．そしてその第一選択の手術法が，軟部組織侵襲が小さい髄内釘固定になる．実は Gustilo type Ⅲ のような重度の開放骨折になればなるほど，軟部組織再建のために骨折部の早期安定化がよりいっそう必要になるのである（図 1）.

　一方，Gustilo type Ⅰ やⅡ といった軟部組織損傷が軽度のものではそれほど緊急度は高くないため，時間的に余裕を持って対処しても問題を生じない症例が多い[3]．しかし，それでも待機している間に軟部組織の腫脹が強くなるなど経時的に状態が悪化し，確定的な手術時期や方法に多大な制限を生じることがあるので，判断に迷えばせめて創外固定などの簡易的な固定を行うことが望ましい.

　筆者の下肢開放骨折に対する緊急時の治療戦略は，全身および局所の状態が許せば緊急で髄内釘固定を第

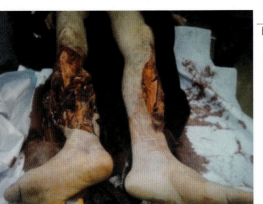
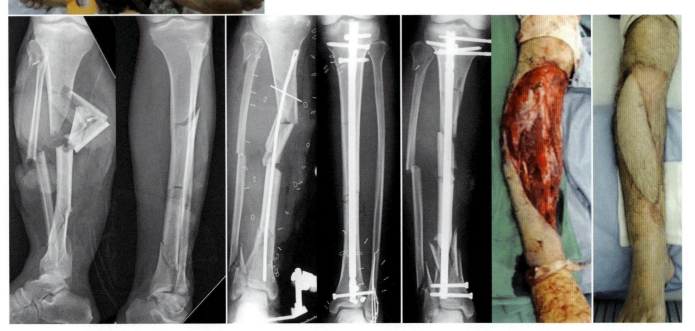

図1
44歳,男性.両下腿開放骨折.Gustilo Ⅲb
重量物が落下し受傷した.
緊急で右下腿はエンダー釘＋創外固定を行い,左下腿は髄内釘を行った.受傷後2日で右下腿は髄内釘に変更し,局所陰圧閉鎖療法を行った.受傷後3週で前外側大腿皮弁を行った.
a:受傷時外観　　b:受傷時単純X線像　　c:緊急手術後単純X線像
d:受傷後2日.右下腿単純X線像とその外観　　e:受傷後5か月

一選択とし(図2),全身状態,軟部組織の状態,骨折部位と骨折型に応じて髄内釘固定が困難と判断すれば創外固定を行うこととしている.そして全身状態および軟部組織の状態が改善したのち,確定的手術の第一選択を髄内釘固定,次いでプレート固定,最後にイリザロフを代表とするリング式創外固定としている.ただし例外的に farm injury のような土壌汚染が非常に強いものでは,髄内釘固定は選択せず,創外固定を確定的な固定法としている.つまり,汚染が強く高い確率で感染が予想される症例では髄内釘が相対的禁忌となる.その理由は,髄内釘は軟部組織に優しい固定法ではあるが,ひとたび感染を生じた場合,骨全体に感染が広がるだけでなく隣接関節にも感染が及び,機能の損失があまりにも大きいからである[4].

軟部組織の損傷のため手術手技が制限される

髄内釘に必要な皮膚切開部は,髄内釘のエントリーポイントと横止めスクリューの挿入部である.これらの皮膚切開部は開放創というより,水疱形成,著明な腫脹,挫傷などの存在によって制限される.初期治療時であれば,この開放創を利用することで髄内釘挿入部や横止めスクリュー挿入部の展開が不要となり,かえってよい術野が確保できる場合もある(図3).一方で,初期治療時に髄内釘固定が可能な好機の窓(window of opportunity)を逃してしまい,髄内釘固定に必要な皮膚切開部が水疱形成,腫脹,血流不全といった不良な軟部組織状態となれば,確定的手術を行う時期が遅れ,手術法も大きく制限を受ける.つまり開放骨折に対して髄内釘を行う好機の窓はかなり限られたも

図 2

30歳，男性．右下腿開放骨折．Gustilo Ⅲa

重量物に挟まれ受傷した．
緊急で髄内釘を行い，軟部組織修復に植皮術などの追加手術は不要であった．ただし骨癒合は遷延したため，受傷後6か月で偽関節手術を行った．偽関節手術後3か月で良好な骨癒合が得られた．

- a：受傷時外観（左：下腿前面，右：下腿後面）
- b：受傷時単純X線像
- c：緊急手術後単純X線像
- d：偽関節手術後3か月

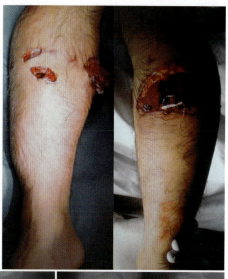
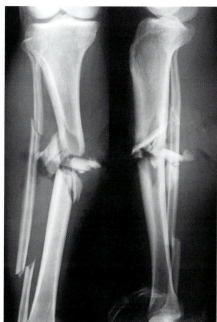
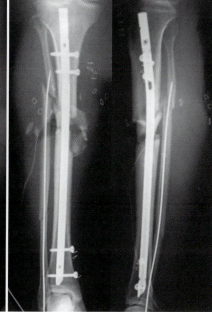
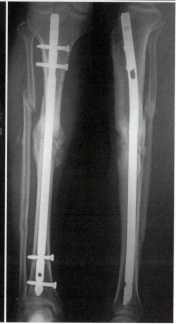

のであり，緊急時の確かな判断力と決断力が問われる．

何らかの理由で初期治療に創外固定が選択された場合，全身状態や局所の状態が落ち着いた後に髄内釘へコンバージョンを行う場合がある．これは創外固定装着期間が短ければ感染率が少なく安全に手術が行えるためである[5]．しかしGustilo type Ⅲb，cのような重度軟部組織損傷例や，骨折部の不安定性が創外固定により獲得できていない症例ではいつまでもコンバージョンできない場合がある．そのため骨折部の不安定性が強いものはセカンドルック時に髄内釘を行うことで骨折部を強固に固定し，早期に軟部組織の修復を行うほうがより安全なことがある（図4）．理想としては受傷後1週間以内に，軟部組織再建による創閉鎖と骨折部の強固な固定を終えることが重度開放骨折治療の成功のために重要となる[6]．

創閉鎖に関しては，髄内釘はプレート固定に比べて金属が露出する可能性が少なく，露出した場合もその範囲は少ないため，植皮などの比較的簡便な修復法で完結できることも利点となる．特に骨折部を強固に固定できれば軟部組織状態の改善は早く，開放創をシューレース法と局所陰圧閉鎖療法で処置できる症例が比較的多く存在する．

感染率が閉鎖骨折より高いことが懸念される

開放骨折の初期治療といえば伝統的にデブリドマ

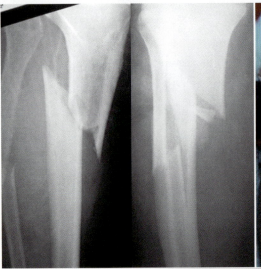
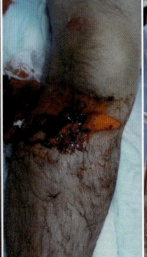
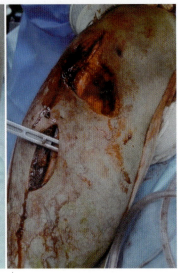
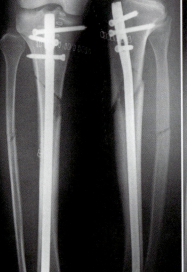
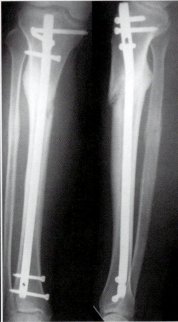

a | b | c
d | e

図 3

34歳，男性．右下腿開放骨折．Gustilo Ⅱ

バイク乗車中に車と衝突し受傷した．緊急で髄内釘を行った．開放創を拡大し，同部より髄内釘を挿入した．骨癒合は順調に得られた．
- a：受傷時単純X線像
- b：受傷時外観
- c：術中写真
- d：緊急手術後単純X線像
- e：術後1年単純X線像

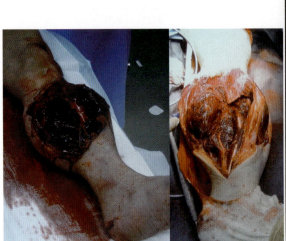
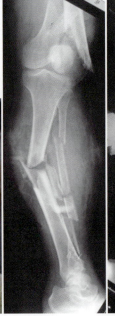
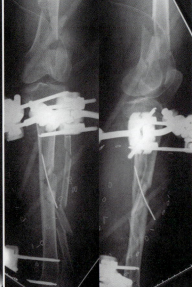
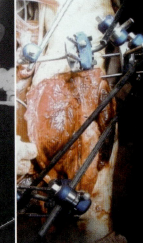

a. 受傷時肉眼所見　　　　b. 受傷時単純X線像　　c. 緊急手術後単純X線像　　d. 緊急手術後の外観

図 4
76歳，女性．交通事故で受傷．左大腿骨顆上部開放骨折，Gustilo Ⅲa．同側下腿骨開放骨折，Gustilo Ⅲb

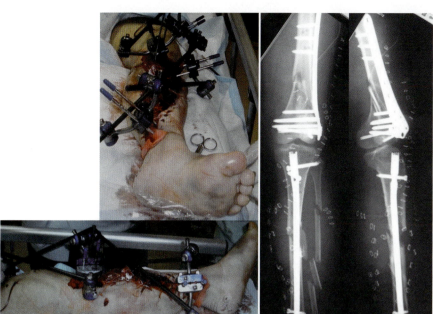

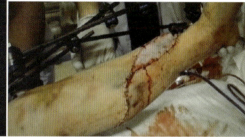

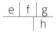

図4
つづき

大腿骨，下腿骨ともにデブリドマンおよび創外固定を行った．
受傷後2日，再デブリドマンを行い，下腿の開放創にはシューレース法を用いた．受傷後7日，大腿骨はロッキングプレート，下腿は髄内釘による確定的内固定術を行った．
下腿開放骨折は髄内釘で骨折部の安定性が得られ軟部組織状態が早期に改善したため，受傷17日後，遊離皮膚移植を行った．下腿骨は遷延癒合となったが，太い径の髄内釘に入れ替え骨癒合を得た．

　e：受傷後2日の外観
　f：受傷後7日単純X線像
　g：受傷後17日
　h：受傷後18か月単純X線像

ン＋創外固定を行うとする先入観が存在する．しかし，開放骨折に対して即時髄内釘固定による成功例を多く経験すればするほど，そのような先入観はなくなってくる．文献的review[7]でも大腿骨・下腿骨開放骨折に対する髄内釘は，創外固定に比べて感染率がむしろ低かったとしている．ただし開放骨折の治療を成功させるために，最低限順守しなければならない手術手技がある．まず第一に髄内釘固定時に，軟部組織に対する侵襲を最小限にすることである．これはプレート固定と比べればはるかに容易であり，髄内釘の最大の利点である．全身状態が許せばターニケットは使用しないが，大量出血がある場合は全身状態を優先し使用する．リーミングは峡部で抵抗を感じたリーマーのサイズを実際の髄内釘径として，それより1mmオーバーリーミングし髄内釘を挿入する．そして第二は骨折部を強固に固定することである．骨幹端部に近い骨折では，小さな骨片側にできれば3本の横止めスクリュー固定を行ったほうがよい．中途半端な固定で骨折部が不安定であれば，軟部組織の状態は改善せず，結果として感染を生じることになる．愛護的手術手技

で強固な固定を早期に獲得することが感染の予防であり，それを実現する最適なインプラントが髄内釘であると考える．

（松村福広）

文　献

1）松村福広：開放骨折の初期固定．関節外科．**33**(6)：22-27，2014.
2）伴　光正：Gustilo type Ⅲb 下腿骨幹部開放骨折の治療成績．骨折．**36**：706-709，2014.
3）Hull PD, et al.：Delayed debridement of severe open fractures is associated with a high rate of deep infection. Bone Joint J. **96-B**(3)：379-384, 2014.
4）最上敦彦：開放骨折の二期的（最終）固定法―髄内釘・プレート・創外固定の選択と注意点―．関節外科．**33**(6)：28-32，2014.
5）松村福広ほか：下肢開放骨折に対する創外固定の適応―早期コンバージョンを目指して．別冊整形外科．**55**：106-109，2009.
6）土田芳彦：下腿開放骨折と急性期合併症（コンパートメント症候群など）に対する治療．MB Orthop. **26**(11)：1-5，2013.
7）Giannoudis PV, et al.：A review of the management of open fractures of the tibia and femur. J Bone Joint Surg. **88-B**(3)：281-289, 2006.

Ⅱ. 新鮮骨折に対する髄内釘の実践テクニック

10 番外編 猟奇的髄内釘の数々

なぜ髄内釘に魅了されるのか？

　髄内釘の最もよい適応は長管骨骨幹部骨折である．髄内釘を挿入すること自体により容易に骨折部の安定化と良好なアライメントを達成できるため，整形外科医なら誰もがその有用性を感じるところであろう．近年，横止め機構の進化や新しいアプローチの考案などにより，骨幹端部領域の骨折にも髄内釘が適用されるようになってきた．骨幹端部骨折の場合は盲目的に髄内釘を挿入するだけでは良好なアライメントで骨折部を安定化することはできず，いくつかのテクニカルデマンドが存在する．この詳細は別項に譲るが，プレートという代替手段があるにもかかわらず，器械や手技が進歩してきた背景に"軟部組織への侵襲"に対する配慮があるのは間違いない．関節近傍である骨幹端部領域は皮膚や皮下組織が薄く，その下層は神経や腱，靱帯が存在するため，過大な侵襲やプレートのバルキネスは臨床成績に大きく影響を及ぼす．その点で髄内釘は最小限の軟部組織の展開で済み，骨外を占拠しているインプラントの体積も横止め螺子のヘッド部分だけである．これはテクニカルデマンドを克服してでも獲得しておきたいアドバンテージである．今や骨幹端部骨折に対する髄内釘は一部の髄内釘愛好家の専売特許ではなく，標準治療として許容される位置付けとなってきている．しかしながら，世の非常識が常識化したとき，また次の非常識が登場するというもので，今なお髄内釘のアドバンテージを限界ギリギリまで追い求めるアイデアが世界中から報告されている．ここでは最近の髄内釘の新たな試みの一部について私見を交えて紹介したい．

猟奇的髄内釘—蛮勇，否英雄？—

1. 逆転の発想！内果エントリー‼
―脛骨遠位端骨折への逆行性髄内釘―

　本書を熟読されたらもはや説明不要であろうが，脛骨遠位端骨折（AO/OTA 分類 43-A3）への順行性髄内釘は挑戦的治療ではなく，標準的治療へと変貌を遂げた．本骨折に髄内釘を施行するとき，適切な内固定が達成されるか否かはネイル深度を確保していかに多数・多方向の横止め螺子を挿入できるかにかかっている．また，それらの螺子は何らかのロッキング機構が備わっていることが望ましい．順行性髄内釘のネイル深度の問題の解決策として逆行性髄内釘が存在するが（例えば上腕骨遠位骨幹部や大腿骨遠位骨幹部など），当然ながら脛骨遠位端に対する逆行性髄内釘は存在しなかった．この問題を解決する髄内釘の開発がドイツから報告されている[1]．

　本骨折に対して関節内から髄内釘を挿入することは不可能であるが，内果をエントリーポイントにすることにより，より短い遠位骨片に対して3本，かつ多方向で横止め螺子を挿入できる（図1）ことは興味深い．しかしながら，径9 mm の骨孔を三角靱帯の付着部の近傍に作製することには抵抗感があり，実臨床でどれほどの影響があるのかは今後の臨床研究が待たれるところである．Kuhnら[1]は，順行性髄内釘（Synthes 社製．Expert Tibial Nail）の遠位横止め螺子を3本挿入した場合と比較した生体力学実験において，逆行性髄内釘のほうが軸圧・回旋抗力とも上回ったと報告している（図2）．その結果を真に受けるかはさておき，髄内釘で固定し得る遠位骨片の限界サイズを打破する可能性は秘めている．また suprapatellar approach を回避して，膝伸展位で施行できる最小侵襲手技としての

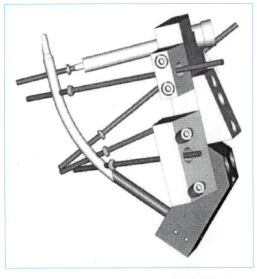

図1
The experimental Retrograde Tibial Nail：RTN
・内果先端に径9 mmの骨孔を作製し，径8 mm・120 mm長の弯曲した形状のネイルを徒手的に挿入する．
・遠位横止め螺子の挿入孔はネイル先端から9 mm・17 mm・25 mmの位置に作製されており，正面像にて3本の横止め螺子は足関節軟骨下骨に収束しつつも側面像では角度を違えて挿入される．
・遠位横止め螺子は角度安定化のロッキング機構が備わっており，エンドキャップにより最遠位の横止め螺子にはさらなる角度安定化がもたらされる．
（文献1より転載）

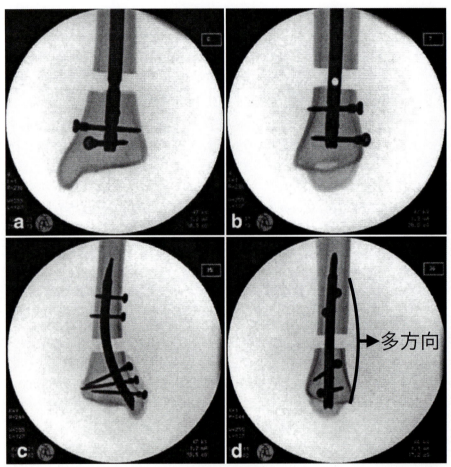

図2
AO/OTA分類43-A3の骨折モデルに対する生体力学実験
　a，b：順行性髄内釘
　　　　（Synthes社製．
　　　　Expert Tibial Nail）
　c，d：RTN
（文献1より転載）

有用性も示唆される．今後はどのような骨折型に適応となるのか，エントリーポイントの問題も含めて検討を要する．

2. カルカネイル!?―踵骨骨折に対する髄内釘―

踵骨骨折に対する拡大Lアプローチによる観血的整復固定術の高い合併症率（創縁延治癒，皮膚壊死，深部感染など）[2]〜[4]は周知の事実である．そこで"髄内釘で侵襲少なく内固定できないか"という発想からカルカネイルというユニークなインプラントがフランスにて開発された[5][6]（図3，4）．

Goldzakら[6]は，Sanders ⅡBの骨折モデルで本法と

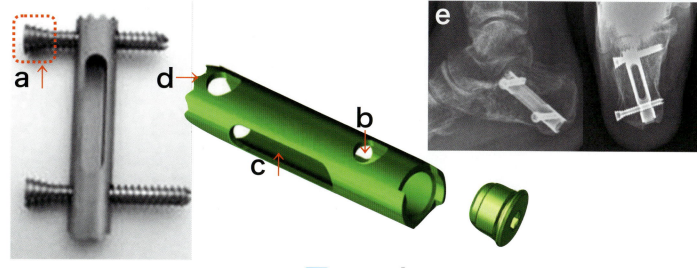

図3 Calcanail®

径10 mm, 45 mm・50 mm・55 mm 長の3サイズ
 a：横止め螺子はネジ山付きの大きなスクリューヘッドにより圧迫効果が得られる.
 b：スクリュー挿入孔には特殊な角度安定化機構が備わっている.
 c：骨移植をして anchorage を得るためのスペース
 d：軟骨下骨を確実に支持できる形状
 e：術後X線側面像(左), 軸位像(右)

(文献5, 6より転載)

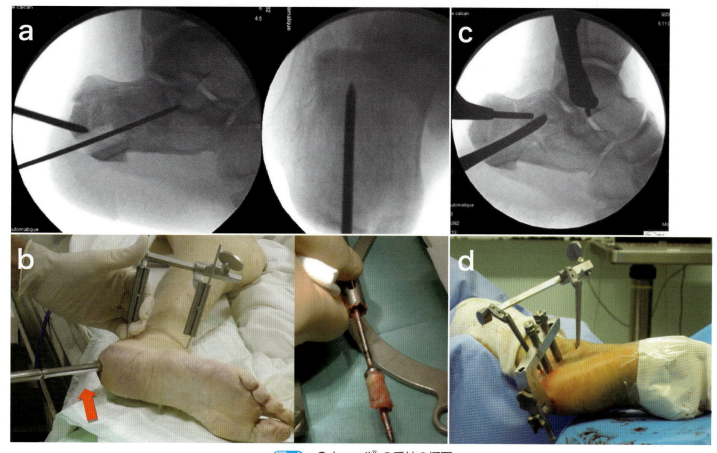

図4 Calcanail® の手技の概要

 a：ガイドピンを踵骨結節から後距踵関節に向けて刺入する. 骨折型に応じて側面でのエントリーポイントを選択するが, 軸位では踵骨結節中央に刺入する.
 b：10 mm のハローリーマーで開窓し自家骨を採取する.
 c：ネイル挿入孔から後距踵関節面を intrafocal 手技で整復し, 自家骨を移植
 d：髄内釘を挿入し, デバイス越しに横止め螺子を挿入する.

(文献5より転載)

10. 番外編 猟奇的髄内釘の数々

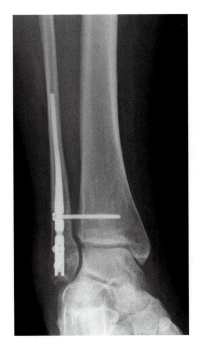

図 5
Acumed fibular nail® の概要
・中実でチタン性
・径 3.0 mm・3.6 mm，110 mm・145 mm・180 mm 長
・外果下端に 1 cm の皮切
・閉鎖的整復後に 1.6 mm のガイドピンを挿入し，遠位骨片髄腔を 6.1 mm の中空ドリルで切削し，近位骨片髄腔を 3.1 mm・3.7 mm 径でリーミングする．
・遠位横止め螺子は前後方向と横方向に挿入できる．
・ネイルの近位方向への移動を防ぐために，ネイル上端近位にブロッキングスクリューを挿入することがある．
（文献 7 より転載）

外側ロッキングプレートの屍体による強度比較（軸圧負荷）を施行したところ，前者のほうが後距踵関節骨片の転位量は少なく，破断までに要した圧力も有意に大きかったと報告している．確かに髄内釘の先端のほうがプレート越しのロッキングスクリューよりも後距踵関節の直接的な支持効果が得られるだろうし，角度安定性を有する横止め螺子による髄内釘の制動化も支持効果を高める要因となり得る．また，踵骨結節と後距踵関節面を含む骨片，外側壁骨片，載距突起含む内側壁骨片を一塊にして固定できる可能性がある．ただし，髄内釘が成功するか否かは骨折型に大きく依存することになる．Sanders ⅡB のように後距踵関節面が比較的大きな場合には有効だが，Sanders ⅡA やⅢAC のように骨折線近傍に髄内釘の先端が及ぶ場合や，Sanders ⅢAB のような三分割された後距踵関節面を髄内釘先端のみで支持するのは困難かもしれない．ちなみに Sanders Ⅳ のような重症例には本法により primary arthrodesis をすることが可能であるとも言及されており，これができるのであれば低侵襲関節固定術としても有用だと考えられ，今後の臨床研究に期待したい．

3. フィブラーネイル⁉
　　—足関節外果骨折に対する髄内釘—

イギリスですでに使用されているフィブラーネイルなるものを紹介する[7]（図 5）．現時点での腓骨外果 ORIF の問題点は創合併症，感染，インプラント刺激症状，整復位損失などであり，高齢者で糖尿病やニューロパチーを合併している場合は，特にリスクが高くなる[8]〜[10]．これら合併症を回避する手段としてフィブラーネイルが愛用されている．しかしながら Danis-Weber 分類の type B には必ずしも固定性は良好ではなく破綻例が多いようである．報告では固定性を高めるためネイル越しに脛腓間スクリューを挿入しているが，果たしてそれが合理的固定手段なのかは疑問である．ただし，臨床でしばしば経験する創合併症を考慮すると本法は捨てがたい．Danis-Weber 分類 type A などの症例を選択すれば有用な固定法のオプションとなり得るかもしれない．

4. オレクラネイル⁉
　　—肘頭骨折／骨切りに対する髄内釘—

肘頭骨折や肘頭骨切りに対する内固定法として tension band wiring（以下，TBW）やプレート固定があるが，インプラントによる皮膚刺激症状などから抜釘を余儀なくされることが多い[11]〜[13]．これを受けて，アメリカより多数の螺子を多方向に挿入できる肘頭専用の髄内釘（OlecraNail, Mylad Orthopedic Solutions, McLean, VA）が報告されている[14]（図 6，7）．Argintar[14]らによると Mayo 分類の粉砕／不安定型含めプ

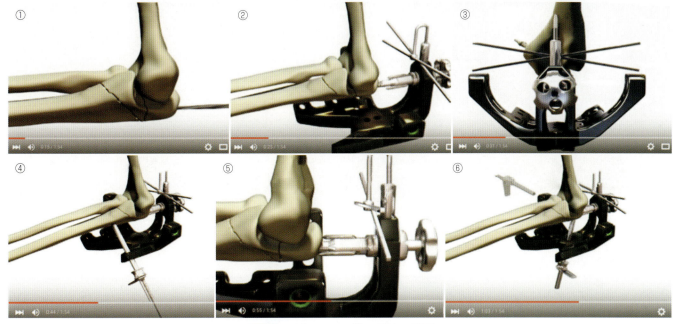

図 6　OlecraNail®の手技の概要

①：ネイル挿入孔作製
②：ネイル挿入
③：上腕骨顆部をガイドに回旋を合わせる．
④：遠位に螺子を挿入
⑤：遠位骨片を引き寄せ骨折部を圧迫する．
⑥：近位骨片に螺子を挿入，遠位骨片にも螺子を挿入
（OlecraNail sup® sup Technique Mylad Orthopedic Solutions™（www.youtube.com/watch?v=HKfrl60789w）より抜粋転載）

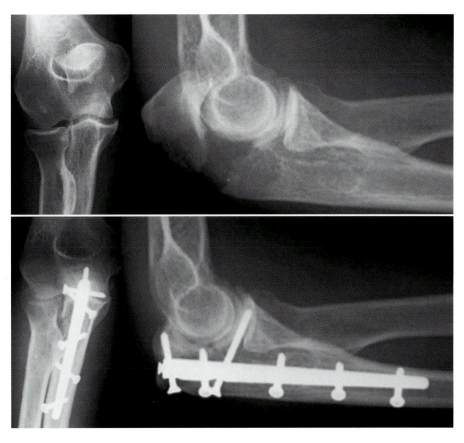

図 7
OlecraNail®の臨床例
（文献 14 より転載）

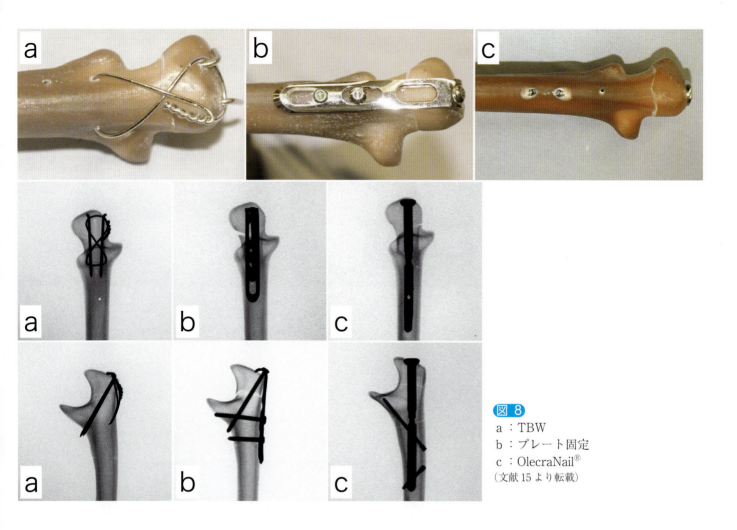

図8
a：TBW
b：プレート固定
c：OlecraNail®
(文献15より転載)

レート固定と匹敵する成績だったということであるが，少ないケースシリーズ(Mayo分類type ⅡB：7例，type Ⅲ：6例)であり議論の余地はある．他にも肘頭骨切りされた骨モデルに対するTBWとプレート固定，肘頭髄内釘(olecranon osteotomy nail, Synthes, Switzerland)の強度比較において三者同様の固定性を認めたとする報告もあり[15]（図8），骨折型によっては軟部組織への侵襲を最小限に抑え，皮膚刺激症状の問題も解決し得る有効な手段となり得るだろう．

5. プレートとネイルが合体!?
―橈骨遠位端骨折に対する新しい髄内釘―

橈骨遠位端骨折に対する髄内釘固定は過去にも報告があり，主に関節外骨折が適応とされ，髄内釘のエントリーポイントは茎状突起であった[16]〜[18]．それに対して背側転位型の関節外骨折を対象に，背側骨折部からintrafocal pinのようにネイル部分を挿入し，転位する遠位骨片をプレート部分で押さえ込んで整復，さらに遠位から3本のロッキングスクリューを挿入する方法(DNP nail®)が報告された[19]（図9）．DNP nail®はリスター結節上で橈骨軸に沿って設置されるので理論上は伸筋腱に対する刺激症状は惹起しないはずだが，ChappuisらのRCTでは16例中2例に腱移行を要する腱損傷を認めていた．そのため必ずしも安全ではなく，筆者らもそれを理由にDNP nail®ではなく通常の関節外骨折に対しては掌側ロッキングプレートを推奨している．従来の茎状突起から挿入する髄内釘と比較して，背側転位に対する制動力のメリットは魅力的だが，その適応については今後のさらなる検討が必要である．このようなプレートとネイルが一体化した"ネイルプレート"は様々な部位(尺骨遠位端や上腕骨近位端など)で開発され始めており，今後の展開に注目したい[20][21]．

おわりに

器械と技術の進歩により髄内釘の適応は今後も拡大

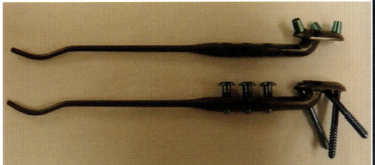
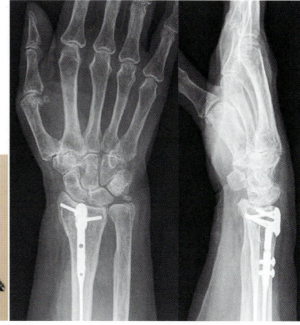

図9　DNP nail®
（文献19より転載）

されていくだろう．しかしながら侵襲少なく効果最大限となるところが，不適切なアライメントで固定性不良をまねくようなら蛮勇と揶揄されるだろう．患者背景（既往，骨質など）はもちろん，本当に髄内釘の適応たる骨折型なのかを十分に評価することが重要である．そして器械を熟知しているか（準備不足ではないか），技術不足ではないかを常に自問自答している人間だけが猟奇的髄内釘を実行する資格がある．資格がない医師は標準治療を選択することが患者の幸せであろう．

（二村謙太郎）

文　献

1) Kuhn S, et al.：A new angle stable nailing concept for the treatment of distal tibia fractures. Int Orthop. **38**：1255-1260, 2014.
2) Epstein N, et al.：Current concepts review：intra-articular fractures of the calcaneus. Foot Ankle Int. **33**：79-86, 2012.
3) Schepers T, et al.：Extended lateral approach for intra-articular calcaneal fractures：an inverse relationship between surgeon experience and wound complications. J Foot Ankle Surg. **52**：167-171, 2013.
4) Ding L, et al.：Risk factors for postoperative wound complications of calcaneal fractures following plate fixation. Foot Ankle Int. **34**：1238-1244, 2013.
5) Goldzak M, et al.：Locked nailing for the treatment of displaced articular fractures of the calcaneus：description of a new procedure with calcanail®. Eur J Orthop Surg Traumatol. **22**：345-349, 2012.
6) Goldzak M, et al.：Primary stability of an intramedullary calcaneal nail and an angular stable calcaneal plate in a biomechanical testing model of intraarticular calcaneal fracture. Injury. **45**：49-53, 2014.
7) Bugler KE, et al.：The treatment of unstable fractures of the ankle using the Acumed fibular nail：development of a technique. J Bone Joint Surg Br. **94(8)**：1107-1112, 2012.
8) Höiness P, et al.：The influence of perioperative soft tissue complications on the clinical outcome in surgically treated ankle fractures. Foot Ankle Int. **22**：642-648, 2001.
9) Beauchamp CG, et al.：Displaced ankle fractures in patients over 50 years of age. J Bone Joint Surg Br. **65(3)**：329-332, 1983.
10) Wukich DK, et al.：Outcomes of ankle fractures in patients with uncomplicated versus complicated diabetes. Foot Ankle Int. **32**：120-130, 2011.
11) Bailey CS, et al.：Outcomes of plate fixation of olecranon fractures. J Orthop Trauma. **15**：542-548, 2001.
12) Lindenhovius AL, et al.：Long-term outcome of operatively treated fracture-dislocations of the olecranon. J Orthop Trauma. **22**：325-331, 2008.
13) Rommens PM, et al.：Olecranon fractures in adults：

factors influencing outcome. Injury. **35**：1149-1157, 2004.

14）Argintar E, et al.：Clinical results of olecranon fractures treated with multiplanar locked intramedullary nailing. J Orthop Trauma. **27(3)**：140-144, 2013.

15）Reising K, et al.：Biomechanical testing of an innovative fixation procedure to stabilize olecranon osteotomy. Proc Inst Mech Eng H. **228(11)**：1146-1153, 2014.

16）Tan V, Capo J.：Distal radius fracture fixation with an intramedullary nail. Tech Hand Up Extrem Surg. **9**：195-201, 2005.

17）Brooks KR, et al.：Internal fixation of distal radius fractures with novel intramedullary implants. Clin Orthop Relat Res. **445**：42-50, 2006.

18）Ilyas AM, Thoder JJ：Intramedullary fixation of displaced distal radius fractures：a preliminary report. J Hand Surg Am. **33**：1706-1715, 2008.

19）Chappuis J, et al.：Dorsally displaced extra-articular distal radius fractures fixation：Dorsal IM nailing versus volar plating. A randomized controlled trial. Orthop Traumatol Surg Res. **97**：471-478, 2011.

20）Foster BJ, Bindra RR.：Intrafocal pin plate fixation of distal ulna fractures associated with distal radius fractures. J Hand Surg Am. **37**：356-359, 2012.

21）〔www.youtube.com/watch?v＝bZKHSFdHCLQ〕

III 癒合不全・感染の治療：実践テクニック

1. 遷延癒合・癒合不全（偽関節）に対する治療
2. 深部感染・骨髄炎に対する治療

Ⅲ. 癒合不全・感染の治療：実践テクニック

1 遷延癒合・癒合不全（偽関節）に対する治療

Advance

テクニックのコツ―ポイント

・汎用性があり，客観的かつ信頼できる骨癒合評価は存在せず，遷延癒合，癒合不全の定義は曖昧である．
・受傷から3，6，9，12か月のX線写真で評価するようにしている．
・癒合不全（偽関節）の治療は，力学的，生物活性問題に起因する原因をたどり，これを改善することが治療の鍵となる．

癒合不全・偽関節の診断

遷延癒合（delayed union）や癒合不全（nonunion）は，ともに正常の治癒期間や治癒過程から逸脱した状態である．遷延癒合は，「骨折部の組織に再生反応が存在するものの，常識的には骨癒合すると信じられている時期を過ぎても骨癒合しない状態」と定義される．また，癒合不全（＝偽関節）は，「骨折部の組織の再生反応が沈静化して，治癒機転がなくなった状態」と定義されている．

遷延癒合や癒合不全の定義というのは，骨癒合や骨折治癒の定義に内包されている．これまでの骨癒合完了の目安は，「正側2方向のX線単純写真で対面する4か所の皮質のうち，3つに骨性架橋が完成した状態」とされてきた．少なくとも学術論文上では，この定義が用いられてきた．しかし，① どのような状態を骨性架橋と定義するのか？，② 骨折線が同定できても架橋していれば骨癒合といってよいのか？，③ 骨性架橋がなく骨折線のみが消失したものはどう評価するのか？，というような基本的な問題については，触れられずにきた[1]．近年，RUST（radiographic union score for tibial）[2] などで，少しはこの問題を解決しようと試みられるようになってきた．

いずれにしても，汎用性があり，客観的で，かつ信頼できる骨癒合評価法というものは世の中に存在しない．したがって，遷延癒合や癒合不全というのは極めてあいまいにしか定義できない．汎用性があり，ある程度は客観的であると信じられている骨癒合評価法としては，現状ではX線写真しかない[3)4)]．そのため，FDAの癒合不全の定義も，「骨折の発生から少なくとも9か月以上経過しても治癒せず，X線写真上の骨癒合の進行が3か月以上確認できない骨折」[5] ということになっている．

この定義にも色々な問題はあるのだが（なぜ9か月，なぜ3か月？ など），先の骨性架橋による骨癒合評価とこのFDAの定義をまとめて，筆者はおおむね表1の基準で遷延癒合と偽関節（癒合不全）を評価している．確定診断に迷う場合には，CTのMPR画像を追加する場合もある．ただし，CT画像ではfalse positive（癒合しているのだが，癒合していないようにみえる）があることも知っておく必要がある．

癒合不全（偽関節）の治療

骨癒合不全の原因は全身的要因と局所的要因に大別できる．全身的な要因には，喫煙・糖尿病・内分泌疾患・NSAIDsなどが挙げられる．骨癒合不全の局所的

表 1　遷延癒合(delayed union)と癒合不全(nonunion)のX線診断

a. 非開放骨折の場合

骨性架橋の数	3か月	6か月	9か月	12か月
0	Delayed	Nonunion		
1		Delayed	Nonunion	
2			Delayed	Nonunion
3	Union	Union	Union	Union

b. 開放骨折の場合

骨性架橋の数	3か月	6か月	9か月	12か月
0		Delayed	Nonunion	
1			Delayed	Nonunion
2				Delayed
3	Union	Union	Union	Union

大腿骨や脛骨骨幹部骨折では，2方向のX線写真で骨性架橋を評価し，受傷からの期間を加味して診断している．開放骨折では3か月程度先送りして，評価している．骨折型によっては，骨性架橋が評価しづらい場合もあり，この表は万能ではない．CT画像評価を追加していることも多い．

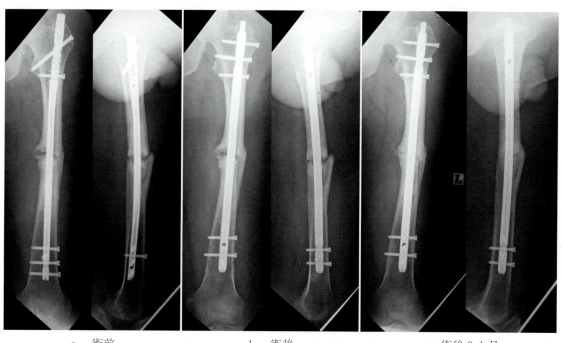

a. 術前　　　　　b. 術後　　　　　c. 術後8か月

図1　Hypertrophic nonunion に対する exchange nailing

な要因には，骨折部の安定性，骨欠損の大きさ，血行不良の3つがあり，これらは力学的な問題と生物活性の問題の2つに集約される[6]．癒合不全(偽関節)の治療は，その原因を考えてこれを改善することが鍵である．

長管骨の癒合不全は，形態的にはhypertrophic nonunion と atrophic nonunion とに大別できる．固定力不足が生じると大腿骨や脛骨では hypertrophic nonunion となることが多い[6]．局所血行が悪かったり，骨欠損が大きかったり，あるいは固定が強固すぎたりした場合には，atrophic nonunion になることが多い[6]．上腕骨では固定力不足の場合でも atrophic nonunion が多い．

1. Hypertrophic nonunion に対する治療

Hypertrophic nonunion は，骨折部の力学的な問題，すなわち固定力不足が主因である[6]．髄内釘固定後のhypertrophic nonunion に対しては，新しい髄内釘に交換する exchange nailing が一般的であるが，その本質は固定力の強化にある．

骨折部の固定力は，内固定材料の剛性とインターフェイスの強度により決まる．したがって，髄内釘固定後に hypertrophic nonunion となっている例では，髄内釘が細過ぎるか(剛性が低い)，横止めスクリューの数が不十分か，横止めスクリューの設置方向が悪いか，横止めスクリューが折損しているか(インターフェイスの強度不足)のいずれかが生じている．

髄内釘の剛性を高めるためにネイルの直径を太くすることと，インターフェイスの強度を高めるために横止めスクリューの数を増やすとともに空間的ねじれ位置に配置することが治療の基本である．髄内釘の径は可能なら既存の髄内釘径より2mm以上太いものを用いる．また，既存の髄内釘が短かすぎる場合には長い髄内釘に交換する必要がある(遠位の横止めスク

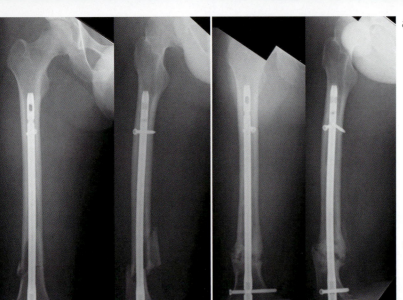

図2 Infra-isthmal fracture後の hypertrophic nonunion
　a：術後1か月
　b：術後1年

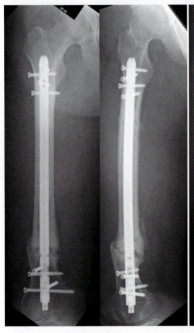
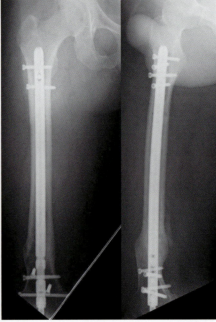

図3 逆行性髄内釘によるinfra-isthmal nonunionの治療
　a：再手術後
　b：再手術後7か月

リューを皮質骨レベルで用いて，インターフェイスの強度を高めるために，わざと短いネイルを用いる場合はある）．

さらに，大腿骨骨折でisthmusより遠位の骨折（infra-isthmal fracture）では，遠位骨片内で髄内釘と皮質骨の接触による固定力が期待できないため固定力不足が起こりやすく，髄内釘で初期治療した場合には癒合不全になりやすい[7]．Infra-isthmal fractureを髄内釘で治療する場合には，遠位骨片に少なくとも3本以上の横止めを90°の角度をつけて固定できる機種を使用するか，補強プレート固定（augmentation plating）やblocking screwを併用する，あるいは逆行性髄内釘を使用するなど，遠位骨片の固定性をできるだけ向上させるように努めるべきである．

1）大腿骨骨幹部骨折に対する順行性髄内固定後のhypertrophic nonunion（図1）

30歳代，男性．バイク乗車中の交通事故で大腿骨骨幹部骨折を受傷．φ11 mmの髄内釘で初期治療されたが骨癒合せず（図1-a）．受傷から1年7か月でφ13 mmの髄内釘でexchange nailingを行った（図1-b）．再手術後1か月から全荷重を許可．再手術から8か月でほぼ骨癒合が獲得できている（図1-c）．この例では，偽関節部には骨移植も粉砕術も行っていない．

2) 大腿骨 infra-isthmal fracture に対する
逆行性髄内釘固定後の hypertrophic nonunion
（図2，3）

20歳代，男性．交通事故で受傷．典型的な大腿骨 infra-isthmal fracture．逆行性髄内釘が使用されているが，平行に2本しか横止めできない機種であり，かつ粉砕骨折なので，固定力不足は明らかである（図2-a）．当時は，逆行性髄内釘で複数のスクリューを挿入できる機種がほとんどなかった．術後1年で近位の横止めスクリュー折損もあり，hypertrophic nonunion になっている（図2-b）．3 mm 太い髄内釘に交換し，compression screw で骨折部に圧迫をかけ，かつ blocking screw を併用して治療した（図3-a）．再手術後7か月で骨癒合が獲得できている（図3-b）．

2. Atrophic nonunion に対する治療

Atrophic nonunion の主因は，骨折部の生物活性の問題である[6]．髄内釘固定後の atrophic nonunion に対しては，生物活性を改善する目的で局所に自家海綿骨移植術を行うのが一般的である．自家海綿骨移植の利点は，骨形成細胞（＝骨芽細胞と未分化間葉系幹細胞）・骨形成蛋白・骨組織を同時に供給できること，拒絶反応やウイルス感染のリスクがないことの2つである．欠点は，採骨部の合併症（出血，疼痛，神経損傷，美容的問題など）が10〜20％に発生することである．

骨折部にギャップを残したり，短い髄内釘で上腕骨骨幹部骨折を固定した場合には，治療が失敗に終わることが多い．特に高齢者で骨脆弱性がある場合には，短い髄内釘で固定すると横止め固定が破綻することが多く，治療は困難になる．この場合には，exchange nailing ではなくロッキング・プレートを用いて固定し直したほうが有利なこともある．

1) 大腿骨転子下骨折に対する順行性髄内固定後の
atrophic nonunion（図4，5）

50歳代，女性．交通事故で大腿骨転子下骨折を受傷．髄内釘固定を受けたが骨癒合しないため，exchange nailing と自家骨移植術が施行された．受傷約2年で紹介初診した．転子下に大きな骨欠損がある（図4）．回旋変形も伴っており，偽関節部で変形を矯正したあと，順行性髄内釘固定（図5-a）と自家海綿骨移植術を施行した（図5-b）．術後1年で骨癒合が獲得できた（図5-c）．

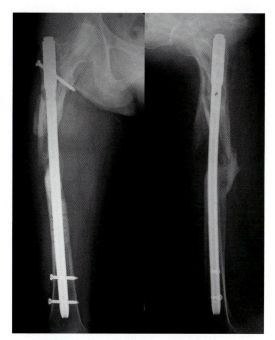

図4　骨欠損を伴う大腿骨偽関節

2) 脛骨骨幹部骨折に対する髄内釘固定後の
atrophic nonunion（図6）

60歳代，男性．交通事故で受傷．脛骨骨幹部遠位の開放粉砕骨折．一時的創外固定から髄内釘へコンバージョンされたが，受傷から1年で骨癒合せず，遠位横止め固定の折損とゆるみがある．太い髄内釘へ交換し，偽関節部に自家海綿骨移植術を行った．最終手術から約1年で骨癒合は良好である．

3) 上腕骨骨幹部骨折に対する髄内釘固定後の
atrophic nonunion（図7，8）

70歳代，女性．転倒により受傷．上腕骨骨幹部骨折．髄内釘固定を受けたが（図7-a），受傷1年で catastrophic nonunion になっている（図7-b）．ロッキング・プレートで再手術を行い（図8-a），6か月で骨癒合を獲得した（図8-b）．主骨片同士を圧着させて骨欠損をなくしている．自家骨移植術を併用している．

3. 癒合不全に対する粉砕術
（chipping technique）

短縮と角状変形を伴う癒合不全に対して，偽関節部を粉砕して創外固定器を用いて粉砕部を緩徐に延長しながら変形も矯正する治療法を筆者らは報告している[8]．

変形（角状，回旋，短縮）を伴っている hypertrophic

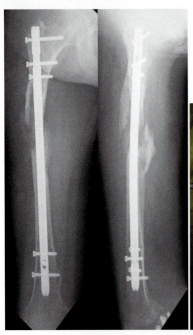
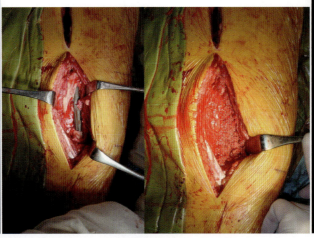
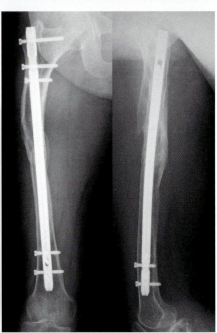

a．手術後　　　　　　　　b．術中写真　　　　　　　　c．術後1年

図5　骨移植による治療

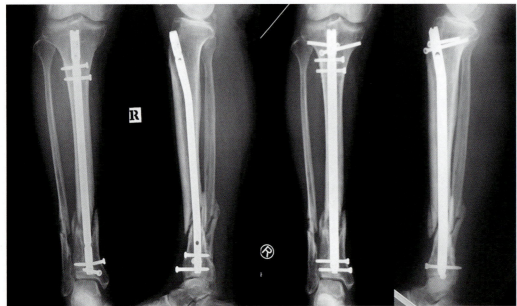

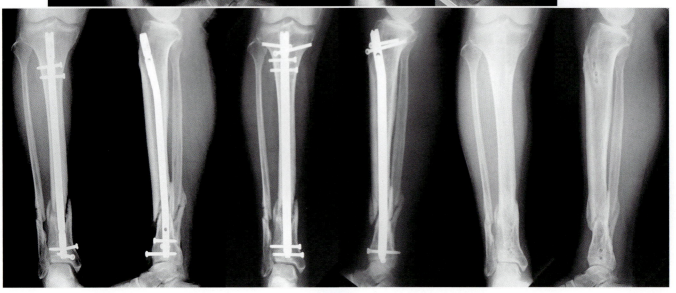

図6

a：脛骨関節外遠位部骨折後の偽関節
b：最終手術後1年．骨癒合

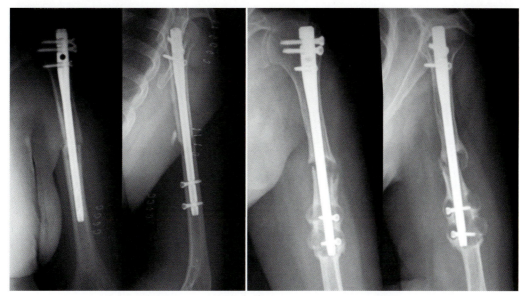

a．初回手術後　　　　　　　　　　b．術後1年

図7　上腕骨の catastrophic nonunion

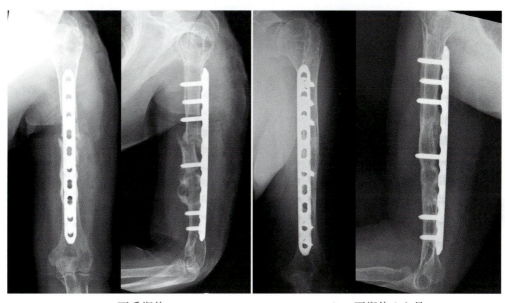

a．再手術後　　　　　　　　　　b．再術後6か月

図8　ロッキング・プレートによる偽関節治療

nonunion は，通常の exchange nailing では変形矯正を同時に行うのは極めて難しい．主骨片同士の関係を偽関節部で矯正するのが難しいからである．粉砕術を併用することで，角状変形や回旋変形は癒合不全手術時に一期的に矯正することが可能である[10]．近位骨片と遠位骨片とに変形を矯正する分だけ角度をつけてハーフピンを設置して，粉砕部で変形を矯正した状態で，新しい髄内釘を挿入して固定する．短縮変形については，粉砕部を創外固定器で固定し，延長した状態で新しい髄内釘に交換し，近位と遠位の横止め固定を行った後に創外固定器を除去する．一期的に矯正できるのは最大で約10 mm である[10]．経験的に，粉砕部を一期に延長すると偽関節部の骨癒合が遅れる傾向がある．10 mm 以上の延長を要する場合には，髄内釘の一側のみを横止め固定して創外固定器は残す．術後に創外固定器で緩徐延長を行い，必要な長さが獲得できれば，残った側の横止め固定を行う．この偽関節部粉砕，髄内釘先入れ，粉砕部延長術では，粉砕部の一期延長と

1．遷延癒合・癒合不全(偽関節)に対する治療　　233

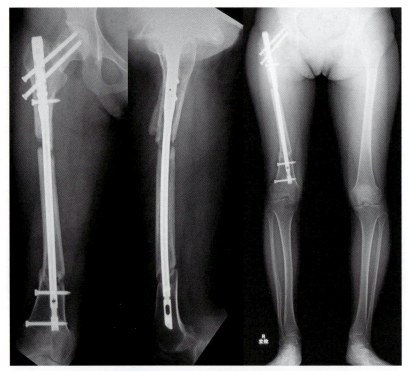

図9 大腿骨の2か所の偽関節

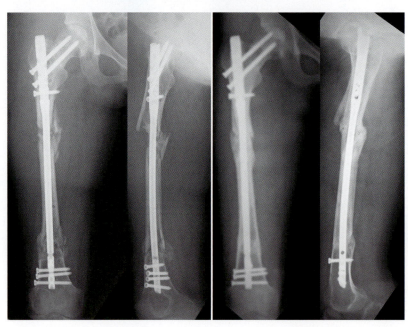

a．再手術後　　　　b．再術後4か月

図10 粉砕術による治療

比べると非常に骨ができやすい．

1）**大腿骨骨幹部と顆上部の分節骨折後に対するリコンストラクションネイル後のダブル偽関節（図9, 10）**

20歳代，女性．交通事故で同側の大腿骨頚部・骨幹部・顆上部骨折．骨幹部は開大して偽関節，顆上部は外反して偽関節となっている（図9）．骨幹部と顆上部の偽関節部を粉砕して，創外固定器で仮固定したあとに髄内釘を交換して固定した（図10-a）．再手術後4か月でほぼ骨癒合が獲得できている（図10-b）．

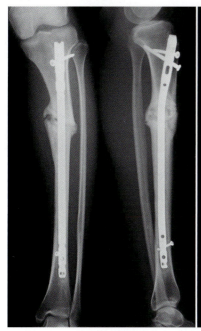
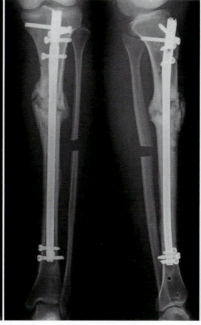
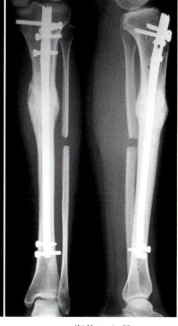

a．術前　　　　　　　　b．再手術後　　　　　　c．術後6か月

図11　脛骨関節外近位部骨折後の偽関節

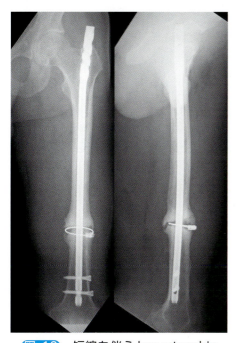

図12　短縮を伴う hypertrophic nonunion

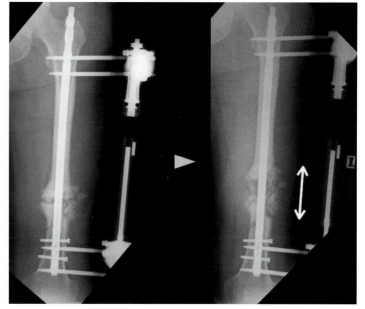

図13　粉砕部の延長による短縮の矯正

2）脛骨関節外近位部骨折に対する髄内釘固定後の偽関節（図11）

20歳代，女性．脛骨関節外近位部骨折に対して髄内釘固定を受けたが，hypertrophic nonunion になっている．関節部近傍骨折に対する髄内釘固定では，このような変形を残してしまう危険性がある．偽関節部を粉砕して，術中創外固定器で変形を矯正したあとに，髄内釘を交換している．交換した髄内釘も短いのは，変形を矯正するために脛骨遠位端に創外固定器のハーフピンを挿入していたためである．再手術後6か月で骨癒合している．

1．遷延癒合・癒合不全（偽関節）に対する治療　　235

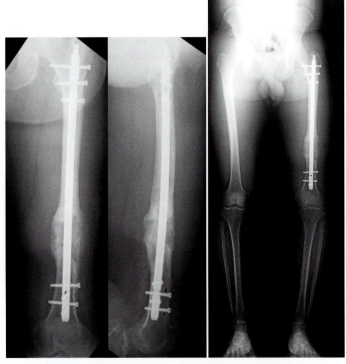

図 14 粉砕延長術による偽関節と骨短縮の治療

3) 大腿骨骨幹部 infra-isthmal fracture 後の偽関節（図 12）

30歳代，男性．当院を受診するまでに骨移植2回を含む計4回の手術を受けているが，hypertrophic nonunion になっている．約3cmの脚長差もある（図12）．髄内釘を交換し，遠位側のみ横止め固定し，偽関節部は粉砕した．創外固定器の延長機能を用いて，粉砕した偽関節部で骨延長を行った（図13）．脚長差がなくなった時点で，近位の横止め固定を行い，創外固定器は抜去した．術後4か月で骨癒合は良好であり，脚長差も矯正されている（図14）．

（渡部欣忍）

文　献

1) 渡部欣忍ほか：Ⅱ．疾患各論，骨癒合不全（偽関節）．運動器外来診療ガイド．（出版前）．
2) Whelan DB, et al.：Development of the radiographic union score for tibial fractures for the assessment of tibial fracture healing after intramedullary fixation. J Trauma. **68**(3)：629-632, 2010.
3) Bhandari M, et al.：A lack of consensus in the assessment of fracture healing among orthopaedic surgeons. J Orthop Trauma. **16**(8)：562-566, 2002.
4) Watanabe Y, et al.：Ability and limitation of radiographic assessment of fracture healing in rats. Clin Orthop Relat Res. **467**：1981-1985, 2009.
5) United States Food and Drug Administration (USFDA)：Guidance Document for Industry and CDRH Staff for the Preparation of Investigational Device Exemptions and Premarket Application for Bone Growth Stimulator Devices, Office of Device Evaluation, 1988.
6) 渡部欣忍：Ⅶ．合併症と後遺障害．5．偽関節．岩本幸英監，松下　隆編，p.250-259，骨折治療の要点と盲点　整形外科 Knack and Pitfalls，文光堂，2009.
7) Watanabe Y, et al.：Infra-isthmal fracture is a risk factor for nonunion after femoral nailing：a case-control study. J Orthop Sci. **18**(1)：76-80, 2012.
8) Matsushita T, Watanabe Y：Chipping and lengthening technique for delayed unions and nonunions with shortening or bone loss. J Orthop Trauma. **21**(6)：404-406, 2007.
9) 渡部欣忍ほか：難治性骨折に対する治療：遷延癒合・偽関節に対する粉砕術（Chipping technique）の応用．別冊整形外科．69-76，2012.
10) Watanabe Y, Matsushita T：Femoral non-union with malalignment：reconstruction and biological stimulation with the dripping technique. Injury. **47**：s47-52, 2016.

Ⅲ. 癒合不全・感染の治療：実践テクニック

2 | 深部感染・骨髄炎に対する治療

Advance

テクニックのコツ―ポイント

・髄内釘術後の感染症に対するデブリドマンには reamer irrigator aspirator（RIA）を使用する．
・骨折部の固定性が確保されている場合，髄内釘の抜釘は必須ではない．
・骨折部が不安定性な場合，まず抗生剤含有骨セメントロッドで固定し，感染がコントロールされれば確定的
　髄内釘固定にコンバートする．

はじめに

　骨折後の深部感染・骨髄炎を治療するにあたり，成功のための最大のポイントは感染の制圧ができるかどうかにある．感染を制圧するためには，① 感染・壊死組織のデブリドマン，② 骨折部の安定性，③ 軟部組織再建，が達成されることが必須条件になる．もちろん抗生剤の全身投与は必須で，その際には感受性のある抗生剤を選択すること，トラフ値を測定し有効血中濃度に必要な量の抗生剤を投与するなどの基本的な重要事項があるが，これらの詳細については成書を参考にしていただきたい．

　一般的には骨折後の感染症に対する治療は，イリザロフを中心とした創外固定が最も汎用される．特に創外固定の治療が得意な施設では，骨折後の感染に対して髄内釘で治療すること自体が非難されるかもしれない．確かに骨折後の感染症に対して髄内釘で治療できる症例は限られており，創外固定がより安全であるかもしれないが，全例が創外固定でなければならないというわけではない．髄内釘でも十分に治療が可能な感染症もあり，髄内釘で治療できれば患者にとってもメリットは大きい．もちろん髄内釘治療を骨折後の感染症に選択する以上，その方法が確実でなければならな

い．髄内釘で治療できる症例を見極めることも重要になってくる．本稿では骨折後の感染に対する髄内釘を用いた治療戦略について，自験例などを呈示し述べる．

感染組織のデブリドマン

　感染治療の基本手技である．感染制圧のために“徹底したデブリドマンを要する”などという表現をよくみる．しかしこれほど抽象的な表現はなく，言語では伝わりにくい技術である．結局は施設や術者の経験に基づくことが多い．この“徹底したデブリドマン”を実際の現場で困難にしている原因として，感染が波及している，あるいは血行がない組織はすべて切除したいが，切除範囲が大きな場合はそれに伴った機能損失が危惧される，というジレンマがある．しかし感染を制圧するためには，神経と血管以外の組織は血行がなければ躊躇なく除去されなければならない．一見して認識できる壊死組織のデブリドマンは容易であるが，グレーゾーンの組織のデブリドマンに迷いが生じる．これは開放骨折の際のデブリドマンと同様であり，組織断端からの出血の有無が重要な指標となる．またその出血は鮮紅色でなければならない．判断に迷った場合，疑わしい組織は切除しなければ感染のコントロールはできないと考えたほうがよい．結局，髄内釘で治

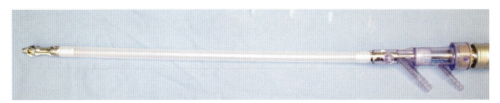

図1 Reamer irrigator aspirator (RIA)

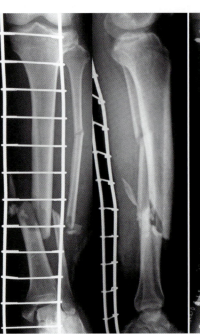
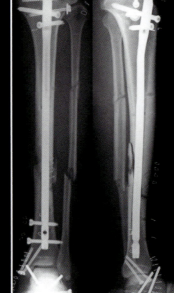
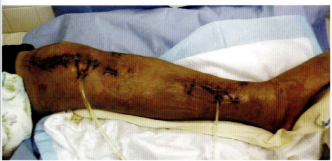
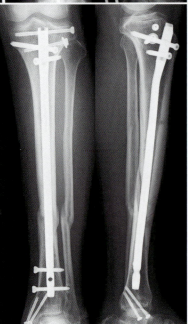

a	b	c
d	

図2

62歳，男性．左下腿開放骨折（Gustilo Ⅲa）
交通事故で受傷した多発外傷患者であった．受傷日は創外固定を行い，受傷後7日目に髄内釘にコンバージョンした．しかし，髄内釘手術後2週間で開放創より排膿がみられた．起因菌は緑膿菌であった．
　a：受傷時単純X線像
　b：髄内釘術後単純X線像
　c：髄内釘により骨折部は安定していたため，持続洗浄を開始した．写真は洗浄開始後1週の状態．2週間の持続洗浄で感染は沈静化した．抗生剤は感染発症後から6週間静脈投与した．
　d：受傷後2年単純X線像．骨癒合は順調に得られた．受傷後8年間の観察では感染の再燃はなかった．

療できる骨折後の感染症は限られた症例になってくる．感染症が発現して比較的早期で感染の範囲が限られた症例，デブリドマン後に軟部組織の連続性が部分的には残っている症例，髄内釘で十分な固定性が獲得できる症例，骨折型が単純な症例などである．
　髄内釘後の感染症など，感染が髄腔全体に波及している症例には reamer irrigator aspirator (RIA)[1]（図1）が有用で，臨床例の報告[2〜4]も散見される．RIAは骨

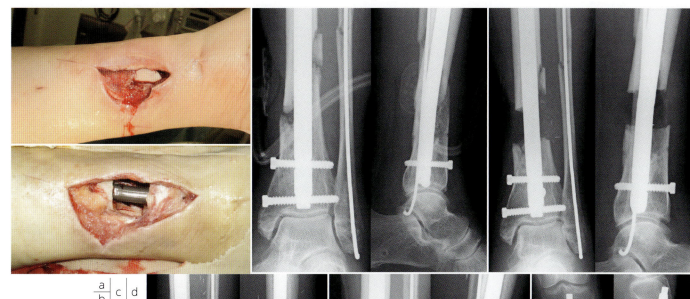
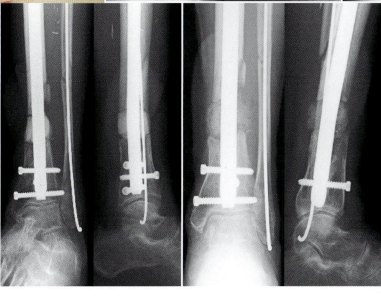
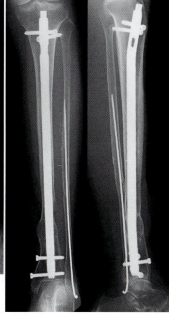

図3

66歳，女性．左下腿開放骨折（Gustilo Ⅲa）
バイク事故で受傷した．髄内釘を行い，局所陰圧閉鎖療法を継続していた．しかし術後1か月で感染を発症した．
- a：受傷後1か月．感染を発症したときの左下腿内側創部
- b：複数回のデブリドマン術後
- c：受傷後1か月単純X線像．感染発症時
- d：複数回のデブリドマン術後単純X線像．腐骨を十分に切除した．
- e：受傷後3か月単純X線像．抗生剤含有骨セメントを骨欠損部に充填した．
- f：受傷後5か月単純X線像．Masquelet法[5]に準じて自家骨移植を行った．
- g：受傷後2年単純X線像．骨癒合は得られ，感染の再燃もみられない．

移植のための自家骨採取やリーミングによる肺合併症の予防にも有用であるが，髄腔全体を削りながら洗浄し，リーミングダストを回収できるため感染症にも使いやすく便利である．ただしRIA自体の直径が比較的太いため，その使用は髄腔が広い症例に限定される．持続洗浄も今では使用する機会も少ないが，骨折部の安定性が保たれている症例では有用な場合がある（図2）．また，デブリドマンによって生じた骨欠損にはMasquelet法[5]が有効である（図3）．従来は骨延長術や血管柄付き骨移植が必要であった症例の多くが，本方法で治療可能になった印象がある．特に髄内釘とMasquelet法の併用は，骨欠損部の容積を減らすことができ有用である（図3）[6]．

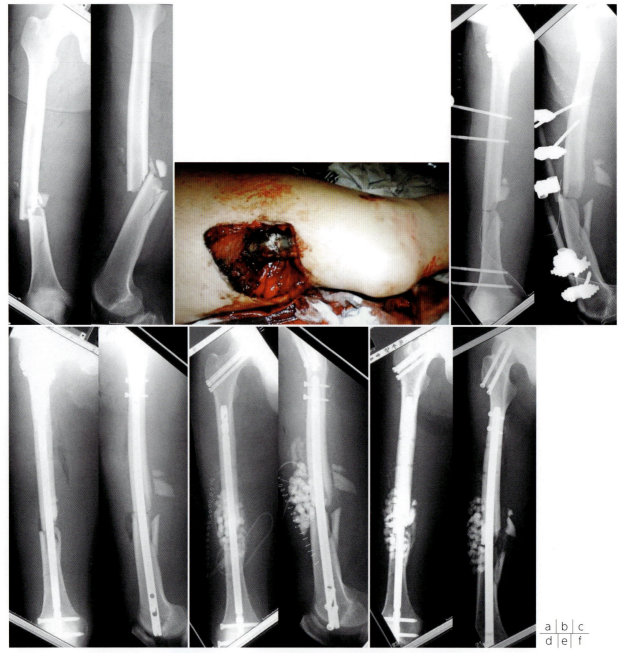

図4 31歳，男性．右大腿骨開放骨折（Gustilo Ⅲa）

トラック運転中の交通事故で受傷した．脳挫傷，頸椎骨折，両側肺挫傷を合併していた．緊急で大腿骨頸部骨折に対して内固定術と，骨幹部開放骨折に対してデブリドマン＋創外固定を行った．
受傷後16日目に逆行性髄内釘を行った．受傷後30日目に高熱と創部の発赤を認めた．受傷後32日目にデブリドマンと抗生剤含有骨セメントビーズの留置を行ったが，髄内釘による固定性は良好であったため，髄内釘は温存した．
デブリドマン後，症状は順調に改善した．CRP値は0.1 mg/dlとなり仮骨形成とともに骨折部の安定性が増し，全身状態も改善したため転医となった．これで感染が制御できたかどうかは不明であるが，髄内釘による固定が安定している症例では良好な経過をたどる場合がある．

　　a：受傷時単純X線像
　　b：受傷時外観
　　c：緊急手術後X線像
　　d：髄内釘術後単純X線像
　　e：受傷後32日単純X線像
　　f：受傷後2か月，デブリドマン後1か月単純X線像

a | b | c

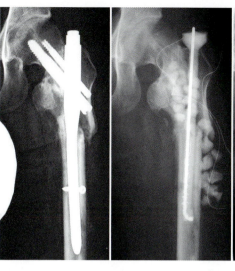
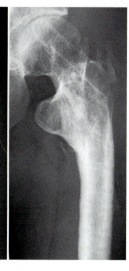

図 5
20 歳，男性．交通事故で受傷した多発外傷例
左大腿骨転子下骨折に対して髄内釘を行ったが，術後 1 週間で感染を生じた．起因菌は MRSA であった．複数回のデブリドマン後，受傷後 4 か月で抜釘とともに抗生剤含有骨セメントの留置を行った．Kirschner 鋼線の周囲に軟鋼線をぐるぐる巻きにして，骨セメントロッドを作製した．受傷後 7 か月で感染性偽関節に対してプレート固定を行い，骨癒合を獲得した．
　a，b：受傷後約 4 か月単純 X 線像
　c：受傷後 4 年単純 X 線像．抜釘済み

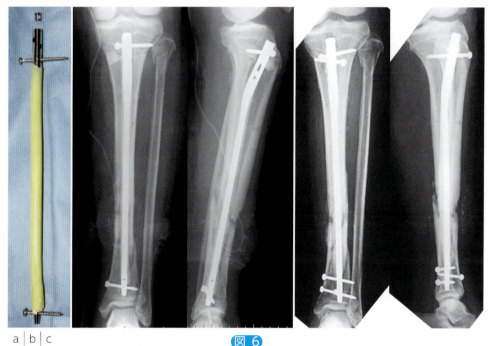

a | b | c 　　　　図 6
　a：抗生剤含有骨セメントコーティング髄内釘．横止めスクリューやエンドキャップも挿入可能である．
　b：左下腿単純 X 線像．脛骨感染性偽関節に対して a の髄内釘を挿入した．
　c：確定的髄内釘コンバージョンの術後 5 か月単純 X 線像．感染が沈静化したのち，さらに強固な髄内釘に変更した．

（岡山大学整形外科学教室　野田知之先生ご提供）

骨折部の安定性

　これはすべての骨折治療における基本となる．新鮮骨折も開放骨折も，そして骨折後の感染においても，インプラントで治療するうえで成功の鍵となるのが骨折部の安定性獲得である．よって髄内釘で治療後，比較的早期に感染症を発症した症例では，固定性が十分保たれている場合もあり，そのときは髄内釘を急いで抜釘せず，まず感染巣に対する局所的な治療を行い，感染を制御できる症例がある（図 3，4）．しかし感染が沈静化しない場合，髄内釘抜去とそのタイミングは判断に悩むところであるが，髄内釘温存の限界かもしれず抜釘が推奨される．感染が長期間存在した症例や多数回の手術を行った症例では，強固な固定性を内固

定で獲得することは困難となる．そして結局は感染が改善せずに感染巣が拡大し，ますます骨折部の安定性を獲得するのが難しくなるといった負のスパイラルに陥る．そのような骨折後の感染に対する内固定の失敗例は，最終的には創外固定で治療されることになってしまう．よって，骨折後の感染を髄内釘などの内固定で治療する場合，デブリドマンから必要十分な骨折部の固定までをいかに速やかに行うことができるかが重要になってくる．中途半端なデブリドマンや固定では感染を制圧できないのである．

不安定性が残存している骨折後の感染症に対して，髄内釘で良好な固定性を得るためには抗生剤含有セメントロッドは有用な内固定具になる[7]．そのセメントロッドの作製には様々な工夫がなされている．Kirschner鋼線を芯棒としてその周囲に骨セメントを固める方法(図5)はよく用いられる．ただし骨髄腔が細い場合，径の細いセメントロッドを作るのは容易でないため，胸腔ドレーンなどのチューブを鋳型にして作製するとよい．また，骨髄腔が太い症例では，実際の細い髄内釘を芯棒としてその周囲に骨セメントを固め，横止めスクリューも挿入できるようにしておくとかなり強固な固定が可能となる(図6)．

軟部組織再建

Gustilo Ⅲbの治療と同じく，骨折部の強固な固定と早期軟部組織再建が必須である．骨組織と軟部組織のどちらを先に治療するかは術者の経験や個々の症例の状態によるところが大きい．開放骨折ではfix & flapの実施が治療成功の鍵となるが，感染例では躊躇される点が大きな違いである．しかし感染例においても，マイクロサージャリーの技術を駆使した，早期の血流良好な組織による軟部組織被覆が骨癒合を獲得するために重要である．

おわりに

骨折後感染症の治療には創外固定が一般的であるため，本合併症に対する髄内釘治療はある意味チャレンジングである．特にイリザロフを代表とするリング式創外固定は骨延長や矯正も同時に可能であり，優れた治療実績がある．よって，骨折後の感染症に対して髄内釘で治療する場合は，100％成功する見込みがなければならない．感染症を治療するにあたり，症例の選択は非常に重要で，最初に述べた感染を制圧するために重要な3項目が髄内釘を用いて達成できるかどうかを熟考しなければならない．少しでも不安材料があれば，無理はしないことである．最後に骨折後感染症の最良の治療法は，骨折の初回治療で感染を生じさせないことであるため，初回の治療に全力を注ぐことが最も重要であることを付け加えておく．

(松村福広)

文　献

1) Giannoudis PV, et al.：Surgical techniques：how I do it? The Reamer/Irrigator/Aspirator(RIA)System. Injury. **40**：1231-1236, 2009.

2) Bellapianta J, et al.：Use of the reamer irrigator aspirator for the treatment of a 20-year recurrent osteomyelitis of a healed femur fracture. J Orthop Trauma. **21**：343-346, 2007.

3) Finkemeier CG, et al.：RIA：one community's experience. Orthop Clin North Am. **41**：99-103, 2010.

4) Charalampos GZ, et al.：Treatment of long bone intramedullary infection using the RIA for removal of infected tissue：Indications, method and clinical results. Injury. **41**：S43-47, 2010.

5) Masquelet AC：Muscle reconstruction in reconstructive surgery：soft tissue repair and long bone reconstruction. Langenbecks Arch Surg. **388**：344-346, 2003.

6) Apard T, et al.：Two-stage reconstruction of post-traumatic segmental tibia bone loss with nailing. Orthop Traumatol Surg Res. **96**：549-553, 2010.

7) Marcin KW, et al.：Antibiotic cement nail for the treatment of posttraumatic intramedullary infections of the tibia：Midterm results in 10 cases. Injury. **44**：1057-1060, 2013.

索 引

い
インターフェイスの強度⋯⋯⋯⋯10
インプラント周囲骨折⋯⋯⋯⋯204
インプラントの剛性⋯⋯⋯⋯⋯10

う
烏口肩峰靱帯下縁⋯⋯⋯⋯⋯160

え
エントリーポイント⋯17, 62, 83, 111

お
オレクラネイル⋯⋯⋯⋯⋯⋯222

か
外側傍膝蓋骨アプローチ⋯⋯⋯124
外反型髄内釘⋯⋯⋯⋯⋯⋯⋯169
開放骨折⋯⋯⋯⋯⋯187, 202, 213
外弯⋯⋯⋯⋯⋯⋯⋯⋯⋯⋯⋯25
下腿挙上⋯⋯⋯⋯⋯⋯⋯⋯⋯120
顆部スクリュー⋯⋯⋯⋯⋯⋯87
カルカネイル⋯⋯⋯⋯⋯⋯⋯220
関節内陥没骨折⋯⋯⋯⋯⋯⋯211
感染症⋯⋯⋯⋯⋯⋯⋯⋯⋯⋯237

き
偽関節⋯⋯⋯⋯⋯⋯⋯⋯⋯⋯228
逆行性髄内釘⋯⋯⋯⋯⋯⋯⋯150
逆行性髄内釘の基本手技⋯⋯⋯65
急性肺障害⋯⋯⋯⋯⋯⋯⋯⋯24

け
頚基部骨折⋯⋯⋯⋯⋯⋯⋯⋯89
脛骨近位部骨折⋯⋯⋯⋯⋯⋯114
経皮ピンニング⋯⋯⋯⋯⋯⋯189
肩関節鏡前方ポータル⋯⋯⋯⋯161
腱板疎部⋯⋯⋯⋯⋯⋯⋯⋯⋯160

こ
鉤状突起窩⋯⋯⋯⋯⋯⋯⋯⋯169
抗生剤含有骨セメントロッド⋯⋯237
骨性支持⋯⋯⋯⋯⋯⋯⋯⋯⋯56
コンバージョン⋯⋯⋯⋯⋯⋯215

さ
鎖骨骨折⋯⋯⋯⋯⋯⋯⋯⋯⋯189

し
指骨⋯⋯⋯⋯⋯⋯⋯⋯⋯⋯⋯207
趾骨⋯⋯⋯⋯⋯⋯⋯⋯⋯⋯⋯207
膝蓋骨上アプローチ⋯⋯⋯⋯124
術中骨折⋯⋯⋯⋯⋯⋯⋯⋯⋯24
順行性髄内釘⋯⋯⋯⋯⋯⋯⋯150
順行性髄内釘の基本手技⋯⋯⋯64
ジョイスティック⋯⋯⋯⋯⋯134
小結節骨片⋯⋯⋯⋯⋯⋯⋯⋯143
小児大腿骨骨幹部骨折⋯⋯⋯195
上腕骨遠位骨幹端骨折⋯⋯⋯171
上腕骨骨幹遠位部骨折⋯⋯⋯165

す
髄内整復法⋯⋯⋯⋯⋯⋯⋯⋯211
髄内ピン⋯⋯⋯⋯⋯⋯⋯⋯⋯207
ストレートネイル⋯⋯⋯⋯⋯151

せ
整復⋯⋯⋯⋯⋯⋯⋯⋯⋯⋯⋯56
前額面せん断骨折⋯⋯⋯⋯89, 92
前弯⋯⋯⋯⋯⋯⋯⋯⋯⋯⋯⋯25

そ
創外固定⋯⋯⋯⋯⋯⋯⋯⋯⋯213
側臥位⋯⋯⋯⋯⋯⋯⋯⋯⋯⋯56
足関節架橋⋯⋯⋯⋯⋯⋯⋯⋯120

た
大結節骨片⋯⋯⋯⋯⋯⋯⋯⋯143
断面2次モーメント⋯⋯⋯⋯⋯8

て
デブリドマン⋯⋯⋯⋯⋯⋯⋯237

と
橈骨遠位端骨折用髄内釘⋯⋯⋯179
橈骨神経麻痺⋯⋯⋯⋯⋯⋯⋯165
同側頚部骨折合併症例に対する
　　髄内釘固定⋯⋯⋯⋯⋯⋯69

ね
ネイルプレート⋯⋯⋯⋯⋯⋯224
寝たきり⋯⋯⋯⋯⋯⋯⋯⋯⋯204

は
肺塞栓⋯⋯⋯⋯⋯⋯⋯⋯⋯⋯24

ひ
非定型骨折の治療⋯⋯⋯⋯⋯69
病的骨折⋯⋯⋯⋯⋯⋯⋯188, 204
ピロン骨折⋯⋯⋯⋯⋯⋯⋯⋯120

ふ
フィブラーネイル⋯⋯⋯⋯⋯222
付着部の近傍⋯⋯⋯⋯⋯⋯⋯219
ブロッカーピン⋯⋯⋯⋯⋯⋯17
ブロッカーピンテクニック⋯84, 125
ブロッキングスクリュー⋯⋯⋯17
ブロッキングスクリューピン⋯⋯106
ブロッキングワイヤー⋯⋯136, 142
粉砕骨折に対する髄内釘固定⋯⋯67
分節骨折に対する髄内釘固定⋯⋯67

へ
ベンドネイル⋯⋯⋯⋯⋯⋯⋯151

や
ヤング率⋯⋯⋯⋯⋯⋯⋯⋯⋯7

ゆ
癒合不全⋯⋯⋯⋯⋯⋯⋯⋯⋯228

り
リーミング⋯⋯⋯⋯⋯⋯⋯⋯24

ろ
ロッキング⋯⋯⋯⋯⋯⋯⋯⋯87

わ
ワーキングレングス⋯⋯⋯⋯13
ワイヤリング⋯⋯⋯⋯⋯⋯⋯59

数字

2-part 骨折	134
4-part 外反嵌入型骨折	144
41-C 骨折	118

A

angular stability	85
AP3×ML3 分類	31
atrophic nonunion	231
augmentative plating	73, 74, 77

B

back-stroke 法	109
basicervical fracture	89
blocker pin	78
blocking screw	75, 78

C

chipping technique	77, 231

D

distal third 骨折	165
double calcar sign	92

E

elastic nail 固定	195

Ender nail	184
Ender nail 法	195
Ernest William Hey Groves	2

G

Gerhard Küntscher	2

H

hypertrophic nonunion	229

I

infra-isthmal fracture	73, 74, 236
infra-patellar approach	103

L

leg raising	120

M

Metaizeau 法	180
MICRONAIL	178

N

NONOMIYA approach	171

P

poller screw	78

posterolateral support	44, 47
posteromedial support	47

R

reamer irrigator aspirator	237
Retrograde Tibial Nail	220
reversed type	48
RIA	237
rotator interval	160
Rush pin	184

S

Smith-Petersen	2
spanning	120
stacking nail	201, 202
subtype A（髄外型）	31
subtype N（解剖型）	31
subtype P（髄内型）	31
supra-patellar approach	105, 114, 124

W

window of opportunity	214

髄内釘による骨接合術
―全テクニック公開，初心者からエキスパートまで―

2017 年 5 月 1 日　第 1 版第 1 刷発行（検印省略）

編　者　渡　部　欣　忍ほか

発行者　末　定　広　光

発行所　株式会社　全日本病院出版会
　　　　東京都文京区本郷 3 丁目 16 番 4 号 7 階
　　　　郵便番号 113-0033　電話（03）5689-5989
　　　　　　　　　　　　　　FAX（03）5689-8030
　　　　郵便振替口座　00160-9-58753
　　　　印刷・製本　三報社印刷株式会社

©ZEN-NIHONBYOIN SHUPPAN KAI, 2017.

・本書に掲載する著作物の複製権・翻訳権・上映権・譲渡権・公衆送信権
　（送信可能化権を含む）は株式会社全日本病院出版会が保有します．
・ JCOPY ＜（社）出版者著作権管理機構　委託出版物＞
　本書の無断複写は著作権法上での例外を除き禁じられています．複写さ
　れる場合は，そのつど事前に，（社）出版者著作権管理機構（電話 03-
　3513-6969，FAX03-3513-6979，e-mail：info@jcopy.or.jp）の許諾を得て
　ください．
　本書をスキャン，デジタルデータ化することは複製に当たり，著作権法
　上の例外を除き違法です．代行業者等の第三者に依頼して同行為をする
　ことも認められておりません．

定価はカバーに表示してあります．
ISBN　978-4-86519-221-6　C3047